ARBEIT AN EINEM WUNDER

MAHLON JOHNSON

mit Joseph Olshan

ARBEIT AN EINEM WUNDER

Aus dem Amerikanischen
von Barbara Schaden

Berlin Verlag

Ein Glossar der medizinischen Fachbegriffe und Arzneien befindet sich am Ende des Buches.

Die Originalausgabe mit dem Titel
Working on a Miracle
erschien 1997 bei Bantam Books, New York

Umschlaggestaltung: Nina Rothfos und Patrick Gabler, Hamburg
Gesetzt aus der Stempel Garamond und der OCR-B
Druck & Bindung:
Franz Spiegel Buch GmbH, Ulm
Printed in Germany 1997
ISBN 3-8270-0222-2

Gedruckt auf chlor- und säurefreiem Papier

Für die Frau, die mir das Leben gab,
für die Frauen, die ihm einen Sinn gaben,
und für die Wissenschaftler, die uns Hoffnung gaben.

Vorwort

Seitdem ich vor Jahren begonnen habe, mich um AIDS-Kranke zu kümmern, habe ich immer mal wieder – glücklicherweise nicht allzu häufig – denselben Traum. Ich nenne ihn den »Infektionstraum«, und er beginnt damit, daß ich mich mit HIV infiziert habe. Die übliche Erschütterung und Verworrenheit eines Alptraums fehlen völlig; statt dessen suche ich, völlig logisch, aber mit zunehmender Verzweiflung, nach einem Weg, den Traumfilm zurückzuspulen und mich in die Zeit vor dem Augenblick der Infektion zu versetzen, aber es gelingt mir nicht. Appelle sind sinnlos; jeder, an den ich mich wende, verkündet die Endgültigkeit der Infektion. Ich sitze im »Danach« fest. Mit klopfendem Herzen fahre ich auf und verspüre im Erwachen eine so große Erleichterung, als wäre in dieser Nacht tatsächlich das über mich verhängte Todesurteil aufgeschoben worden.

Anders als die meisten anderen klingt dieser Traum noch lange nach, bis weit über die erste Tasse Kaffee und die Fahrt zur Arbeit hinaus. Während ich meiner Beschäftigung nachgehe, der Behandlung HIV-infizierter Personen, läuft er immer wieder ab und bringt mir zu Bewußtsein, daß ich in meinen wachen Stunden wirklich keine Ahnung habe, was es bedeutet, das Virus in sich zu tragen. Trotz allen Mitleids, das man von mir erwartet, trotz aller Furchtlosigkeit vor Ansteckung, die ich in meiner Klinik zur Schau trage, trotz aller Anteilnahme, die ich aufbringe, wenn ich einem Menschen eröffnen muß, daß er das Virus in seinem Blut hat, bleibt gleichwohl die unbestreitbare Tatsache, daß ich auf der *anderen* Seite stehe, von außen zuschaue. Bei wachem Verstand kann ich nie ganz ermessen, was es bedeutet, infiziert zu sein; in meinem Traum weiß ich es genau.

Mahlon Johnson weiß, was es heißt, infiziert zu sein. Ich lernte ihn 1994 kennen, als er mich anrief, nachdem er mein Buch *My Own Country* gelesen hatte, das sich mit der Ausbreitung von HIV im ländlichen Tennessee befaßt. Ich erinnere mich an seine Stimme am Telefon, leise und zögernd, besorgt, er könne mich stören. Er stellte sich vor: er sei Arzt, Neuropathologe, und Assistenzprofessor an der Medizinischen Fakultät der Vanderbilt University. Und dann sagte er in sachlichem, fast barschem Ton, er habe sich während einer Gehirnautopsie an einem AIDS-Toten durch einen Skalpellschnitt infiziert.

Der einzige Grund dieser Mitteilung bestand darin, seine nächste Frage zu legitimieren: er wolle der Frau schreiben, die ich in meinem Buch »Vickie« genannt hatte – eine ungeheuer willensstarke Frau, Mutter zweier Kinder, die von ihrem bisexuellen Mann angesteckt worden war. In meinem Buch wird dargestellt, daß die absurd große Zahl HIV-infizierter Menschen, die ich in einer kleinen ländlichen Gemeinde in Tennessee erlebt habe, für die Mobilität unserer Gesellschaft exemplarisch ist: Jahre zuvor hatten einheimische Söhne, die meisten homosexuell, in einem stillschweigenden Exodus das Kleinstadtmilieu von Tennessee verlassen und waren in die großen Städte gezogen, hatten den Mut gefunden, ihr Leben zu leben, aber tragischerweise war ihnen das Virus begegnet, und nun kehrten sie wieder zurück in ihre ländliche Heimat, zu ihren Eltern. Sie waren nicht nur infiziert, sondern häufig sehr krank. Aber Vickie paßte nicht in dieses Schema, ebensowenig wie ihr Mann: er war zwar nach Atlanta und anderswohin gereist, doch hatte er nie außerhalb dieser Gegend gelebt. Und Vickie, die über einen Umkreis von dreißig Kilometern rund um ihre Heimatstadt nie hinausgekommen war, hatte sich durch ihn infiziert; er hatte auch ihre Schwester angesteckt – eine tragische Geschichte.

Vickie besitzt eine Geisteshaltung, eine Unbeugsamkeit und Hartnäckigkeit, verbunden mit einem großen Herzen – jedenfalls nach der Beschreibung, die ich in *My Own Country* von ihr gab –, mit der Mahlon sich anscheinend identifizieren konnte. Ihre Krankheit, ihre Fähigkeit, zu verzeihen und ihren Mann während seiner langen Krankheit bis zu seinem Tod zu pflegen, verwandelte sie; während sie früher ein mittelloses, turbulentes und unbeständiges Leben im Wohnwagen geführt hatte, wurde sie jetzt eine unabhängige, freimütige Aktivistin, eine Kämpferin und endlich auch Schwesternschülerin, die entschlossen war, ihre Ausbildung abzuschließen. Nachdem sie meine Patientin gewesen war, wurde sie, obwohl ich längst aus der Gegend fortgezogen war und zuerst in Iowa, später in El Paso lebte, meine beste Freundin und Vertraute. Es war, als hätte die Krankheit ihr die Willenskraft verliehen, die ihr zuvor gefehlt hatte. Damals, als ich mit Mahlon telefonierte, wußte ich nicht, ob dies Eigenschaften waren, die er anstrebte oder aber bereits besaß. Ich versprach, den Brief, den er Vickie schreiben wollte, weiterzuleiten. Vickie, die nach der Veröffentlichung von *My Own Country* zahlreiche solche Briefe erhalten hatte, fand an ihm etwas Besonderes und rief ihn an. Die beiden schlossen miteinander eine Freundschaft, die meinen Neid erregte, wie ich gestehen muß. Wieder einmal stand ich außerhalb jenes speziellen Alptraums, in dem sie lebten. Ich gehörte nie ganz zu ihnen.

Ein paar Monate nach Mahlons Anruf trafen wir uns in Nashville. Er war der zweite HIV-infizierte Arzt, den ich kennenlernte; der andere, Sandy Pomeranz, ein homosexueller Nephrologe und in den letzten Jahren seines Lebens einer der besten AIDS-Kliniker, die ich je erlebt hatte, starb vor einiger Zeit in Phoenix. Ich fühlte mich zu Mahlon genauso hingezogen wie vorher zu Sandy: er kam mir vor wie ein Waffengefährte, der jetzt auf dem Schlachtfeld verwundet worden war. Für sie war Wirklichkeit geworden, was für mich als Arzt nur ein Alptraum war.

Es gab einige Gründe, weshalb ich mich mit Mahlon so gut verstand. Wir bewegten uns beide in der akademischen Welt und waren beide AIDS-Forscher. Er war, denke ich, sogar noch ehrgeiziger als der typische, perfektionistische, immerfort getriebene »Überflieger«, den man an den besten Universitäten findet: während seiner Assistenzzeit in Vanderbilt lebte er jahrelang in einem alten, zum Wohnwagen umgebauten Lieferwagen, den er vor dem Campus geparkt hatte, wusch sich in der

Klinik und benutzte den Wagen nur, um darin zu schlafen und seine Habseligkeiten aufzubewahren. Seine Genügsamkeit und seine Zielstrebigkeit waren in Vanderbilt legendär, außerhalb der Medizin hatte er praktisch kein Leben. In Vanderbilt schloß er seine Assistenzzeit ab, erhielt zwei Forschungsstipendien und schließlich einen Lehrauftrag an der Universität. Den Wohnwagen gab er zwar auf und bezog statt dessen eine kleine Wohnung, aber sein Leben bestand nach wie vor nur aus seiner Arbeit. Er publizierte eine Unmenge von Artikeln, erhielt Forschungsaufträge von den National Institutes of Health und der Vanderbilt University und stieg rasch zum Assistenzprofessor auf. Typischerweise ist eine der Veröffentlichungen auf seiner Publikationsliste eine gewissenhafte, leidenschaftslose Dokumentation seiner eigenen Serokonversion: sie beschreibt die Übertragung des Virus von einem toten Patienten auf den Pathologen.

Die HIV-Infektion veränderte Mahlons Leben in zweierlei Hinsicht: zum einen wurde aus seiner ausschließlichen Hingabe an die Forschung die ausschließliche Hingabe an die Erforschung seiner eigenen HIV-Infektion. Und zum anderen begann er sehr bald, an den Kliniken, an denen Menschen wie ich arbeiten, gegen den Nihilismus anzukämpfen, von dem das Pflegepersonal AIDS-Kranker befallen ist, einen nahezu unbewußten Nihilismus, der besagt: Du kannst dich noch so sehr anstrengen, der Verlauf der Krankheit geht unaufhaltsam bergab. Es war ein Nihilismus, den Mahlon nicht hinnehmen konnte. Von Anfang an war er entschlossen, seine HIV-Infektion zu besiegen.

Die meisten Forscher auf diesem Gebiet kehren nach ihrem Arbeitstag zu ihren Familien zurück; die meisten Forscher nehmen nach ihrem Arbeitstag nicht das Virus in ihren Lymphozyten mit nach Hause; die meisten Forscher legen sich nicht des Nachts im Schlafzimmer Infusionen. Mahlon, der bis spätabends die neusten Publikationen und Forschungsergebnisse durchforstet, erfährt zum frühestmöglichen Zeitpunkt von jedem Fortschritt in den grundlegenden und klinischen

Aspekten von AIDS und macht sich sofort daran, mit den jeweiligen Forschern zu sprechen. Für einen Arzt ist es fast unmöglich, einem HIV-positiven Kollegen das Gespräch zu verweigern.

Mahlon hatte den Vorteil, schon vor seiner Infektion über ein großes immunologisches Wissen zu verfügen. Er begann unersättlich zu lesen, um Hinweise auf die vielen neuen und alten Medikamente zu finden, die klinisch erprobt wurden. Er war gewillt, theoretische Kombinationen von Substanzen auszuprobieren, die von einer umfassenden klinischen Prüfung noch Jahre entfernt waren. Außerdem war er jung und nach jahrelangem Leichtathletik- und Fitneßtraining, das er im Lauf der Zeit immer intensiver betrieb, in hervorragender körperlicher Verfassung. Schon lange vor dem kritischen CD4-»Schwellenwert«, den die meisten von uns abzuwarten pflegten, drängte er darauf, mit der Einnahme von AZT und anderen Medikamenten zu beginnen. Er fing an, sich mit IL-2 (Interleukin) und anderen neuen Virostatika zu behandeln – dies alles lange vor den neuen Proteasehemmern, die jetzt den Verlauf einer HIV-Infektion verändern. Währenddessen stieg die Anzahl seiner CD4-Lymphozyten von einem Tiefstand von 320 wieder bis auf 1200, was dem oberen Normbereich entspricht. IL-2 ist schwierig anzuwenden, es verursacht Schwellungen der Zunge und des ganzen Körpers, doch Mahlon hielt durch und stellte sich sein eigenes Behandlungsprotokoll zusammen. Mehrmals telefonierte ich mit ihm, während er am Tropf hing, und seine Zunge war derart geschwollen, daß er kaum zu verstehen war; dennoch ließ er sich keinen Augenblick lang über die Nebenwirkungen aus, sondern sprach über die immunologische Schlacht, die in seinem Körper tobte.

Etwa ein Jahr später rief er mich an, um mir zu berichten, daß selbst bei den empfindlichsten PCR-Tests kein Virus in seinem Blut nachgewiesen worden sei! Beim Western-Blot-Test seien mehrere Bänder inzwischen negativ. Das war der Augenblick, in dem mein eigener festverwurzelter und unbewußter Nihilismus zu bröckeln begann. Ich hatte ihm Mut zugesprochen, ihn unterstützt, wo ich konnte, aber nach den gegenteiligen Erfahrungen so vieler Jahre konnte ich einfach nicht glauben, daß es Mahlon wesentlich anders ergehen würde als der Mehrheit meiner Patienten. Nun aber war er in den dreizehn Jahren, seit ich mit AIDS zu tun hatte, der erste Mensch, dem ich zutraute, die Krankheit zu besiegen. Mahlon wurde sowohl von Dr. David Ho, einem berühmten New Yorker Wissenschaftler, als auch von den National Institutes of Health untersucht. An beiden Institutionen waren die Forscher trotz empfindlicher Nachweisverfahren nicht in der Lage, eine Viruslast in seinem Blut festzustellen. Das war nicht nur eine erregende Nachricht für ihn persönlich, das ist eine begeisternde Neuigkeit für uns alle, die ihn kennen und auf diesem Gebiet arbeiten.

Seither ist eine neue Art von Medikamenten auf den Markt gekommen, die Proteasehemmer; ich möchte darauf hinweisen, daß Mahlon seine Erfolge vor dem Einsatz von Proteasehemmern erzielte. Jetzt befinden sich auch in meiner Klinik einige Patienten, deren Viruslast im Blut dank der Kombinationen aus diesen neuen Wirkstoffen und älteren Medikamenten bei den Testverfahren, die ich anwende, unter die Nachweisgrenze gesunken ist. Ein Jahr, nachdem Mahlon das Virus überwunden hatte – ohne Proteasehemmer –, hat es sich in der HIV-Gemeinde herumgesprochen. Es ist wie ein Kampfruf: Mit multiplen Medikamenten-Kombinationen kann man dem Virus zu Leibe rücken. Das war die Botschaft, die auf der Welt-AIDS-Konferenz in Vancouver verkündet wurde. Aber die Umstände von Mahlons Infektion, seine hartnäckige Weigerung, sich mit konventionellen Weisheiten zu bescheiden, sein Glaube an die Wissenschaft, seine Selbstbehandlung und seine Sicht auf die Vorgänge innerhalb seines Körpers sind der Stoff einer faszinierenden Geschichte – die sich in jeder Hinsicht von den Erfahrungen der anderen unterscheidet und dennoch uns alle ungeheuer beflügelt.

Aber es gibt noch eine andere Geschichte. Im Unterschied zu der großen Mehrheit der HIV-Patienten, die ich an meiner Klinik erlebt habe, hatte Mahlon sein Liebesleben weit hinter seine Leidenschaft für die Medizin zurückgestellt. Während andere in meiner Klinik ihre sexuelle Vergangenheit häufig bereuen, bedauerte Mahlon eher, auf diesem Gebiet überhaupt keine nennenswerte Vergangenheit zu haben. Zum Beispiel tat es ihm leid, nie geheiratet und keine Kinder zu haben. Und so war – zu seiner eigenen Überraschung, denke ich – ein dringender, paralleler Teil seines neuen Lebens nach der Infektion das Bedürfnis, herauszufinden, ob ihm die Aussicht auf Liebe und Ehe damit verwehrt war. Eine HIV-negative Frau kennenzulernen war ein zu erschreckender Gedanke. Und so geriet er in die gleichermaßen merkwürdige wie interessante Beziehung mit »Dawn« in Nashville – ein destruktives Verhältnis, das zum Scheitern verurteilt war. Aber nach diesem Erlebnis erfuhr er durch Vickie und ihre Kinder, was Freundschaft, Seelenverwandtschaft, Zugehörigkeit bedeuten. Zwei unterschiedlichere Menschen, sowohl aufgrund ihrer Bildung als auch ihrer kulturellen Herkunft, sind kaum vorstellbar.

Schon als er noch auf der Suche nach einer Behandlung für sich selbst war, konnte Mahlon nicht hinnehmen, daß Vickie nicht ebenfalls die Medikamente bekommen sollte, die ihm zuteil wurden, und so brachte er sie auf eigene Kosten immer wieder nach Nashville, um mit einer experimentellen Therapie sowie IL-2-Infusionen zu beginnen. In unserer Beziehung war dies ein wunder Punkt: ich befürchtete, er werde sie in seinem therapeutischen Eifer in ernste Gefahr bringen. Vickie war Raucherin, und die IL-2-Behandlung hätte ihre chronische Bronchitis verschlimmern und das Ende für sie bedeuten können. Aber ich irrte mich, und er hatte recht. Wenn ich jetzt mit ihnen rede, wenn ich mit ihnen zusammen bin, habe ich das Gefühl, den letzten Mann und die letzte Frau auf Erden zu sehen. Es kommt mir vor, als hinge das Überleben der Spezies, die Niederschlagung der tödlichen Geißel ausschließlich davon ab, was aus ihnen wird.

Es gibt noch viele offene Fragen. Verfügt das Virus über eine Zuflucht im Körper, wo es sich verstecken kann? Könnte das Virus nach jahrelanger Latenzzeit wieder ausbrechen, nicht anders als eine Herpesinfektion? Wie kann diese Therapie, die sehr teuer ist, auch der großen Mehrheit der HIV-Patienten auf der ganzen Welt, die sich unmöglich die jährlichen Kosten von derzeit 15000 Dollar oder mehr leisten können, zugute kommen?

Diese Fragen und die Wissenschaftler und Menschen, die hinter ihnen stehen, sind Teil der Geschichte dieses Buchs. Mahlon ist ein gewissenhafter Forscher und Autor und hat während der ganzen Zeit seine Erfahrungen detailliert aufgezeichnet. Dank der Zusammenarbeit mit einem anderen talentierten Autor liegt uns jetzt seine Geschichte in Form einer mitreißenden Erzählung vor.

Mahlon ist in der Tat der Mann der Avantgarde, der vieldiskutierte Pionier.

Mahlons ergreifende persönliche Saga, die noch lange nicht zu Ende ist, setzt das Fanal zum Aufbruch in eine neue Ära von AIDS.

Mahlons Geschichte ist eine Geschichte der Hoffnung, der Verheißung einer kommenden Wende in der Therapie von AIDS.

Endlich haben wir den Durchbruch vor Augen.

Abraham Verghese, M. D.
El Paso, Texas

1

Nashville, Tennessee, 14. September 1992.

Ein Abend mit sintflutartigem Regen. Ich sah mir unter dem Mikroskop Sektionen eines Gehirntumors an, als das Telefon läutete. Es war Beth Ann Jamison, eine Freundin und Spezialistin für Infektionskrankheiten, mit der ich im Rahmen einer Studie über Gehirnläsionen bei AIDS-Patienten zusammenarbeitete. Sie war die Klinikerin, die die Patienten zu Lebzeiten betreute, und ich der Neuropathologe, der sich nach ihrem Tod ihrer annahm und ihre Gehirne sezierte, um ihre Mörder aufzuspüren.

»Mahlon«, sagte sie, »einer unserer Patienten ist gerade gestorben. Wir hätten natürlich gern eine Autopsie.«

Sie fragte zögernd, denn es war spät, und sie wußte, daß Autopsien an AIDS-Toten ziemlich aufwendig sind.

»Also, was ist seine Geschichte?« fragte ich. Beth Ann berichtete, der Patient sei Vietnamveteran, verheiratet mit einer Frau, die an den Rollstuhl gefesselt sei. Während eines Urlaubs in Hawaii hatte er eine Prostituierte aufgesucht und war einige Jahre später an einer Pneumocystis-carinii-Pneumonie erkrankt, einer der Erstmanifestationen von AIDS.

»Wahrscheinlich sollte ich es noch heute abend machen«, sagte ich, obwohl es fast acht Uhr war.

»Tja, Mahlon«, antwortete sie, »das überlasse ich dir.«

Die Familie des Mannes würde natürlich auch bis zum Morgen warten, um zu erfahren, woran er gestorben war. Aber ich wollte dieses Kapitel in ihrem Leben zu Ende bringen, damit sie anfangen konnten zu trauern, den Tod zu verarbeiten. Abgesehen davon herrschte morgens immer viel Betrieb, und wahrscheinlich würde ein Neurochirurg mich für eine Gehirnbiopsie brauchen und von der Obduktion wegholen. Ein Neuropathologe teilt seine Arbeit zwischen den Lebenden und den Toten. Durch die Untersuchung von Gehirnbiopsien, die Erstellung von Diagnosen lassen sich Voraussagen über das weitere Leben eines Patienten treffen, die Autopsie hingegen ist sein letztes Kapitel. Der Abend war die beste Zeit, um in ungestörter Einsamkeit diese letzten Worte zu schreiben.

Ich schaltete das Mikroskop ab, verstaute die Objektträger und nahm mir mein Abendessen vor, ein halbes Truthahnsandwich, das vom Mittag übriggeblieben war. Wenn ich essen wollte, mußte ich es sofort tun, denn der scheußliche Fall würde mir jeden Appetit verderben. Aber ich empfand keinen Unwillen, während ich durch den kalten Sturzregen, der auf den Campus der Vanderbilt University niederprasselte, zur Leichenhalle hinüberging. Schließlich hatte ich es nicht eilig, nach Hause zu kommen.

Normalerweise fühlte ich mich beruhigt, wann immer ich die Leichenhalle betrat und den süßlichen Geruch des Desinfektionsmittels wahrnahm. An diesem Abend aber war bereits eine Autopsie durchgeführt worden, und es stank intensiv nach Formalin, verwesenden menschlichen Eingeweiden und Galle. Mitten im Raum stand die Rollbahre mit dem Toten, über den ein blaßblaues Tuch gebreitet war. Bevor ich den Waschraum betrat, blieb ich einen Augenblick stehen und hob das Tuch, um mich mit meinem Patienten bekannt zu machen.

Er war ein breitknochiger Mann um die Vierzig. Seine Augen, gelb und eingesunken, starrten zur Decke. Gelbe Haut, das unverkennbare Anzeichen eines Leberversagens, spannte sich über vorstehende Wangenknochen. Rissige Lippen, zu einem erstarrten Grinsen zurückgezogen, legten blutiges, verfaultes Zahnfleisch bloß. Ich war dankbar, ihn erst zu sehen, nachdem sein Leiden ein Ende gefunden hatte, zu einem Zeitpunkt, zu dem ich ihn leidenschaftslos betrachten konnte. Denn nach dem Tod wird der Körper zu einem wunderbaren Geheimnis, einer Ansammlung von Indizien zur Aufklärung des Verbrechens Krankheit, frei vom Elend menschlichen Leidens.

Wie anders hätte ich empfunden, wenn ich die letzten zwei Monate seines Lebens miterlebt hätte, den Ansturm der Pilze, Viren, Bakterien, die seine Organe verwüsteten, seinen Körper auszehrten und sein Gehirn infiltrierten. Seine letzten Tage hatte er wahrscheinlich im Delirium verbracht, unter Fieberanfällen zwischen schweißnassen Laken. Die Invasoren seines Gehirns hatten nicht nur sein Sprachvermögen lahmgelegt, sondern auch seine grundlegenden Sinneswahrnehmungen und jede gute Empfindung ausgemerzt. Jetzt erwartete ihn noch der letzte Überfall, der Angriff meines Skalpells.

Die Obduktion einer Leiche, die an AIDS im Endstadium verstorben ist, kann ein gefährliches Unternehmen sein. Das HI-Virus vermehrt sich mit alarmierender Geschwindigkeit. Wenn die Abwehrkräfte des Körpers zusammenbrechen, setzt ein ungehemmtes HIV-Wachstum ein und sättigt das Blut mit potentiell virulenten, chemisch resistenten Virusstämmen. Nach dem Tod ist die Leiche eines AIDS-Patienten extrem infektiös, und dieser Zustand hält mehrere Tage lang an.

Deshalb mußte ich mich vor der Autopsie eines AIDS-Toten sorgfältig einkleiden – zuerst den blauen Operationskittel, darüber einen Schutzoverall mit Kapuze, dann Armschützer, eine Gesichtsmaske, einen transparenten Gesichtsschirm aus Plastik und zuletzt zwei Paar Latexhandschuhe. In diesem Aufzug fühlte ich mich zwangsläufig beengt, aber Angst hatte ich nicht – nicht nach jahrelanger Arbeit an solchen Fällen.* Solchermaßen gegen das Virus gewappnet, schob ich die Bahre in den Obduktionsraum. Dort erwartete mich Susan, eine Assistenzärztin, mit der ich in der Pathologie schon jahrelang zusammengearbeitet hatte, um mir zu helfen.

Der Obduktionsraum ist eine Welt aus Stahl: stählerne Regale und Organschalen mit einem Arsenal von Messern, Scheren und Zangen, ordentlich ausgelegt auf einem Tablett. Aus Stahl ist sogar der Obduktionstisch, der mit mehreren Löchern versehen ist, damit das Blut abfließen kann. Weiße Plastikeimer mit Formalin warten auf Körperorgane, die darin ein paar Tage lang eingelegt werden, bis sie sich so weit verfestigt haben, daß sie sezierfähig sind. In Reih und Glied stehen Flaschen mit Clorox

* Erst vor kurzem veröffentlichten die CDC, die Centers for Disease Control and Prevention, eine Mitteilung, wonach bei tiefen Wunden und Berührung mit dem Blut von AIDS-Kranken im Endstadium ein größeres Berufsrisiko bestehen kann (*Morbidity and Mortality Weekly Report* vom 22. Dezember 1995). Und ironischerweise wird in diesem Artikel zum ersten Mal die Vermutung geäußert, daß AZT (Azidothymidin) möglicherweise einen gewissen Schutz vor Infektionen bietet.

und Desinfektionsmittel bereit. In einer Ecke des Raums stand eine massive Metallsäge, der »Metzgerjunge«, mit dem Knochen und Wirbel zerteilt werden. Ferner gab es eine kleinere, strombetriebene Handsäge zum Öffnen der Schädeldecke.

Angesichts so vieler scharfer Waffen konnte ich nicht umhin, mir über den hoffnungslos unangemessenen Schutz doppelter Latexhandschuhe Sorgen zu machen. Seit Monaten warteten wir auf Kevlar-Handschuhe, die angeblich so widerstandsfähig sind wie kugelsichere Westen, aber sie waren noch nicht eingetroffen. Ich weiß noch, daß ich mißmutig zu Susan sagte: »Wie viele verdammte Anträge müssen wir noch stellen, bis wir unsere Kevlar-Handschuhe bekommen?«

Susan zuckte die Achseln.

Ich zog das Tuch von dem Toten. Sein ausgemergeltes Gesicht starrte ausdruckslos zur Decke. So vorsichtig wie möglich hievte ich ihn auf den kühlen Stahltisch; die Totenstarre war bereits eingetreten, und der gesamte Körper erbebte unter der Bewegung. Dann hob ich seinen steifen Kopf und schob eine Plastikplane darunter, um das infizierte Blut und die Knochenstückchen aufzufangen, die umherspritzen würden, sobald ich zu sägen begann. Ein zweites Mal hob ich ihn hoch und schob ihm eine Kopfstütze aus Gummi unter den Nacken, um den Schädel aufzubocken. Gemäß unserem bewährten Ritual reichte Susan mir ein Skalpell und die chirurgische Säge, doch dann zog sie sich unauffällig in eine Ecke des Raums zurück, offensichtlich aus Furcht, bespritzt zu werden.

Mein erster Einschnitt von Ohr zu Ohr öffnete die Kopfhaut, die nach jahrelangem Verfall jetzt dünn wie billiges Leder war. Blut rann über den weißen Knochen herab. Wie immer packte ich die Kopfhaut mit der Zange, um sie vom Schädel abzuziehen. Aber sie haftete hartnäckig fest und entzog sich immer wieder dem Zugriff.

»Verdammt, die Zange faßt nicht«, sagte ich zu Susan.

Endlich, nach minutenlangem Kampf, legte ich die Zange beiseite und packte die schlüpfrige Kopfhaut mit den Händen. Fest mit den Fingern zupackend, zog ich die gefaltete Haut langsam vom Schädel ab. Immer noch floß Blut über die Schädelknochen und sammelte sich in einer Tasche der Kopfhaut, die nur noch an einer Stelle am Hinterkopf festsaß. Meine Hände waren jetzt völlig blutbedeckt, nur durch eine dünne Schicht Gummi von dem tödlichen Virus getrennt.

Bis dahin war alles Routine gewesen, wenn auch einigermaßen gefährlich. Doch dann, im Bruchteil einer Sekunde, verloren meine Finger den Halt, glitten ab und fuhren in das blutige Skalpell.

Ein jäher Schmerz durchzuckte meinen Arm und gab mir zu verstehen, daß der Schnitt tief war. Eine Sekunde lang stand ich da und starrte fassungslos auf das, was ich angerichtet hatte. Dann sah ich, wie mein eigenes Blut hervorsickerte und langsam jede Schicht der von AIDS-infiziertem Blut triefenden Handschuhe füllte. Meine Hände fühlten sich klamm und naß an, und mit wachsender Panik wurde mir klar, daß sich durch den Schnitt im Gummi in meiner verletzten Hand Blut mit Blut vermischte.

Schlagartig kam ich in Bewegung, riß die Handschuhe ab und rannte zum Waschbecken.

»Mahlon … was ist passiert!« schrie Susan.

Ich gab keine Antwort, so vertieft war ich in den Anblick meiner nackten, blutüberströmten Hände. Ich spürte, wie unter der Maske mein Gesicht heiß wurde, als ich die Clorox-Flasche öffnete und mir einen Schwall Bleichlauge über die Hände goß. Ich fand den Einschnitt, tief in meinem Daumen, der jetzt so heftig brannte, daß ich den pochenden Schmerz fast vergaß. Trotzdem zog ich die Wundränder weit auseinander, damit das Desinfektionsmittel so tief wie möglich in das bloßgelegte Gewebe eindrang.

Dann merkte ich, daß Susan schon die ganze Zeit neben mir stand und auf mich einredete: »Mahlon, wie schlimm ist es? Um Gottes willen, ich kann nicht glauben, daß das passiert ist. Du mußt sofort abbrechen und dich untersuchen lassen.«

Ich drehte mich zu ihr um. Sie stand vor mir und starrte mich durch ihre Gesichtsmaske an, die Augen schreckgeweitet.

»Jetzt gleich?« fragte ich. »Warum? Es ist nur ein Schnitt«, obwohl ich wußte, daß die Wunde keineswegs nur oberflächlich war. Susan trat zurück, kopfschüttelnd. »Das darf doch nicht wahr sein, daß du jetzt weitermachst«, sagte sie.

»Schau, ich hab die Wunde desinfiziert, und ich denke nicht, daß sie genäht werden muß. Also warum sollte ich jetzt aufhören?«

Nach diesen Worten fühlte ich mich ruhiger.

In diesem Augenblick erschien der Autopsieassistent mit neuen Handschuhen und reichte sie mir. Er sah mich besorgt an.

»Außerdem«, fügte ich hinzu, »wäre heute abend sowieso nichts nachzuweisen.«

Und damit trocknete ich meine Hände ab, streifte die Handschuhe über und kehrte zum Obduktionstisch zurück. Der Raum kam mir beängstigend still vor; in diese Stille hinein schaltete ich die Handsäge ein. Das Blatt vibrierte und summte, dann kreischte es schrill, als ich es an den Schädel ansetzte. Aus dem Kreischen wurde ein Dröhnen, während das Sägeblatt sich in den Knochen fraß. Das Geräusch war sehr viel weniger störend als Susans Stimme, die aufgeregt auf mich einsprach, und als die Blutklumpen und Knochensplitter, die auf die Plane rund um den Kopf und auf meine Säge herabregneten. Nachdem ich die Schädeldecke durchsägt hatte, schob ich einen stählernen Keil in den Schnitt und stemmte den Schädel auf, um das atrophierte, walnußähnliche Gehirn in seiner Schale freizulegen. Mit mehreren Schnitten löste ich das Gehirn heraus, wie schon Hunderte Male zuvor, und hielt es in den Händen.

Auch ohne das Blut abzuwischen, ohne das Gehirn aufzuschneiden und einen Blick ins Innere zu werfen, konnte ich spüren, wie unheimlich weich es war. Die rasenden Gedanken in meinem Kopf standen still, als ich begann, die fürchterliche Verheerung zu untersuchen, die das Virus angerichtet hatte. Nekrotische Materie, die aussah wie Weichkäse, quoll aus einer Einkerbung, vermutlich das Ergebnis einer schweren PML (progressiven multifokalen Leukoenzephalopathie), einer Viruserkrankung, die die weiße Gehirnmasse und ihre Zellen zerstört. Genau würde ich das allerdings erst in ein paar Tagen wissen, wenn das Gehirn lange genug in Formalin gelegen hatte, damit ich es erfolgreich sezieren und unter dem Mikroskop betrachten konnte. Ich schloß die Autopsie ab, indem ich zwei Fäden an die Schädelbasisschlagader band und das Gehirn langsam in einem Eimer mit Formalin versenkte. Beim Eintauchen breitete das Blut auf dem Gehirn sich wie eine Wolke in der Flüssigkeit aus.

Als ich den Deckel auf den Eimer legte, hörte ich den Autopsieassistenten auf mich zukommen. Seine Aufgabe war es, die Leiche in einen Sack zu stecken und, verschlossen, wieder auf die Rollbahre zu legen, bis die Leute vom Bestattungsunternehmen kamen, um sie abzuholen. Jetzt, ohne sein Gehirn, konnte der Mann zu seiner Familie zurückkehren.

Ich schälte mich aus meinen vielfältigen Schichten, den Handschuhen, dem verschwitzten Gesichtsschirm, dem Raumanzug, und verstaute alles in dem hellroten Müllsack, dessen Farbe vor ansteckenden Krankheiten warnte. Dann marschierte ich wortlos aus dem Obduktionsraum.

Susan rannte mir durch den Korridor nach. »Gott noch mal, Mahlon, geh und laß deine Hand untersuchen.«

Die arbeitsmedizinische Abteilung war schon geschlossen. »Das werde ich tun. Bestimmt. Morgen«, sagte ich.

»Aber tu's wirklich«, sagte sie. »Vergiß es ja nicht.«

Ein paar Sekunden später war ich draußen in der Dunkelheit und kämpfte mich durch den peitschenden, eiskalten Regen voran. Während ich den Campus überquerte, dachte ich daran, wie tief das blutige Skalpell in meinen Daumen eingedrungen war, und wußte, daß ich die Sache nicht einfach verdrängen konnte. Ich war naß bis auf die Haut, als ich endlich die breite gotische Tür des »Old North« erreichte, des alten Flügels, in dem die Pathologie untergebracht ist. Fluoreszierende Lampen in den menschenleeren Labors verbreiteten ein düsteres Licht. Alle Mitglieder der Fakultät waren nach Hause gegangen.

Mein Büro war dunkel bis auf einen Lichtstrahl von der Straßenlaterne, der auf meinen Schreibtisch fiel. Ich schaltete kein Licht an, denn mir schien, als könnte die Dunkelheit meine Befürchtungen ein wenig lindern. Doch das Gefühl der Unsicherheit war geblieben, und ich mußte mit jemandem reden. Ich tastete mich zum Telefon und rief Jim Stevens an, einen der Ärzte, die die Autopsie angeordnet hatten.

Als er sich meldete, hörte ich im Hintergrund seine Kinder toben. »Ich rufe nicht gerade zum günstigsten Zeitpunkt an, wie?« fragte ich.

»Doch, doch, ist schon recht. Was ist los?«

»Jim, ich habe mich vorhin bei einer AIDS-Autopsie geschnitten.«

Am anderen Ende der Leitung war es still – es schien eine Minute zu dauern, bis er endlich antwortete. »Wie schlimm?«

Mein verletzter Daumen begann wieder zu pochen. »Ziemlich schlimm.« Dann erklärte ich, wie tief der Schnitt war und daß meine Hände mit dem Blut der Leiche in Berührung gekommen waren. »Meinen Sie, ich sollte gleich mit AZT anfangen?«

»Mahlon ...«, begann Jim. Ich spürte, wie sorgfältig er nach Worten suchte. »Es gibt keinen Beweis dafür, daß AZT in diesem Stadium irgendeine Wirkung hat. Es ist Ihre Entscheidung, aber ich würde es wahrscheinlich nicht machen.«

Natürlich wußte ich, daß Stevens recht hatte: 1992 gab es keine eindeutigen Belege dafür, daß AZT eine Infektion verhindern konnte, wenn jemand mit HIV in Berührung gekommen war. Im Gegenteil, es hatte Berichte über Krankenschwestern gegeben, die sich durch eine Stichverletzung mit einer HIV-kontaminierten Nadel trotz sofortiger Behandlung mit AZT infiziert hatten. Wenn das Virus in meine Blutbahn gelangt war, konnte ich jetzt nur noch hoffen, daß mein Immunsystem in der Lage war, es zu stoppen. Aber die Vorstellung, gar nichts zu tun, nur zuzusehen und darauf zu warten, daß mein Fehler sich zu einem Alptraum auswuchs, konnte ich nicht ertragen.

Jim holte mich aus meinen Gedanken zurück. »Also, sind Sie okay?«

Ich sagte ihm, ich sei in leichter Panik.

»Ja, das ist nur verständlich.«

»Ich weiß, daß ich mich nicht unbedingt infiziert haben muß. Ich dachte nur, ich sollte mich vergewissern, ob ich irgend etwas tun kann, um mich zu schützen.«

»Wollen Sie herkommen und reden?«

Der Gedanke, ihn noch länger zu behelligen, schreckte mich ab. Ich hatte ihn aus Angst angerufen – einer Angst, die nur die Zeit und verschiedene Tests beschwichtigen konnten –, und jetzt war es mir peinlich. »Nein, alles in Ordnung. Tut mir leid, daß ich Sie zu Hause gestört habe.«

Ein Kind kam ans Telefon und fing an, auf Stevens einzureden. »Einen Moment, bitte«, sagte er freundlich, an mich ebenso wie an das Kind gerichtet. Ich hörte zu, wie sie eine Schlafenszeit aushandelten, und dann war Stevens wieder am Apparat. »Mahlon, es tut mir leid.«

Mit einer Spur von Neid wurde mir klar, daß ich mir kaum vorstellen konnte, wie er lebte – war sein Heim hell erleuchtet und warm in dieser unwirtlichen Nacht, tapsten die Kinder herum, zu dieser Stunde sicher schon im Schlafanzug, deckte seine Frau gerade die Betten auf? Es kam mir ungehobelt vor, so in seinen häuslichen Frieden eingebrochen zu sein, und ich versicherte ihm noch einmal, es sei alles in Ordnung.

Es war fast elf Uhr, als ich nach Hause kam. Damals lebte ich in einem siebzig Jahre alten Feldsteinhaus in Green Hills, einem schönen, ruhigen Viertel, das vorwiegend von jungen Familien bewohnt wurde. An meiner Hintertür befand sich eine verrostete Klingel, die ich oft läutete, wenn ich nach Hause kam, obwohl niemand da war – wie ein einsames Kind, das sich einen imaginären Freund ausdenkt. Wenn die Klingel funktionierte, gab sie ein dumpfes Summen von sich, das freundlich klang, wie ein gebrummtes »Willkommen« des alten Hauses. An diesem Abend läutete ich und wurde begrüßt. Die Glasscheiben in der Tür klirrten, als ich in die Küche trat.

Seit der Trennung von meiner Verlobten Alexis stand mein Haus leer. Diese Beziehung, die einzige in den vergangenen fünf Jahren, war nach nicht einmal zwölf Monaten zerbrochen, denn Alexis war eine ebenso besessene Forscherin wie ich und ließ sich von den mörderischen Ansprüchen der akademischen Wissenschaft zu sehr aufreiben, um sich noch ein Privatleben zu gönnen. In den neun Monaten seit ihrem Auszug hatte ich mich wieder in eine »Laborratte« zurückverwandelt – ich aß im Büro, irgendein schnelles Abendessen, und machte fast jedes Wochenende Dienst, versunken in die einsamen, aber befriedigenden Rätsel, die meine Arbeit mir aufgab. Ich war immer ein Einzelgänger gewesen, mit wenig engen Freunden und kaum Frauen. Ich war es gewöhnt, allein zu sein. Aber an diesem Abend empfand ich meine Einsamkeit schmerzlich.

Ich flüchtete mich in meine nächtlichen Rituale – machte mir ein Thunfischsandwich, das seit meiner Kindheit mein Abendimbiß ist, und aß stehend in der Küche, während ich im Radio die Nachrichten hörte. Um ein Uhr morgens schließlich, immer noch zu aufgeregt, um mich oben ins Bett zu legen, ging ich ins Wohnzimmer und ließ mich auf mein weiches Ledersofa sinken. Dort wälzte ich mich hin und her und versuchte mich zu beruhigen, indem ich mir einredete, daß die Wahrscheinlichkeit auf meiner Seite stand: Nur 0,37 Prozent der Ärzte und Pfleger, die sich versehentlich bei der Arbeit mit AIDS-Patienden verletzten, also eine von 270 Personen, steckten sich tatsächlich mit HIV an. Aber die vertrauten Zahlen trösteten mich nicht. Ich griff nach einer Ausgabe der Zeitschrift *Science* und las, bis ich endlich einschlief.

2 Meine Mutter behauptet, ich sei von jeher ein Kämpfer gewesen. Tatsächlich begann mein Leben mit einem Überlebenskampf, denn während der letzten Tage ihrer Schwangerschaft kam es zu einer Abruptio placentae, das heißt, die Plazenta löste sich allmählich von der Gebärmutter. Obwohl die Ärzte ihr strenge Bettruhe verordneten, kam sie vorzeitig in die Wehen, und ich wurde sechs Wochen zu früh geboren, mit einem Geburtsgewicht von knapp vier Pfund.

Von Anfang an stand fest, daß mit mir etwas nicht stimmte. Ich rang nach Luft, ohne zu schreien, und war offensichtlich nicht in der Lage zu atmen. Der Arzt legte mich in einen speziellen sauerstoffregulierten Inkubator, aber ich reagierte nicht; er befürchtete das Schlimmste und ging zu meiner Mutter ins Zimmer, um mit ihr zu reden. Sie erzählt es folgendermaßen: »Er sagte tatsächlich: ›Es tut mir leid. Es wäre ein Junge gewesen.‹ Ist das zu fassen? Er hatte dich aufgegeben. Ich wußte, daß er sich irrte, und war fuchsteufelswild. Ich sagte zu ihm: ›Lassen Sie ihn bloß in diesem Brutkasten! Er erholt sich schon. Lassen Sie ihn nur liegen!‹«

Wie sich zeigte, war die Intuition meiner Mutter besser als die Einschätzung der Ärzte. Zu jedermanns – nur nicht ihrer – Verblüffung wurde ich kräftiger. Die Kunde verbreitete sich durch das Krankenhaus, und das Personal strömte herbei, um das »Wunderbaby« zu besichtigen, das man fast schon aufgegeben hatte. Nach fünf Wochen wurde ich entlassen. Anscheinend ist die einzige Spur, die meine ereignisreiche Geburt hinterlassen hat, eine leichte Vernarbung der Stimmbänder, weshalb meine Stimme immer ein wenig heiser ist.

Meine Mutter nannte mich nach ihrem Großvater Mahlon Heinbaugh, einem Landarzt der alten Schule, der in den Bergen im Westen von Maryland lebte. Damals, zu Anfang des Jahrhunderts, und zumal in dieser Gegend waren Ärzte selten und so gefragt, daß ihr Beruf ihr gesamtes Leben in Anspruch nahm. Das galt insbesondere für meinen Urgroßvater, der in seiner unbedingten Opferbereitschaft für seine Patienten grimmigen Schneestürmen trotzte, um Babys auf die Welt zu bringen oder Kindern mit rheumatischem Fieber beizustehen. Da er als einer der besten Ärzte der Gegend galt, wurde er eines Tages gebeten, ein »Sanatorium« zu leiten, ein ländliches Hospital für chronisch Kranke.

Er war ein hochgewachsener und großmütiger, aber schüchterner Mann, nebenbei ein Farmer, der Getreide anbaute, Kühe hielt, Rahm und Butter erzeugte. Und er hegte eine besondere Zuneigung zu seiner Enkelin; meine Mutter verbrachte oft den ganzen Sommer bei ihm und seiner Frau. Auf langen Spaziergängen erzählte er ihr Geschichten von seinen Lieblingspatienten und langjährigen Freunden. Sobald sie alt genug war, schenkte er ihr ein Pony. An einem feuchten Abend, an dem sie mit ihrem Pony ausritt, fand sie ihren Großvater in einem Obstgarten liegen; er hatte einen Herzinfarkt erlitten. Sich auf sie und ihr Pony stützend, war er noch in der Lage, zum Haus zurückzuhumpeln.

Die Ursache des Infarkts, hieß es, war Überarbeitung, aber Mahlon Heinbaugh weigerte sich, seine Gesundheit über den Dienst an seinen Patienten zu stellen. Er arbeitete weiter wie immer, bis zu dem Morgen im Jahr 1945, an dem er einem Herzschlag erlag, während er einen Patienten versorgte.

Mein Urgroßvater hatte meine Mutter stets ermutigt, ihre Liebe zur Musik auszuleben. Und deshalb bemühte sie sich nach seinem Tod um so mehr, Cellistin zu werden, was in ihrem abgelegenen Bergdorf gewiß keine einfache Sache war. Zunächst studierte sie bei einem hervorragenden Cellisten, der nach einer Weile heiratete und fortzog, und meiner Mutter blieb nichts anderes übrig, als allein weiterzumachen. Das tat sie, und mit siebzehn wurde sie in das angesehene Oberlin-Konservatorium aufgenommen. Dort lernte sie einen Studenten kennen, der Organist werden wollte, und verliebte sich in ihn, meinen Vater. Meine frühesten Erinnerungen haben mit Musik zu tun, den Melodien des mütterlichen Cellos und der erhabenen Pracht der Kirchenorgeln meines Vaters. Das Leben bestand aus Saint-Saëns und Bach. Als ich groß genug war, um hinaufzulangen, durfte ich für meinen Vater die Noten umblättern, wenn er spielte. Ich stand auf der Orgelbank und starrte nervös auf die Pedale hinab, voller Angst, auszurutschen und eine Kakophonie fürchterlicher Töne hervorzubringen.

Die Familie zog nach Boston, als meine ältere Schwester Becky und ich noch sehr klein waren. An der Universität Boston schrieb mein Vater seine Doktorarbeit im Fach Musikpädagogik, während er gleichzeitig musikalischer Leiter einer Kirche im Stadtteil Cambridge war. Meine Mutter studierte zeitweise an der Juilliard School of Music und gab private Cellostunden. Becky und ich erhielten zunächst Klavierunterricht, dann verlegte ich mich aufs Vibraphon, während Becky sich der Querflöte zuwandte. Wir sangen beide bei unserem Vater im Kirchenchor. Es gibt ein Foto von mir, auf dem ich bei einem seiner Weihnachtskonzerte ein Solo singe – ein kleiner Junge mit struppigem blondem Haar, in eine purpurrote Robe gehüllt und in der Hand eine Kerze.

Meine Eltern waren eigensinnige Menschen, die uns gewiß liebten, aber beide ihrem eigenen Traum von einer künstlerischen Karriere anhingen. Seitdem sie eine Familie zu ernähren hatten, waren sie gezwungen, auf gewisse Ambitionen zu verzichten, und mit der Zeit litt ihre Ehe unter diesen Opfern. Als ich fünf war, beschlossen sie, sich zu trennen, und mein Vater verließ unser kleines Haus in einem Vorort von Lexington und nahm sich eine Stadtwohnung auf Beacon Hill. Becky und ich pendelten zwischen ihren zwei Welten hin und her und sammelten vielfältige Erfahrungen. An den Samstagen spielte mein Vater in einer reformierten Synagoge die Orgel – es waren magische Gottesdienste, die ich voller Staunen erlebte. Im Sommer fuhr er mit uns in das nahe gelegene Marblehead, um eine Freundin der Familie zu besuchen, eine großartige Cellistin und Matriarchin namens Lady Theobald, die für uns wie eine Großmutter war. Becky und ich übernachteten oft in ihrem alten Walfängerhaus am Meer, schliefen oben in den Dachkammern und wachten von den morgendlichen Schreien der Möwen auf, die über dem Haus kreisten und Muscheln auf die Steinterrasse fallen ließen. Tagsüber kletterte ich zwischen Felsen und Gezeitentümpeln herum, beobachtete das Leben im Meer und ließ Seetang zerplatzen.

Die einfachen Meerestiere, die an den Strand von Marblehead gespült wurden, weckten in mir ein anhaltendes Interesse an der Biologie. Immer wieder ging ich die Felsküste entlang und suchte nach gestrandeten Krebsen. Ich liebte es, die Schalen toter Muscheln auseinanderzubiegen und die ausgedörrten Mantelklappen mit Salzwasser zu spülen, und ab und zu fand ich ein Meereswesen, das noch ums Überleben kämpfte. Einmal, als wir am Strand von Revere waren, entdeckte ich eine Qualle, die an einer klaffenden Wunde litt, steckte sie in meinen Plastikeimer und trug sie nach Hause – sehr zum Entsetzen meiner Mutter. Doch nach zwei Tagen liebevoller Pflege und gewaltiger Portionen Tropenfischfutter starb die Qualle. Ich wollte wissen, was es mit ihrer Wunde auf sich hatte, zumal ich befürchtete, daß sie durch meine Schuld noch schlimmer geworden war, und so untersuchte ich die zähflüssige Masse aufs genaueste. Anschließend begrub ich die Qualle hinter dem Haus und stellte ein Holzkreuz auf, das ich mit orangefarbener Kreide beschriftete. Das war wohl meine erste Autopsie.

Mit diesen glücklichen Sommern war es vorbei, als mein Vater, der sich durch die Kirchenmusik schon immer in der Entfaltung seiner Kreativität behindert gefühlt hatte, den Entschluß faßte, sich in Europa zum Chorleiter fortbilden zu lassen. Meine Mutter, die nach wie vor als freie Cellistin arbeitete, nahm noch mehr Privatschüler auf, um über die Runden zu kommen. Mittlerweile hatte sie sich einen so hervorragenden Ruf erworben, daß man sie häufig drängte, beim Boston Symphony Orchestra vorzuspielen. Dort hätte sie ein ansehnliches Gehalt bekommen, die Anstellung hätte jedoch ausgedehnte Konzerttourneen bedeutet. Und als Alleinstehende, die zwei Kinder großzuziehen hatte, konnte sie die Gelegenheit nicht wahrnehmen.

Ich vermißte meinen Vater, wie jedes Kind einen fernen Elternteil vermißt, aber ich war nicht verzweifelt über seine Abreise. Seit jeher ein selbständiges Kind, wurde ich jetzt noch unabhängiger. Ich bildete mir sogar ein, die Rolle meines Vaters übernehmen zu können. Schon in sehr jungem Alter sah ich mich als jemanden, der sich um andere kümmerte, nicht als einen, der fremder Hilfe bedurfte.

Ich erinnere mich, daß meine Mutter einmal einem Betrüger zum Opfer fiel. »Weisman's« lieferte Backwaren ins Haus, und der Lieferant hatte die Angewohnheit, seinen Kunden nichtbestellte Kuchen und Kekse unterzuschieben. Eines Tages, als wir nach Hause kamen, fanden wir neben dem Weißbrot, das wir bestellt hatten, eine Schachtel mit kleinen Napfkuchen vor, die wir uns nicht leisten konnten. Becky und ich hofften, die Napfkuchen wären ein Geschenk, aber meine Mutter ließ sie mit einem Zettel vor dem Haus stehen. Am nächsten Tag erschien ein Mann in einem Weisman-Lieferwagen und verlangte die Bezahlung der zurückgegebenen Napfkuchen. Meine Mutter weigerte sich, empört über seine Frechheit, aber der Mann ließ nicht locker und schlug sogar einen drohenden Tonfall an. Schließlich stellte ich mich zwischen meine Mutter und den riesengroßen Lieferanten und warf ihm vor, »eine Familie ohne Vater auszunutzen«. Er sah mich an, dann stiefelte er wortlos zu seinem Wagen zurück und fuhr davon.

Als der Lieferant fort war, beugte sich meine Mutter zu mir hinab und umarmte mich. Sie dankte mir, daß ich für sie eingetreten war. »Aber«, fügte sie hinzu, »ich glaube, wir kommen auch ohne Vater ganz gut zurecht.«

Trotz finanzieller Bedrängnis führten wir ein kulturell reiches Leben. Das Haus meiner Mutter war ein Zentrum für Kammermusikabende geworden, die eine ungewöhnliche Mischung medizinischer und musikalischer Koryphäen Bostons anzogen. Unter ihnen waren Clemens Benda, ein deutscher Einwanderer, der später einer der Titanen der amerikanischen Neuropathologie wurde, und sein Kollege aus Harvard, der weltberühmte Neurologe Paul Yakovlev. Beide waren Renaissancemenschen – wie viele der akademischen Ärzte jener Zeit: Benda veröffentlichte Gedichte und versuchte sich eine Weile auf dem Cello.

Bendas Interesse an der Musik meiner Mutter übertrug sich mit der Zeit auch auf mich, denn ich war von Benda sehr beeindruckt und wollte selbst Mediziner werden. Von ihm hörte ich zum ersten Mal von der Neurologie, der Erforschung der Geheimnisse des Gehirns. Er unternahm mit mir Ausflüge in seinem schimmernden schwarzen Thunderbird und versuchte, mir die grundlegenden Gehirnfunktionen und deren Störungen zu erklären. In meiner Unerfahrenheit waren die Mechanismen von Geist und Bewußtsein, Persönlichkeit, Kreativität für mich zutiefst magische Vorgänge.

Bis 1964 lebten wir in Boston; dann wurde meiner Mutter ein zweijähriger Lehrauftrag am Oberlin College angeboten. Daraus ergab sich eine permanente Dozentenstelle an der University of Tennessee in Knoxville, einer halbindustriellen, mittelständischen College-Stadt am Tennessee River, am Fuß der Smoky Mountains. Meine Mutter wurde rasch eine sehr beliebte Dozentin; ihre Grundkurse waren immer überfüllt. Doch trotz der hohen Anerkennung, die ihr als Cellistin zuteil wurde, trotz etlicher Auszeichnungen für ihre pädagogischen Leistungen blieb ihr Gehalt miserabel, und wenn die ausschließlich männlichen Prüfungskommissionen über Gehaltserhöhungen und Beförderungen verhandelten, wurde sie schlichtweg übergangen. Sogar ihr Büro war schlechter als die meisten anderen – kaum größer als ein Wandschrank. Die Frauendiskriminierung war damals derart verbreitet, daß meine Mutter diese Ungerechtigkeiten als den notwendigen Preis für eine feste Anstellung stillschweigend hinnahm.

Mit ihren finanziellen oder auch seelischen Sorgen belastete Mutter uns nie. Sie blieb stoisch, sogar als unser Vater nach Nordamerika zurückkehrte, eine andere Frau heiratete und zwei weitere Kinder zeugte. Wir sahen ihn nur selten, in der Regel dann, wenn er als Dirigent verschiedener Orchester in unserer Gegend auftrat. Wenn es eines gibt, was Becky und ich aus dem Leben unserer Eltern – dem Bedürfnis meines Vaters, sich von uns zu trennen, um sich als Künstler zu verwirklichen, und den Opfern, die meine Mutter brachte, um sich und ihre

Familie mit ihrer Musik durchzubringen – mit Sicherheit lernten, dann war dies die Überzeugung, daß Arbeit eine der Hauptquellen persönlicher Befriedigung ist.

Cello zu spielen war für meine Mutter nicht einfach ein Beruf, sondern eine Berufung. Vor jedem Konzert übte sie monatelang, in Abgeschiedenheit und mit gnadenloser Disziplin, um ihre Kunst zu vervollkommnen. Durch ihr Vorbild lehrte sie uns, daß Engagement für eine wertvolle Sache, Selbstbeherrschung und der Wille, seine Arbeit so gut wie möglich zu machen, die Voraussetzungen für ein sinnvolles Leben sind.

Dennoch, nachdem Becky und ich in unserer Jugend jeden Penny hatten umdrehen müssen, schreckten wir beide vor einem Leben als »brotlose Künstler« zurück und zogen eine Karriere vor, die mehr finanzielle Sicherheit versprach – sie verlegte sich auf Computertechnologie, ich mich auf die Medizin. Und vermutlich behielten wir beide ein gewisses Mißtrauen gegen die Ehe zurück, die uns immer gefährdet erschien und das Berufsleben jederzeit aus der Bahn werfen konnte.

1977 begann ich mein Medizinstudium und war von Anfang an fasziniert von der Pathologie. Mein einzelgängerisches Wesen ließ mich eher dazu neigen, Krankheiten unter dem Mikroskop zu analysieren, als die Leiden der Patienten mitzuerleben. Und mir gefiel die Vorstellung, Detektiv zu spielen: Pathologen sind Spürhunde, die, mit Mikroskopen bewaffnet, verletzte Gewebe und Flüssigkeiten nach Hinweisen auf die Verursacher des Verbrechens Krankheit untersuchen. Das sorgfältige Studium zellulärer Veränderungen kann selbst dem widerspenstigsten Verdächtigen Geständnisse abringen: über den Täter ebenso wie über den Tathergang. Und die in meinen Augen faszinierendste Detektivarbeit innerhalb der Pathologie spielte sich in dem Reich ab, in das Clemens Benda mich Jahre zuvor eingeführt hatte: in der Neuropathologie, dem Studium des Gehirns. In den siebziger Jahren versuchten die Neuropathologen, eine Meisterklasse von Verbrechern dingfest zu machen – die Verursacher von schweren Krankheiten wie Multipler Sklerose, Alzheimer und dem Parkinson-Syndrom –, indem sie die betroffenen Zellen und die an ihnen ablesbaren genetischen Veränderungen identifizierten. Der Wirkungsweise derart hinterhältiger Übeltäter nachzuspüren, in der Hoffnung auf Mittel und Wege, um sie zu stoppen – das schien mir eine Herausforderung von unwiderstehlichem Reiz.

1981, in meinem letzten Studienjahr, berichtete der *Morbidity and Mortality Weekly Report*, der von den Centers for Disease Control and Prevention herausgegebene wöchentliche Bericht zur epidemiologischen Situation des Landes, in seinen Ausgaben vom Juni und Juli erstmals von einer neuen Krankheit, die bald darauf AIDS genannt wurde. Zunächst schenkte ich dieser Krankheit, die in San Francisco und New York Fuß faßte, keine große Beachtung; zu der Zeit war noch nicht klar, ob AIDS ein medizinischer Sonderfall bleiben oder sich zur Seuche entwickeln würde. Die frühen Beschreibungen sagten wenig darüber aus, inwieweit das Nervensystem betroffen war. Und selbst die National Institutes of Health veröffentlichten erst 1983 die ersten Autopsieberichte über AIDS.

Ein Jahr später, 1984, begann ich als Assistenzarzt in der Pathologie/Neuropathologie an der Vanderbilt University in Nashville zu arbeiten. Zunächst war ich dem »Totendienst« zugeteilt und führte Tag und Nacht Autopsien durch. Das kleine Zimmer, das ich in einer alten Pension in der Nähe des Krankenhauses gemietet hatte, bekam ich selten zu Gesicht, und drei Monate nach meinem Einzug ließ meine kriegerische Zimmerwirtin sich von ihrem »versoffenen, nichtsnutzigen« Ehemann scheiden und verkaufte die Pension. Mir war klar, daß mir mein mageres Budget die Suche nach einem neuen Zimmer nicht erleichtern würde. Aber da ich vierzehn bis sechzehn Stunden am Tag arbeitete und ohnehin praktisch in der Klinik lebte – ich duschte im Leichenhaus und aß in der Kantine –, brauchte ich eigentlich nur einen Ort, an dem ich meine Habseligkeiten unterbringen und mein Haupt niederlegen konnte. So kam mir eine Idee: ich brauchte einen Wohnwagen.

Im *Nashville Banner* stieß ich bald auf eine vielversprechende Anzeige: »Weißer Chevrolet-Lieferwagen, Bj. 1976, 20-PS-Generator, Dachaufsatz, guter Zustand.«

Der Eigentümer war ein ehemaliger Polizist und Narkoleptiker, der Blumengroßhändler geworden war und den Wagen für die Auslieferung benutzt hatte, aber jetzt »einen Laden aufmachen« wollte. Der Wagen schluckte entsetzlich viel Benzin – fast dreißig Liter auf hundert Kilometer –, aber er besaß eine wirklich ohrenbetäubende Hupe und wies nur sehr wenig Rost auf. Die Probefahrt rund um den Block schaffte er, ohne ein einziges Mal stehenzubleiben. Ich war entzückt.

Ich verkaufte meinen alten Volkswagen, und drei Tage später machte ich mich mit meinem neuen Heim auf den Weg, einem auspuffknallenden Ungetüm mit enormem Wendekreis, das kaum in eine Fahrspur paßte. Praktisch im Handumdrehen war ich von einem angehenden Neuropathologen zu einem echten Lastwagenfahrer aufgestiegen. Aber die Begeisterung währte nicht lang, denn es war bereits Ende Oktober, und binnen weniger Wochen war mit dem ersten Frost zu rechnen. Ich mußte so bald wie möglich einen Parkplatz finden und meinen Wohnwagen winterfest machen.

Weder die Universität noch der Sicherheitsdienst des Klinikums ließen mich auf ihrem Gelände parken, deshalb suchte ich mir einen Platz unter einer Laterne auf der Verbindungsstraße zwischen dem Klinikum und einem der Studentenheime der Universität. Da die Straße abschüssig war, sammelte sich das Regenwasser nicht auf dem Dach, das einige Risse aufwies. Noch besser war, daß die Polizeistreifen die Angewohnheit hatten, auf der Anhöhe über mir in ihren Wagen zu sitzen; vielleicht beäugten sie die gläsernen Balkontüren der Studentinnen, die selten ihre Vorhänge zuzogen. So war ich in Sicherheit: während der ganzen zwanzig Monate, die ich in dem Wagen wohnte, wurde niemals eingebrochen.

Meine Mutter war entsetzt, als ich ihr meine neuen Lebensumstände beschrieb, und kam sofort aus Knoxville angefahren, beladen mit einem Daunenschlafsack, Steppdecken und etlichen Kissen.

»Oh, Mahlon«, ereiferte sie sich, »welcher Teufel hat dich geritten, daß du dir so was kaufen mußtest?«

»Sparsamkeit«, erklärte ich. »Schlicht und einfach.«

»Und was wirst du im Winter tun?«

Ich erzählte ihr von dem Generator.

»Bitte sei vorsichtig«, ermahnte sie mich. »Und vergiß nie, nachts die Türen abzusperren.« Sie untersuchte sämtliche Schlösser und Türverriegelungen, um sich zu vergewissern, daß mir nichts passieren konnte.

Ich schrieb ihr meine neue Adresse auf:

Mahlon Johnson
c/o The Bread Truck
24th Avenue (dritte Laterne hinter der Ecke)
Nashville, Tennessee.

Als es kälter wurde, gab der Generator den Geist auf. Doch die Decken meiner Mutter hielten mich warm. In eisigen Nächten froren meine Schuhe an den Sperrholzplatten fest, die ich über den Metallboden des Lastwagens gelegt hatte, doch das war nur eine geringfügige Unannehmlichkeit – nichts im Vergleich zu der drückenden Hitze im Sommer, die mein Heim in einen Backofen verwandelte.

Aber meine neue Lebensform erwies sich als recht effizient. Ich konnte bis Mitternacht arbeiten, dann über den Zaun springen und bereits fünf Minuten nach zwölf zu Hause sein. Im Bett las ich mit der Taschenlampe (wissenschaftliche Zeitschriften natürlich), und jede Nacht kam mir vor wie Camping an der frischen, kühlen Luft.

Wie sich herausstellte, hatte ich meinen Wohnwagen direkt in der Anflugschneise der Sanitätshubschrauber geparkt, die für medizinische Notfälle in abgelegenen Gegenden eingesetzt wurden. Abends sah ich sie über mich hinwegfliegen wie riesige Libellen mit Körpern in ihren Klauen. Und nachts hörte ich sie, wenn sie mit donnernden Rotoren in der Luft schwebten, als wollten sie mich vor dem warnen, was auf mich zukam.

In diesem Wagen wohnte ich, als ich zum ersten Mal zu einer AIDS-Autopsie gerufen wurde. Der Mann stammte aus Kalifornien – es war das erste der vielen skelettartigen Gesichter mit starren Augen, ausgezehrt bis auf die Knochen. Er war ein offensichtlich junger Mann, aber durch die Krankheit vorzeitig gealtert.

Diese erste Begegnung mit »der Seuche« war qualvoll. Nach Beendigung der Autopsie ergriff mich eine regelrechte Paranoia, als ich meine Schutzkleidung auszog. Ich wußte, daß das HI-Virus überall lauerte, im Blut, in der Rückenmarksflüssigkeit, auf meinen Handschuhen. Ich duschte mich lange in der modrig riechenden Kälte des Ankleideraums und seifte mich mehrmals am ganzen Körper ein. Doch auch nach der Dusche fürchtete ich, das Virus könnte irgendwo in meine Panzerung eingedrungen sein, sich in einer Hautfalte des Ellenbogens oder der Hand festgesetzt haben, darauf wartend, durch einen winzigen Riß in meinen Körper vorzustoßen und in mir Fuß zu fassen. Zum ersten Mal hatte mich eine nervenzermürbende Angst vor Ansteckung ergriffen. Diese Angst war etwas ganz anderes als beispielsweise die Furcht vor Hepatitis, einer Krankheit, die man durchaus überleben kann. HIV war eine viel absolutere Gefahr und löste eine tiefere Angst aus – die Urangst vor dem Tod.

Mit der Zeit erschien mir die Gefahr als ein unausweichliches Berufsrisiko, aber niemand konnte sich mit dieser tödlichen neuen Krankheit befassen, ohne dabei ein realistisches und sehr menschliches Unbehagen zu empfinden.

Zwanzig Monate lebte ich also in meinem Wohnwagen, bis zum Sommer 1987. Dann, als ich eines Nachts nach Hause ging und mich fragte, wie ich noch einen weiteren August in der Bruthitze meines behelfsmäßigen Heims überstehen sollte, bemerkte ich etliche Schattengebilde auf dem Gehsteig, die mir unbekannt waren, und zu meiner Verblüffung erkannte ich im schwachen Licht der Laterne, daß am Straßenrand eine Reihe von Parkuhren stand. Die Stadt Nashville ließ in meiner Straße Parkuhren aufstellen. Noch ein halber Block, und die mechanischen Steuereintreiber hätten meinen geheiligten Parkplatz erreicht, um mich der gebührenpflichtigen Kurzparkzone einzuverleiben (fünfzig Cents die Stunde, um genau zu sein).

Zufällig bot mir schon am nächsten Tag der Leiter der pathologischen Abteilung eine Dozentenstelle an der Universität an. Dabei machte er mich jedoch unmißverständlich darauf aufmerksam, daß meine Kollegen einen Wohnwagen als Unterkunft für jemanden in meiner Position als durchaus unangemessen betrachteten. Im Rückblick wird mir klar, daß der Professor auf wohlmeinende Weise versuchte, meine Verschrobenheiten zu mäßigen.

Und so fand ich eine Woche später eine kleine Eigentumswohnung mit hohen Zimmern, großen Fenstern und viel Licht und verkaufte den Wagen an einen Malermeister, der die Tatsache, daß ich darin gelebt hatte, höchst erheiternd fand. Aber das Experiment eines Lebens im Wohnwagen hatte seinen Reiz für mich verloren. Ich schwelgte in Begeisterung über mein neues Heim, das mit so neuzeitlichen Wundern wie fließendem Wasser, Strom, einer Mikrowelle und (Gott sei Dank) einer Klimaanlage ausgestattet war.

Im Februar 1991 erhielt ich einen Anruf von Jim Stevens. Er sagte mir, er sei damit beschäftigt, ein Protokoll zur Untersuchung von Gehirnläsionen bei AIDS-Patienten aufzustellen. Er wollte herausfinden, ob sich durch Untersuchungen mit der Positronen-Emissions-Tomographie (PET) Gehirninfektionen bei AIDS-Patienten von Tumoren unterscheiden ließen. Falls ja, konnte man damit eine rasche Diagnose erstellen und eine entsprechende Behandlung verordnen, ohne den Patienten einer Gehirnbiopsie unterziehen zu müssen. Um festzustellen, welche Bilder jeweils von spezifischen Erkrankungen hervorgebracht wurden, waren zu der Zeit Autopsiebefunde und Gehirnbiopsien erforderlich. Zum Beispiel geht eine scheinbar normale Gehirnmasse bei AIDS-Patienten manchmal auf das Protozoen Toxoplasma zurück, den Verursacher von Abszessen, die gewöhnliche Gehirntumoren nachahmen, insbesondere Lymphome. Der Unterschied ließ sich bei Standardtomographien nicht zuverlässig feststellen, deshalb setzte man alle Hoffnungen auf PET.

Die effizienteste Methode, sich die Daten zu beschaffen, die Stevens brauchte, war die Gehirnbiopsie, bei der man ein kleines Loch in den Schädel des lebenden Patienten bohrt und anschließend mit einer Hohlnadel eine winzige Gewebeprobe entnimmt. Aber die Chirurgen waren verständlicherweise dagegen, Biopsien an AIDS-Patienten durchzuführen, die ohnehin innerhalb der nächsten Monate sterben würden. Manche hielten es für inhuman, derart schwerkranke Patienten auch noch dieser Prozedur zu unterziehen; andere sorgten sich wegen der Operationsrisiken wie beispielsweise Gehirnblutungen oder wegen der Ansteckungsgefahr. Ihr Risiko war freilich gering im Vergleich zu dem des Pathologen, der ein ganzes blutiges Gehirn entnimmt.

»Wir brauchen also Autopsien, um zu bestätigen, woran die Patienten gestorben sind«, sagte er zu mir. »Mein Frage an Sie ist: Wären Sie bereit, das zu übernehmen?«

Wenn ich die Aufgabe übernahm, würde ich wieder und wieder die Schädeldecken von AIDS-Toten durchsägen müssen und damit Ströme von virusverseuchtem Blut und Gehirn- und Rückenmark-Flüssigkeit freisetzen. Ich war mir der Gefahr natürlich bewußt, aber die Pathologie ist ungeheuer spannend. AIDS-Patienten entwickeln seltene Gehirninfektionen, die ich bis dahin kaum je zu Gesicht bekommen hatte. Sie zu identifizieren wäre eine gewaltige geistige Herausforderung und eine Gelegenheit, Neues zu lernen. Darüber hinaus würden die Erkenntnisse, die ich an den Toten gewinnen konnte – die Diagnose behandlungsfähiger Symptome –, den lebenden Patienten unmittelbar zugute kommen. Es war eine Chance, einen echten Beitrag zum Kampf gegen AIDS zu leisten.

»Was soll ich sagen, Jim? Es macht mich nervös. Aber ja, klar, ich mach's.«

Ich verdrängte meine diffusen Ängste, indem ich mir das Mantra der Wissenschaft aufsagte, die unbestreitbare Statistik:

Nur 0,37 Prozent des Pflegepersonals, das heißt eine von 270 Personen, die versehentlich, zum Beispiel durch Stichverletzungen mit kontaminierten Kanülen, mit AIDS in Berührung gekommen waren, steckten sich tatsächlich an. Abgesehen davon, lag damals noch kein gut dokumentierter Fall eines Pathologen wie mir vor, der sich durch eine Autopsie mit HIV infiziert hatte.

3

Die Abteilung Arbeitsmedizin, die sich unter anderem mit berufsbedingten Notfällen befaßt, lag am Ende eines schmalen Flurs, der mit Handwagen und EKG-Geräten vollgestopft war. Sie ist einer jener Orte, wo ununterbrochen das Telefon läutet. Ein Verwaltungsangestellter verteilte Antragsformulare an ein paar Klinikangehörige, die nervös auf ihren Aufruf warteten. Aus dieser Versammlung wurde ich schließlich herausgerufen, in ein Zimmer geführt und angewiesen, mich auf den Untersuchungstisch zu legen, der mit knisterndem weißem Papier abgedeckt war. Ich konnte mich kaum noch erinnern, wann ich zum letzten Mal Patient gewesen war, und das momentane Unbehagen und das vermeintlich Demütigende der Situation veranlaßten mich, vom Tisch wieder herunterzusteigen und mich auf den Plastikstuhl neben dem Schreibtisch zu setzen. Trotz meines Unfalls war ich immer noch ein Pathologe – ein Jäger, nicht das Opfer der Krankheit.

Ich wartete auf die Blutabnahme für den HIV-ELISA-Test, das grobe Standardverfahren zum ersten Nachweis HIV-spezifischer Antikörper im Blut. Falls der ELISA-Test Antikörper aufspürt, wird ein genaueres Verfahren namens Western Blot angewandt, um festzustellen, ob das Blut spezifische Antikörper gegen manche der Proteine aufweist, aus denen das HI-Virus besteht. Diese Antikörper erscheinen im Testergebnis als Band. Ein falsch-seropositives ELISA-Ergebnis, das selten vorkommt, würde nur ein Antikörperband aufweisen, in der Regel jenes, das P24 genannt wird. Eine echte HIV-positive Blutprobe würde mehrere – normalerweise vier bis acht – Bänder von Antikörpern ergeben, die für vier bis acht verschiedene Komponenten des Virus spezifisch sind.

In diesem Stadium mußte der Test zwangsläufig negativ sein. So kurz nach dem Unfall war eine Virusaktivität, sofern vorhanden, unmöglich nachzuweisen. Und eineinhalb Jahre zuvor, als meine Freundin Alexis angesichts meiner Beschäftigung mit AIDS-Toten auf einem Test bestand, hatte ich mich auf HIV untersuchen lassen, mit negativem Ergebnis.

Nach ein paar Minuten begrüßte mich eine attraktive blonde

Pflegerin mit kühlem Lächeln. Den Unfallbericht las sie mit besorgter Miene. »Sie scheinen die Sache aber recht gelassen zu nehmen«, sagte sie. »Manche der Schwestern, die ich nach einer Stichverletzung hier erlebt habe, waren völlig hysterisch.«

»Na ja, die Chancen, daß ich mich nicht infiziert habe, stehen ja ganz gut.«

Ohne weiteren Kommentar zog sie ein Paar Gummihandschuhe an, suchte eine Vene in meinem Arm und nahm Blut für den HIV-ELISA ab. Dann gab sie mir einen Zeitplan für die nächsten HIV-Tests – einmal alle sechs Wochen während der nächsten sechs Monate – und musterte mich streng. »In dieser Zeit dürfen Sie nur geschützten Geschlechtsverkehr praktizieren.«

»Keine Sorge. Ich habe mich vor einem Jahr von meiner Freundin getrennt. Einstweilen habe ich noch keine Lust auf irgendwas Ernsteres.«

Ich versicherte ihr, ich hätte mehr als ein Jahr lang enthaltsam gelebt und derzeit auch keine neue Frau in Aussicht. »Aber selbst wenn, werde ich mich natürlich zurückhalten, bis die Tests ergeben, daß alles in Ordnung ist.«

Zu dem Zeitpunkt konnte ich mir nicht vorstellen, mich mit einer Frau auch nur zu verabreden, ohne meinen »sexuellen Schwebezustand« zu offenbaren, selbst wenn dies für eine aufkeimende Beziehung eher belastend war. Jede potentielle Partnerin hatte das Recht, es zu wissen. Und sie sollte die Nachricht lieber von mir selbst erfahren als durch die unvermeidlichen Gerüchte, die der Unfall in die Welt setzte.

Denn während ich im Untersuchungszimmer saß, erzählte Susan der gesamten pathologischen Abteilung von meinem Mißgeschick. Darüber zu reden half ihr sicher, mit ihren Ängsten besser zurechtzukommen; aber ihre Enthüllungen machten mir diese ersten paar Tage nicht sehr angenehm. Überall, wo ich hinging, wurde ich mit betroffenen Mienen und gestammelten Fragen von Freunden und Kollegen empfangen. Ein Arzt, der mich durch den Flur kommen sah, senkte den Kopf und entschwand in eine Kantine, um mir aus dem Weg zu gehen. Jedermann schien von einem dumpfen Unbehagen erfaßt: Wenn diese Art Unfall einem erfahrenen Fachmann zugestoßen war, wie stand es dann mit den anderen? Was war, wenn jemand, der weniger routiniert war als ich, gezwungen war, das Gehirn eines AIDS-Toten zu entnehmen? Die gesamte Abteilung war erleichtert, als ein Spezialist für Infektionskrankheiten, zu dem Thema befragt, öffentlich die Erklärung abgab, es bestehe kein Anlaß zur Sorge, denn die Infektionsgefahr sei minimal. Und jeder wollte ihm glauben – ich eingeschlossen, ich vor allem.

Wie erwartet, erhielt ich zwei Tage später die negativen Testergebnisse und ließ mir Ende Oktober, also sechs Wochen später, den nächsten Termin geben. Dieser Test war entscheidend, denn falls ich mit dem Virus in Kontakt gekommen war, hätte bis dahin in meinem Körper vermutlich bereits eine nachweisbare Immunreaktion eingesetzt. Während der nächsten sechs Wochen fiel mir auf, daß ich stärker auf meine Gesundheit und auf Anzeichen der gefürchteten grippeähnlichen Krankheit achtete, die eine Serokonversion ankündigt. Ich fuhr fort, zu laufen und Gewichte zu heben, wie ich es in den vergangenen achtundzwanzig Jahren getan hatte. Um die anderen meiner Gesundheit zu versichern, fing ich an, die Bräunungsliege zu benutzen, die ich mir während meiner Assistenzzeit gekauft hatte.

Damals hatte ich mich ständig drinnen aufgehalten und war dementsprechend blaß. Normalerweise fiel mir das nicht weiter auf. Aber eines Tages, als ich mich nach einer Autopsie unter die Dusche stellte, warf ich einen Blick in den Spiegel und sagte laut zu mir selbst: »Du siehst schlimmer aus als eine Leiche.« Tatsächlich hatte ich mich in den Prototyp des schrulligen Forschers verwandelt, eine weißgesichtige »Laborratte«. Als meine Assistenzzeit zu Ende war, versuchte ich, Abhilfe zu schaffen – nicht indem ich weniger arbeitete, sondern indem ich mir eine Bräunungsliege zulegte. Und durch ihren vorsichtigen Einsatz gelang es mir, wieder ein wenig Farbe zu bekommen.

Als der Tag des nächsten Tests näherrückte, wuchs meine Beklommenheit.

»Johnson!« Wie eine Schuldirektorin rief mich eine beleibte Frau mittleren Alters aus dem Wartezimmer in einen Untersuchungsraum, an dessen Wänden Kinderzeichnungen hingen. Unter den Kunstwerken stand eine Reihe von Stühlen. Ich setzte mich, krempelte den Ärmel auf und versuchte, unbeteiligt dreinzuschauen, während sie sich mit ein paar Teströhrchen mit Gummistöpseln zu schaffen machte. Ihr Verhalten hatte eine demonstrative Höflichkeit an sich, die an übertriebenen Diensteifer grenzte. Unter ihrem strengen Blick fragte ich mich, ob sie wohl Angst hatte, mir Blut abzunehmen – ein Gedanke, den ich rasch als meine eigene Projektion abtat. Für sie war es Routine, eine von vielen Blutentnahmen. Nur für mich war es ein kritischer Test, ein entscheidender Augenblick.

Ich spürte, wie die Nadel in meine Haut eindrang. »Nur ein kleiner Stich«, murmelte sie mit einem Lächeln, dann war es vorbei.

Es dauerte zwei Tage, bis die Ergebnisse vorlagen. Als ich anrief, um mich danach zu erkundigen, wurde ich gebeten, einen Moment zu warten. Schließlich meldete die Sekretärin sich wieder und erklärte, Dr. Jane Davis, die Leiterin der arbeitsmedizinischen Abteilung, werde mir das Resultat persönlich mitteilen.

»Dann lassen Sie mich mit ihr reden«, sagte ich.

»Tut mir leid, sie bereitet sich gerade auf eine Konferenz vor. Sie ruft später zurück.«

Frustriert legte ich den Hörer auf und machte mich auf eine zermürbende Wartezeit gefaßt. Als Facharzt der Pathologie hatte ich zu Testergebnissen, die für meine Fälle relevant waren, jederzeit Zugang. Aber meine eigenen Resultate durfte ich nur über »meinen Arzt« erfahren, und so blieb mir, wie jedem anderen Patienten, nichts anderes übrig, als zu schmoren. Um halb sechs Uhr meldete sich endlich mein Piepser, und das Display zeigte mir die Telefonnummer von Dr. Davis. Ich rief zurück, und diesmal war sie selbst am Apparat.

Mit falscher Fröhlichkeit sagte ich: »Hallo, Jane, ich wollte mich nach meinem ELISA-Ergebnis erkundigen.«

Das Schweigen am anderen Ende der Leitung war ernüchternd. »Mahlon«, sagte sie schließlich, »sie konnten Ihnen die Information vorhin nicht geben, weil ... nun, der ELISA auf HIV-1 war schwach positiv, deshalb haben wir noch den Western Blot gemacht. Er hat ein P24-Band. Es ist wahrscheinlich ein Fehler ... aber ...«

»Positiv« war alles, was ich hörte. Einem verbreiteten Klischee zufolge sieht der Mensch an der Schwelle des Todes sein ganzes Leben vor seinem geistigen Auge ablaufen; bei mir aber entfaltete sich in diesem Moment merkwürdigerweise ein Wandgemälde meiner Zukunft und zersplitterte sogleich wieder. Noch ein halbes Jahrhundert Leben, das ich mehr oder weniger für selbstverständlich gehalten hatte – Ehe, Kinder, Beförderung, Ruhestand, Sicherheit für meine Mutter –, das alles fiel in sich zusammen.

Dr. Davis redete immer noch, und ich versuchte, mich wieder auf sie zu konzentrieren. Sie wolle die Lage mit Kollegen besprechen, sagte etwas von Leuten mit positiven ELISA-Ergebnissen und P24-Bändern. »Ein falsch-positiver Befund ist gar nicht so selten, Mahlon«, fügte sie hinzu.

Ich erklärte, meine früheren HIV-Tests seien eindeutig negativ gewesen. »Ist das nicht komisch«, fragte ich, »daß ich sechs Wochen nach dem Unfall auf einmal positiv bin? Das paßt zu genau zu einer Frühinfektion.«

»Nicht unbedingt«, antwortete sie. »Bitte ziehen Sie keine voreiligen Schlüsse. Wir werden die Sache von jetzt an sehr sorgfältig überwachen.«

»Okay, danke«, murmelte ich, denn ich wollte das Gespräch beenden. Mein Kopf war voller düsterer Gedanken.

Als Pathologe wußte ich, was AIDS bedeutet. Die Kliniker erleben den Verfall der Patienten, aber nie sehen sie die Verwüstung, die AIDS im Inneren des Körpers anrichtet – die vollständige Verwandlung der Lunge in blutige Beutel und die Zersetzung des Gehirns zu Hüttenkäse.

Erschüttert von diesen Bildern, legte ich auf und verließ fluchtartig mein Büro.

Im Flur hörte ich jemanden rufen: »Mahlon!«

Es war Harry Brown, Experte für Infektionskrankheiten, ein Riese von einem Mann, dessen fortwährend gerunzelte Stirn ihm ein eindrucksvolles Auftreten verlieh. Nur ein Jahr älter als ich, hatte Harry bereits ein erfolgreiches AIDS-Forschungsprogramm entwickelt und sich einen landesweiten Ruf als Forscher erworben. Während er auf mich zukam, begann er wieder, die Stirn in Falten zu legen.

»Jane hat mich wegen deiner Ergebnisse angerufen.«

Ich war sprachlos – ich hatte doch selbst gerade erst davon erfahren. »Ach ja? Schon?«

»Geht's dir gut?« fragte er.

Es sei mir noch nie besser gegangen, sagte ich. Ich sei regelmäßig im Fitneßstudio und trainierte soviel wie immer. Dann zwang ich mich zu fragen: »Also, was hältst du von dem Ganzen?«

»Wir müssen abwarten«, sagte er, und in seinem Tonfall schwangen die Gedanken mit, die er nicht aussprach. »Ich hoffe sehr, daß es nichts bedeutet. Aber wie ich Jane gesagt habe und jetzt auch dir sage: Ich habe schon einmal erlebt, daß eine Universitätsklinik einen Arzt fallenließ, der sich während des Dienstes durch einen Unfall infiziert hatte. Man hat ihn ziemlich schlecht behandelt.«

»Was ist passiert?« fragte ich.

Ein Assistenzarzt an einer angesehenen Universitätsklinik hatte sich durch eine Stichverletzung mit einer kontaminierten Nadel infiziert, als er einem Kind, das infolge einer Transfusion AIDS-krank war, Blut abnahm. Die Klinik lehnte jede Verantwortung ab und weigerte sich so lange, sich an den Kosten für die ärztliche Behandlung zu beteiligen, bis der Mann sich einen Anwalt nahm.

Bis zu dem Zeitpunkt hatte ich mir nicht träumen lassen, daß das Krankenhaus mich im Stich lassen würde. Erst jetzt kam mir der Gedanke, daß ich durchaus zum Paria werden konnte. Würde eine eventuelle Infizierung die Kliniker, mit denen ich zusammenarbeitete, beeinflussen, so daß sie sich möglicherweise weigerten, mir ihre Fälle zu schicken? Noch schlimmer: würde die Verwaltung mich in Mißkredit bringen, um nicht haftbar gemacht zu werden?

»Hör zu, ich habe jetzt gleich eine Konferenz«, sagte Harry. »Aber ich wollte dir nur einschärfen, sämtliche schriftliche Unterlagen aufzubewahren. Du mußt alle früheren Tests belegen können, auch die kommenden, die dir von jetzt an bevorstehen. Nur für den Fall. Unser Labor kann dir dabei helfen.« Damit schüttelte er mir die Hand und wünschte mir alles Gute.

Zwei Wochen später, am 15. November, wurde mein Blut erneut getestet. Diesmal war das Ergebnis besser. Die Anzahl der Antikörper war zwar ein wenig höher als normal, aber technisch gesehen war ich immer noch negativ. Was ich jetzt brauchte, waren zehn Wochen fortlaufend negative ELISA-Ergebnisse, um einigermaßen zuverlässig sagen zu können, daß ich nicht infiziert war.

Am 30. November 1992 erschien ich wieder.

»Johnson!« hallte mein Name durch den Raum. In der Tür des Untersuchungszimmers stand dieselbe korpulente mittelalterliche Dame, die mir schon einmal Blut abgenommen hatte. Als ich mich auf den Stuhl setzte, warf sie mir denselben grimmigen Blick zu, und diesmal wußte ich, daß ich mir ihre Verachtung nicht einbildete. Glaubte sie, ich wäre schwul? Verurteilte sie mich, versuchte sie, mir eine Scham einzureden, die zu spüren niemand verdient hat? Ohne ein Wort zog sie langsam, widerwillig ihre Handschuhe an, als fürchtete sie jetzt jede Berührung mit mir, als wäre ich aussätzig. Sie beugte sich zu mir, band mir den Arm ab und stach mir ohne ihre übliche höfliche Vorwarnung die Nadel in den Arm. Sie traf einen Nerv, und der Schmerz zuckte durch meinen Arm. Aber ich zwang mich, ruhig zu bleiben, während mein Blut in den gläsernen Vakuumbehälter floß.

»Hier, halten Sie das!« befahl sie und drückte einen Baumwolltupfer auf die Einstichstelle. Dann klebte sie ein Pflaster darauf und wandte sich ab.

Ich saß da, erst verblüfft, dann wütend. Freundlichkeit verlangt nicht mehr Aufwand als Grobheit und wäre ein Geschenk für einen Patienten gewesen, der sich so unwohl fühlte wie ich. Zu zornerfüllt, um Worte zu finden, hastete ich aus dem Labor.

Im Korridor traf ich Beth Ann Jamison, Stevens' Partnerin bei der Studie über AIDS-bedingte Gehirnläsionen, dieselbe, die mich um jene verhängnisvolle Autopsie gebeten hatte. Sie war eine hübsche, schmale Frau mit ausgeprägten Gesichtszügen, strahlendem Lächeln und kindlich fröhlichem Lachen. Aber jetzt sah sie besorgt aus.

»Du scheinst ziemlich durcheinander zu sein, was ist los?« fragte sie.

Ich erzählte von meinem Erlebnis im Labor.

»Ich meine, wenn ich einer wäre, dessen Partner gerade an AIDS stirbt, und ich komme wegen einem Bluttest? Das ist keine Art, die Leute zu behandeln, vor allem Patienten!«

Sie ließ mich eine Weile weiterschimpfen, dann unterbrach sie mich.

»Schau«, sagte sie, »ich will die Frau nicht verteidigen, weiß Gott nicht. Vielleicht hat sie dich wirklich verurteilt. Vielleicht hat sie einen schlechten Tag. Aber die meisten Techniker sind Profis, das weißt du.«

»Patient sein ist nicht leicht«, brummte ich.

Beth Ann nickte mitfühlend. Dann klopfte sie mir auf die Schulter. »Aber wie geht's dir sonst?«

Ich zuckte die Achseln.

»War das der große, der definitive Test?«

Ich nickte und hielt beide Hände hoch, Zeige- und Mittelfinger gekreuzt. »Wenn dieser negativ ist ...«

»Ich halt dir die Daumen«, sagte sie. »Ruf mich an, sobald du's weißt.«

Zwei Tage später teilte Jane Davis mir mit, daß der ELISA-Befund wieder positiv war und der Western Blot immer noch ein P24-Band aufwies. Ihre Stimme bebte, als sie mir die Nachricht verkündete. »Aber«, sagte sie, »ich bin nach wie vor der Meinung, daß es ein falsch-positiver Befund ist.«

Obwohl ich ihr gern glauben wollte – ich wußte ihren Trost zu schätzen –, war mir klar, daß sie nicht nur mir Mut machen wollte, sondern genauso sich selbst, um sich nicht mit der furchterregenden Vorstellung auseinandersetzen zu müssen, daß ein Kollege HIV-positiv war. Ich wußte, daß die Betroffenen mit ihrer Krankheit meist besser zurechtkommen als ihre Umgebung, die gezwungen ist, hilflos zuzusehen. Ihre Worte waren nicht aus der Luft gegriffen, sondern stützten sich auf eine wissenschaftliche Tatsache – der Western Blot zeigte nach wie vor nur ein einziges Band, nicht die vier, die mich als HIV-positiv ausgewiesen hätten –, aber die Ungewißheit über meinen Zustand brachte mich nicht minder aus der Fassung als die Möglichkeit, seropositiv zu sein. Es war an der Zeit, klare Ergebnisse zu suchen.

»Machen wir nicht immer weiter den ELISA«, sagte ich zu Jane. »Ich würde es gern mit PCR versuchen.« PCR, die sogenannte Polymerase-Kettenreaktion, ein Test zum Nachweis geringer Mengen viraler Gene im Blut, war das modernste Verfahren und würde ein aussagefähigeres Resultat erbringen, denn nach den ersten Monaten einer HIV-Infektion kann die Viruslast im Blut vorübergehend abnehmen: dann zieht sich das Virus ins Zwielicht des Lymphsystems zurück, wo es sich vor den Suchscheinwerfern der Blutkulturen verstecken kann, während es langsam sein Zerstörungswerk am Immunsystem fortsetzt. Jane stimmte mir zu. Also würde ich es mit einem PCR-Test versuchen, der in einem Speziallabor in Kalifornien durchgeführt werden mußte. Das bedeutete freilich weitere zwei bis drei Wochen Ungewißheit – früher waren die Ergebnisse nicht zu erwarten.

Es kam mir vor wie ein erster Blick in die unheimliche neue Welt, die ich nun betrat, als ich später am selben Tag einen Anruf vom Institut für pathologische Anatomie erhielt. Sie hatten ein Problem und wandten sich an mich, weil ich AIDS-Tote obduzierte. In einer kleinen Stadt, etwa zwei Autostunden von Nashville entfernt, war ein Patient gestorben, der seinen Körper der Anatomie vermacht hatte, doch die Klinik konnte ihn nicht akzeptieren, denn er hatte AIDS. Seine Frau war offensichtlich hysterisch und brauchte Rat. Normalerweise hätte ich den Fall an einen AIDS-Sozialarbeiter weitergeleitet, aber der Anruf kam zu einem so passenden Zeitpunkt, daß ich ihn nicht ablehnen konnte. Seitdem das Damoklesschwert AIDS über meinem Leben hing, entwickelte ich eine unheimliche Faszination; ich konnte nicht anders, als mich mit dem Elend der Anruferin zu identifizieren. Ich notierte mir den Namen, Mrs. Hargrave, und ihre Nummer, dann rief ich sie an und dachte dabei, dies sei mein Initiationsritus in die Praxis eines Lebens mit AIDS.

Sie meldete sich schluchzend. Sie sagte, sie habe seinen Atem und seinen Puls geprüft. »Er liegt einfach da und starrt in die Luft«, sagte sie.

»Warum rufen Sie nicht den Notarzt?« fragte ich freundlich. »Oder die Polizei?«

»Das kann ich nicht!« rief sie. »Die Sanitäter erzählen es in der ganzen Stadt herum. Niemand hier weiß, daß Mac AIDS hatte. Wenn sie's rausfinden, zünden sie uns das Haus an.«

Wenn ich an die verächtliche Ignoranz der Laborschwester dachte, einer angeblich aufgeklärten, professionellen Mitarbeiterin einer großstädtischen Universitätsklinik, konnte ich mir mit Grauen vorstellen, wie es auf dem Land zugehen mochte: die panische Angst einer kleinen Provinzstadt. Während ich tröstliche Worte murmelte, erzählte mir Mrs. Hargrave mehr von ihrer Geschichte, einer durch Vorurteile verschärften Tragödie.

Mac hatte 1982 eine Bluttransfusion erhalten und war 1989 an Pneumonie erkrankt, woraufhin AIDS diagnostiziert wurde. Er hatte sich in Vanderbilt in Behandlung begeben, zwei Stunden von seiner Heimatstadt entfernt, um seinen Zustand vor der Gemeinde zu verheimlichen. Endlich fand Mrs. Hargrave, man könne den Verfall ihres Mannes nicht länger vor den Kindern verbergen, die zwangsläufig zu Mitwissern des verhängnisvollen Familiengeheimnisses wurden. Und so erklärten sie seine Pneumonie als »Erkältung« und seine lähmende

Erschöpfung damit, daß er »überarbeitet« sei. In der ganzen Gemeinde gab es niemanden, an den sie sich wenden konnte, und jetzt konnte sie ihren Mann nicht einmal in seiner Heimatstadt beerdigen lassen.

Mrs. Hargrave wollte um jeden Preis vermeiden, daß die Kinder die Leiche ihres Vaters sahen, deshalb mußte Mac möglichst rasch abgeholt werden. In Tennessee ist es illegal, eine Leiche fortzubringen, solange sie nicht von den zuständigen Behörden freigegeben ist – dem geschwätzigen Sheriff, dem ärztlichen Notdienst oder einem teilnahmslosen Amtsarzt, der den Totenschein ausstellt. Natürlich konnte Mrs. Hargrave keinen von ihnen anrufen.

Ihr Elend ging mir nahe, und ich hatte gute Lust, mich ins Auto zu setzen und die zwei Stunden nach Prospect zu fahren, um ihr zu helfen. Aber ich hatte Dienst. Dann kam mir eine Idee. Ich fragte sie, wieviel ihr Mann wiege. Sie sagte, kurz vor seinem Tod sei er auf vierzig Kilo abgemagert.

»Meinen Sie, daß Sie ihn zu Ihrem Wagen tragen können?«

»Ich glaube schon.«

Ich schlug ihr vor, Mac auf den Rücksitz des Wagens zu legen und ihn zur Notaufnahme des Krankenhauses in Murfreesboro zu bringen, das 45 Kilometer näher an ihrem Wohnort lag als Nashville. Dort könne sie sich dumm stellen und erklären, er habe unter Atemnot gelitten und sie glaube, er sei im Koma; vielleicht nahmen sie ihr das ab und erkannten nicht sofort, daß er AIDS hatte. Sobald er für tot erklärt worden sei, könne sie in einer Stadt, in der sie niemand kannte, die Bestattung in die Wege leiten.

Mrs. Hargrave nahm den Vorschlag unter Tränen an und dankte mir. Als ich den Hörer auflegte, stellte ich mir vor, wie sie in das Zimmer ging, in dem ihr Mann lag, tot und mit starrenden Augen, ihn hochhob und hinaustrug zum Wagen. Was, wenn ein Nachbar sie sah? Was würde sie sagen: er habe einen Kollaps erlitten? Aber es blieb ihr ja keine andere Wahl. In Gedanken wünschte ich ihr die Kraft, die Sache rasch hinter sich zu bringen.

Als ich sie am nächsten Morgen wieder anrief, klang sie ein wenig gefaßter. Mein Plan habe funktioniert, sagte sie. Die Kinder seien tief verstört, dennoch sei die Familie dankbar für die Zeit, die sie mit Mac hätten verbringen dürfen. Bei diesen Worten mußte ich an meine Mutter und meine Schwester denken und fragte mich, wie sie damit zurechtkommen würden, wenn mich dasselbe Schicksal traf. Vor langer Zeit hatte ich die Rolle des Familienoberhaupts und Beschützers übernommen. Wenn mir jetzt eine katastrophale, auszehrende Krankheit bevorstand – wie würden sie mit dieser Umkehrung fertig werden, wie würden sie es ohne mich schaffen?

4 Es war ein eisiger, unwirtlicher Dezember. Über Nashville brachen die winterlichen Regenfälle herein und rissen die letzten Blätter von den verkrüppelten Zürgelbäumen vor meinem Fenster. Ein leeres Vogelnest war aus den Ästen geweht worden und lag auf der Erde, Federn und Zweige ringsum verstreut. Wie immer verpflichtete ich mich zum Bereitschaftsdienst an Weihnachten, denn ich war ja alleinstehend, anders als die meisten meiner Kollegen, die die Feiertage mit Frau und Kindern verbringen wollten. Der Bereitschaftsdienst verschaffte mir außerdem eine Ausrede, um den lärmenden Festlichkeiten diverser Partys zu entgehen, die mir Unbehagen bereiteten und mir meine Bindungslosigkeit unangenehm deutlich zum Bewußtsein brachten. Natürlich verstärkte ich nur meine Isolation, wenn ich mich aus Schüchternheit absichtlich ausschloß, aber in diesem Jahr war mir die Einsamkeit meines winzigen Büros gerade recht. Als Kind hatte ich geglaubt, ich könne Verhängnissen, realen oder eingebildeten, entgehen, indem ich mich unsichtbar machte. Und jetzt, während ich auf meine PCR-Resultate wartete, fiel ich in diesen alten Aberglauben zurück.

Als ich eines Abends gegen Mitte Dezember nach Hause kam, fand ich einen mit UPS-Aufklebern geschmückten riesigen Pappkarton vor, der aufrecht an meiner Hintertür lehnte wie ein unwillkommener Besucher. Es war ein Weihnachtsgeschenk, das meine Mutter mir geschickt hatte, trotz meiner inständigen Bitten, sie möge ihr Geld dieses Jahr sparen. »Schick mir ein paar Narzissenzwiebeln«, hatte ich ihr wenige Wochen zuvor gesagt, als ich wegen meines monatlichen Neuropathologieseminars an der University of Tennessee in Knoxville gewesen war. Aber ich wußte, daß sie nicht auf mich hören würde.

Ich trug den Karton ins Haus und öffnete ihn, und eine grüne Masse quoll mir entgegen, die seidigen Blätter eines Ficusbaums. Meine Mutter wußte, wie sehr ich Pflanzen liebte und wie sehr ich in der winterlichen Kahlheit die Üppigkeit meines Gartens vermißte. Ihre Aufmerksamkeit rührte mich, aber zugleich stimmte ihre großzügige Geste mich traurig. Ich konnte an nichts anderes denken als an die zehn Winter in Boston, in denen sie immer denselben Mantel getragen hatte, ein abgelegtes Stück von ihrer Schwester, während Becky und ich neue Winterkleider bekamen. Hinter diesem sorgfältig ausgewählten, viel zu teuren Geschenk verbargen sich viele kleine Opfer, das wußte ich. Der Gedanke, wie verlassen sie sich fühlen würde, wenn ich wirklich krank war, erfüllte mich mit Trauer.

In dieser Nacht träumte ich sogar von den Sorgen, die ich ihr bereiten würde. In meinem Traum saß sie in ihrem alten Übungsraum in Boston, hielt ihr Cello im Arm und sah hoffnungslos aus. Es war eine wolkenlose Winternacht, das Mondlicht fiel auf sie und ließ sie alt und gebeugt wirken. Ich war mit ihr im Zimmer, und sie spielte, aber ich stand am Ende meines Lebens, und während ich dahinsiechte, wurden die Melodien immer kürzer. In diesem Traum war mir schmerzhaft bewußt, daß sie nicht mehr spielen würde, wenn ich tot war, und die Stille würde sich über den Raum ausbreiten wie eine permanente dünne Staubschicht.

Wenn ich mit ihr telefonierte, sagte ich immer, um sie zu amüsieren, ich wolle mit ihren Hunden sprechen. Auch am darauffolgenden Morgen fragte ich, ob sie mir Orpheus an den Apparat holen wolle, die riesige Deutsche Dogge, die ihr der liebste ihrer drei Hunde war.

»Ach, Mahlon«, sagte sie, wie immer, »er hat gerade gefrühstückt und schläft schon wieder. Er kann jetzt nicht ans Telefon kommen.«

»Komm schon, hol ihn her.«

»Ich will ihn nicht aufwecken«, sagte sie. »Sei froh, daß er schläft.«

Dann seufzte ich und sagte: »Mama, das ist ein wunderschöner Baum. Aber es ist mir eigentlich nicht recht, daß du ihn geschickt hast.«

Sie schwieg. Wir hatten diese Szene schon Dutzende von Malen durchgespielt. Sie bestand stur darauf, mich zu verwöhnen, während ich schuldbewußt versuchte, ihr die Ausgaben auszureden. Es war ein ritualisierter Austausch von Schuldgefühlen – sie fühlte sich schuldig, weil sie für ihre Kinder nicht gut genug gesorgt hatte, und wir, weil wir unfähig waren, ihr die vielen Opfer zu vergelten, die sie für uns gebracht hatte. Aber unter dem Ansturm meiner neuen Ängste und Befürchtungen trieb ich den alten Konflikt diesmal noch ein Stück weiter. Viel zu nachdrücklich bestand ich darauf, ihr den Baum zurückzuschicken.

»Warum sagst du das?«

»Weil ich genau weiß, wie teuer er ist, viel zu teuer für deine Verhältnisse. Ich werde ihn dir zurückschicken.«

»Auf keinen Fall«, fuhr sie mich an, gekränkt über meine Unnachgiebigkeit. »Wenn du ihn zurückschickst, rede ich nicht mehr mit dir.«

Meine Mutter sagte, sie könne mit ihrem Geld anfangen, was sie wolle. Ich hielt dagegen, sie müsse an ihr Alter denken, der Ruhestand sei teurer, als ihr vielleicht klar sei. Hinter meinem vorwurfsvollen Ton standen zwei widerstreitende Bedürfnisse: ich wollte mich ihr anvertrauen und zugleich meine Sorgen von ihr fernhalten. Dennoch ließ ich nicht locker. »Was ist, wenn ich nicht mehr da bin, um mich um dich zu kümmern?«

Sie legte auf.

Es tat mir leid, daß ich so hartnäckig gewesen war. Trotzdem rief ich sie nicht noch einmal an – ich war mir nicht sicher, was ich ihr eigentlich sagen wollte. Ich wußte, was sie jetzt tat: Sie holte ihr Cello hervor und spielte eine Zeitlang in ihrem dunklen leeren Studio wütend vor sich hin, dann hielt sie inne und dachte nach. So war es immer. Und dann würde sie mich anrufen.

Sie erreichte mich eine halbe Stunde später im Büro. »Irgendwas stimmt nicht, oder? Was meinst du damit – wenn du nicht mehr da bist?«

Ich war zu weit gegangen, um noch einen Rückzieher machen zu können, und ich merkte, daß ich von ihr getröstet werden wollte. Außerdem war das Ergebnis ja noch nicht endgültig. »Mom«, fing ich an, »ich hab's dir nicht gesagt, aber ... Also, vor ein paar Monaten habe ich mich bei einer dieser

AIDS-Autopsien geschnitten. Es war nur eine Skalpellwunde, aber die Sache macht mir Sorgen.«

»O nein«, sagte sie. »Heißt das, du bist infiziert? Ich hatte schon immer ein ungutes Gefühl, seitdem du mir von dieser Studie erzählt hast. Die Risiken sind einfach zu groß.«

»Nein, nein«, beruhigte ich sie. »Der Test nach dem Unfall war negativ. Nur der Nachfolgetest diese Woche war ein bißchen komisch.«

»Was heißt das, ›ein bißchen komisch‹?«

»Einer der Tests ist nicht eindeutig. Das hat mir irgendwie einen Schrecken eingejagt. Wahrscheinlich ist das Ganze reiner Zufall. Trotzdem mußte ich daran denken, was aus dir wird, wenn du nicht mehr arbeitest. Wenn mir was passiert, dann hast du nur deine Rente und meine armselige Lebensversicherung, und das macht mir Sorgen.«

»Ich pfeif auf deine verdammte Lebensversicherung«, sagte sie. »Was *mir* Sorgen macht, das bist du. Du mußt mir versprechen, daß du mir genau sagst, was los ist.«

Ich erzählte ihr von dem PCR-Test und den aus der Blutprobe angelegten Viruskulturen, die über meinen zweifelhaften HIV-Status möglicherweise definitiv Aufschluß geben würden. Sie fragte mich, wann die Ergebnisse zu erwarten seien. In etwa drei Wochen, antwortete ich. Dann hörte ich Orpheus unten im Erdgeschoß bellen. »Ich nehme an, er ist gerade aufgewacht«, sagte ich.

»Still!« rief sie ihm zu, dann, zu mir gewandt: »Kannst du nicht zu Weihnachten herkommen?«

»Ich würde gern.« Das stimmte. Jetzt, da sie Bescheid wußte, tat es mir leid, daß ich mich zum Bereitschaftsdienst gemeldet hatte. Ich gab mich einen Augenblick dem Traum von einem unbeschwerten Weihnachtsfest im Familienkreis hin.

»Denk noch mal drüber nach, ja? Vielleicht kannst du es noch ändern«, sagte sie.

»Okay«, antwortete ich, aber ich wußte, daß ich nichts ändern würde.

Kaum war meine Blutprobe nach Kalifornien geflogen worden, verschwand sie im Labyrinth eines medizinischen Labors, wo mein Name unbekannt war und niemand sich darum scherte, wie lang ich auf die Ergebnisse warten mußte. Wieder einmal fluchte ich über die Machtlosigkeit des Patienten, der gezwungen war, die Unsicherheit zu ertragen. Die Wochen vergingen, ohne daß ich etwas hörte. Nach mehreren Versuchen gelang es mir endlich, den Laborleiter an den Apparat zu bekommen – nur um zu hören, daß der Laborant, der die Tests durchführte, krank geworden sei und vermutlich nicht vor Neujahr wiederkommen würde. Aber Mitte Januar hatte ich noch immer nichts gehört. Meine entnervten Anrufe brachten mir nur unbestimmte Auskünfte über den Arbeitsrückstand ein. Die Zeit zog sich hin, und aus meiner Nervosität wurde tiefe Niedergeschlagenheit.

An einem Samstagnachmittag, als ich in der Innenstadt von Nashville eine Besorgung machte, kam ich zufällig an einem Laden für Army- und Navy-Zubehör vorbei. Ich hatte Zeit, und deshalb trat ich ein, wanderte durch die Gänge, vorbei an vollgestopften Kleiderständern mit olivgrünen Hosen und Parkas in Tarnfarben. Die Reihen mit Angelruten und Senkblei ließen mich an die Sommer meiner Kindheit am Meer denken.

Schließlich stand ich vor einer Trennwand unter einem ausgestopften Hirschkopf mit hervorquellenden Augen und gespitzten Ohren, der über den Laden blickte. An der Wand stand ein Regal mit ordentlich aufgereihten Jagdgewehren, gegenüber eine Glasvitrine voller Handfeuerwaffen. Ich entdeckte eine riesige Luger, die Sorte von Pistole, wie sie die Nazis in alten Kriegsfilmen benutzen, umringt von schwarzen Revolvern, dazu lose Patronen und Magazine.

Selbst einem Arzt fällt es nicht leicht, die Medikamente zu bekommen, die einen raschen und schmerzlosen Tod garantieren. Betäubungsmittel wie Morphium und Demerol werden in Kliniken streng kontrolliert, und ich wollte auf keinen Fall befreundete Ärzte mit dem Wissen belasten, daß ich mit Medikamenten, die sie mir verschrieben hatten, mein Leben beendete. Und wie leicht verpfuschte man einen Selbstmordversuch mit

Gift oder Kohlenmonoxid und wachte lebendig, unter Höllenqualen wieder auf. Ein Revolver bot vielleicht einen schnelleren und zuverlässigeren Ausweg.

»Suchen Sie was?«

Die Frage kam von einem stämmigen Verkäufer mit rasiertem Kopf, der, über ein Comic-Buch gebeugt, hinter der Theke saß.

»Haben Sie irgendwelche kleineren Handfeuerwaffen?« fragte ich, zu meiner eigenen Überraschung. Er sah mich fragend an. »Nur zur Selbstverteidigung im Haus«, erklärte ich.

Er musterte mich argwöhnisch, und ich kam mir vor wie ein Weichling in meinem weißen Hemd mit Krawatte. Er reckte sich, dehnte den gewaltigen Brustkorb wie ein Bär und schleppte sich zu der Glasvitrine. Dort stand er und schaute auf mich herunter.

»In der Nachbarschaft wurde vor kurzem eingebrochen«, berichtete ich bereitwillig. Das war sogar die Wahrheit, obwohl die Einbrecher sich als Kinder reicher Eltern herausstellten, die nur ein paar CDs mitnahmen.

Mit einer vernarbten, fleischigen Hand wies der Mann auf die Waffen. »Also, was wollen Sie sehen?« fragte er.

Ich zeigte auf eine 38er »Lady« Smith and Wesson und fragte: »Wieviel kostet die?«

Er warf einen vernichtenden Blick auf die Waffe. »Dreihundertfünfzig Dollar.«

»Haben Sie auch was Kleineres?«

Er seufzte entnervt. »Nein.«

Dann schloß er die Vitrine auf und nahm den Revolver heraus. In seiner riesigen Handfläche sah er aus wie ein Spielzeug.

»Ist das die richtige Waffe, wenn man nichts anderes bezweckt als Selbstverteidigung?«

»Soll die etwa für Sie sein?« gab er herausfordernd zurück.

Ehe ich antworten konnte, läutete das Wandtelefon. Er legte den Revolver in die Vitrine zurück und schloß sie mit einem dumpfen Klicken; dann ging er zum Telefon. Als er mir den Rücken zuwandte, drehte ich mich um und lief hinaus.

Draußen in der Kälte erkannte ich meine Selbstmordgedanken als das, was sie waren: ein morbides Hirngespinst. Das unerträglich lange Warten hatte mich zur Verzweiflung getrieben. Ich mußte mich selbst in den Griff bekommen.

Am darauffolgenden Montag kamen endlich meine längst überfälligen PCR-Ergebnisse, und sie stimmten mich derart begeistert und hoffnungsfroh, daß ich nicht mehr daran dachte, mich über die lange Wartezeit zu beschweren. Sie waren negativ.

5 Zwischen Januar und April ließ die Angst vor einer Infektion allmählich nach, und mein Leben näherte sich der Normalität. Aber um für »negativ« erklärt zu werden, hatte ich noch eine Hürde zu nehmen, die jetzt allerdings nichts weiter als eine Formalität zu sein schien. Es ist bekannt, daß bei manchen Menschen Latenzzeiten zwischen HIV-Infektion und Serokonversion auftreten, das heißt, die Antikörperreaktion auf das Virus verzögert sich und ist erst sechs Monate (in manchen Fällen noch viel später) nach dem Kontakt mit dem Virus zu erfassen. Deshalb ging ich sieben Monate nach dem Unfall noch einmal zur Blutabnahme, um ein für allemal feststellen zu lassen, daß ich gesund war. Ob aus Galgenhumor oder Trotz – jedenfalls legte ich den Termin so, daß ich die Ergebnisse am 14. April 1993, meinem 39. Geburtstag, erfahren würde.

An dem Tag war ich in meinem Büro, als sich mein Piepser meldete und mir eine Nummer anzeigte, die ich nicht kannte. Ich rief an und wurde mit dem Büro von Dr. Carlson verbunden, einem Spezialisten für Infektionskrankheiten, der mit der arbeitsmedizinischen Abteilung zusammenarbeitete.

»Mahlon, Ihr Immunsystem bringt uns auf die Palme«, sagte Carlson, sobald er am Apparat war. »Wir müssen miteinander reden. Können Sie gleich rüberkommen?«

Er hatte aufgelegt, bevor ich etwas fragen konnte. Aber das war auch nicht nötig. Hier ging etwas Furchterregendes vor sich. Ich sprang auf und lief hinaus.

In großen Sätzen stürmte ich die Treppe hinunter und stieß beinahe mit zwei Sekretärinnen zusammen, die im Flur standen. »Dr. Johnson!« rief die eine erschrocken. »Was ist los?« Ich nahm mir nicht die Zeit zu antworten.

Carlson, ein kräftiger Mann mittleren Alters mit kurzgeschorenem Haar und runden Brillengläsern, saß auf der Kante seines Schreibtisches. Bis dahin hatte ich wenig mit ihm zu tun gehabt. Er arbeitete zwar noch als Facharzt für Infektionskrankheiten, hatte sich jedoch in den letzten Jahren verstärkt der Forschung zugewandt.

Carlson schüttelte mir die Hand und bat mich, Platz zu nehmen. »Wie ich schon sagte, Sie haben ein sehr sonderbares Immunsystem, das uns ziemlich zu schaffen macht. Ihr Western Blot zeigt jetzt fünf Bänder, wenn auch ziemlich schwach. Aber keine Panik. Es ist immer noch nicht klar, was das eigentlich zu bedeuten hat.«

»Was es wahrscheinlich bedeutet, ist, daß ich infiziert bin«, sagte ich, denn ich spürte sein Unbehagen, seinen Widerwillen, sich der neuen Sachlage zu stellen.

»Ziehen wir keine voreiligen Schlüsse.« Carlson wandte sich ab, um den Bericht zu suchen. »Immerhin hatten Sie nie diese grippeähnlichen Symptome.«

Ich starrte ihn überrascht an. Er wußte doch genausogut wie ich, daß »diese grippeähnlichen Symptome« keineswegs bei jeder HIV-Infektion auftreten und daß das Erscheinen von vier oder mehr Bändern als eindeutiger Nachweis des Virus gewertet wurde. Mein Western Blot sollte schließlich sieben Bänder zeigen. War es schon soweit, daß er sich an solche Strohhalme klammerte?

»Mag sein«, sagte ich schließlich. »Aber die ELISA-Tests waren bis sechs Wochen nach dem Unfall immer negativ. Wie erklären Sie sich das?«

»Mahlon, wir sind immer noch mit den Tests beschäftigt. Versuchen uns Klarheit zu verschaffen. Solange wir nicht genau wissen, was los ist, sollten Sie die Sache vielleicht lieber für sich behalten. Und solange keine definitiven Aussagen vorliegen, besteht kein Grund, den Menschen, die Ihnen nahestehen, Angst einzujagen.«

Es war ein endloses Auf und Ab gewesen: positiv, negativ, positiv, negativ – und dann, fast wie ein nachträglicher Einfall: positiv. Sosehr ich mich danach gesehnt hatte, die Wahrheit zu erfahren – als ich sie dann hörte, konnte ich sie nicht hinnehmen. »In der Zwischenzeit lasse ich die Tests noch einmal machen«, sagte ich mit einem letzten Anflug von Optimismus.

Ich verabschiedete mich von Carlson und kehrte in mein Büro zurück, um die Sache zu überdenken. Als der Schock nachließ, fühlte ich mich seltsam ungerührt, als wäre ich von zwei gleich mächtigen Dämonen besessen: Verdrängung und Hoffnung. Schon bevor ich selbst mit HIV zu tun gehabt hatte, war ich immer der Meinung gewesen, daß ein Durchbruch in der AIDS-Forschung längst überfällig war. Es war beinahe unvorstellbar, daß die herausragendsten Wissenschaftler nach einem Jahrzehnt aggressiver Forschung immer noch keine Therapie gefunden hatten. Im Grunde war ich mir sicher, daß man früher oder später etwas finden würde – und wenn es innerhalb der nächsten fünf bis sieben Jahre soweit wäre, hätte ich keine schlechte Aussicht zu überleben. Immerhin leben viele HIV-Infizierte gut zehn Jahre, ehe die ersten AIDS-Symptome auftreten.

Außerdem, sagte ich mir, hatte ich eine mächtige Waffe, die ich im Kampf gegen die Krankheit einsetzen konnte – meine Ausbildung in der wissenschaftlichen Forschung. Ich hatte zwei Doktortitel, ich hatte seit Jahren keinen Roman gelesen oder Ferien gemacht – die Medizin war mein Leben. In einer so bedeutenden Klinik wie Vanderbilt mit ihrer riesigen neuen Bibliothek und ihren zahlreichen Forschungsprogrammen war es mir sicher möglich, von jeder vielversprechenden neuen Behandlungsmethode schon in dem Augenblick zu erfahren, in dem sie entwickelt wurde. Als Arzt hatte ich Zugang zu den besten neuen Medikamenten und konnte zumindest so lange gesund bleiben, bis der Durchbruch in der Forschung kam. Mit einem seltsamen Adrenalinschub nahm ich mir vor, mich auf das »ultimative Experiment« einzulassen – den Kampf um mein Leben.

Tief in solchen Gedanken, nahm ich kaum zur Kenntnis, daß das Telefon läutete. Endlich hob ich ab. »Herzlichen Glückwunsch zum Geburtstag«, sagte eine vertraute Stimme – mein Vater. »Ich freu mich darauf, dich heute abend zu sehen.«

In all der Aufregung hatte ich seine bevorstehende Ankunft völlig vergessen.

»Ich wollte dir nur sagen, wann das Flugzeug landet.«

Ich warf einen Blick in den Kalender und sah, daß das Datum markiert war. Verdammt, dachte ich.

Dad hatte auch gesundheitliche Sorgen. Bei meinem alljährlichen Weihnachtsanruf hatte ich ihm vorgeschlagen, einen Bluttest auf Prostatakrebs machen zu lassen. Der Befund war positiv. Die Ärzte an der University of Texas, wo er derzeit Musik unterrichtete, empfahlen ihm eine Bestrahlung. Schon vor Wochen hatte ich ihn gedrängt, nach Nashville zu fliegen, um einen Kollegen von mir, einen Urologen, zu konsultieren und herauszufinden, ob es nicht besser war, sich operieren zu lassen. Daß dies nun mit meiner Nachricht zusammenfiel, war kaum zu glauben.

Wer den Flughafen von Nashville betritt, wird von einem gigantischen bunten Banjo begrüßt, dem Symbol der Country Music. Das Musikgeschäft konzentriert sich um die »Music Row« an der 17th Street: Sie ist umsäumt von den Bürohochhäusern der großen Plattenfirmen, die zwischen den niedrigen alten Aufnahmestudios stehen, in denen die frühen Country-Stars geboren wurden. Vier Blöcke weiter steht die Vanderbilt University, eine ehrwürdige Südstaaten-Hochschule mit einem Klinikzentrum, das sich – unter anderem – rühmt, eines der vom National Cancer Institute auserkorenen Krebszentren der Vereinigten Staaten zu sein. So treffen hier zwei Kulturen aufeinander: die eine verherrlicht Liebe, Sünde und harte Arbeit, und die andere kämpft darum, den Schaden zu beheben, den solche Lebensformen anrichten.

Während ich auf die Ankunft meines Vaters wartete, hatte ich ambivalente Gefühle, wie immer, wenn ich an ihn dachte. Obwohl mir viel an ihm lag und ich mich für seine Gesundheit in gewisser Weise verantwortlich fühlte, hatten wir uns auseinandergelebt und waren nicht nur durch die räumliche Distanz getrennt, sondern auch durch die Lebensweise: wir jagten sehr unterschiedlichen Träumen nach. Schon längst hatte ich aufgehört, ihn als Vaterfigur zu sehen und ihm einen Einfluß auf mein Leben zuzugestehen. Mutter war der einzige Mensch, dem ich eine elterliche Rolle einräumte. Vater war eher eine Art Onkel, der von Zeit zu Zeit zu Besuch kam.

Dennoch, aus meinem Blickwinkel konnte ich verstehen, was ihn von uns fortgetrieben hatte. Das Dasein als Kirchenorganist bot einem promovierten Akademiker mit einer großen Liebe zu klassischer Musik und Oper wenig Herausforderungen. Nach der Scheidung unserer Eltern, als Becky und ich noch Kinder waren, ließ Vater sich in Europa zum Dirigenten ausbilden und arbeitete an Opernhäusern in Schweden und Dänemark, ehe er sich für eine Weile in Wien niederließ. Dort studierte er bei dem berühmten Swarowsky, der auch der Lehrer von Zubin Mehta gewesen war. Und zwischendurch schaffte er es noch, in den größten Kathedralen Europas Orgelkonzerte zu geben. Einmal schickte er mir nach langer Abwesenheit eine Postkarte von der Londoner St. Paul's Cathedral, in der er gespielt hatte. Ich weiß noch, daß ich ihn zwar bewunderte, aber als eine sehr ferne Gestalt empfand. Während der letzten fünf Jahre war er Chorleiter in Texas gewesen.

Eine lange Zeit war vergangen, seit ich meinen inzwischen fünfundsechzigjährigen Vater zuletzt gesehen hatte. Ich hatte sogar die Befürchtung, ihn nicht zu erkennen. Aber ich entdeckte ihn sofort und war nur überrascht, wie grau er geworden war. Er schüttelte mir kräftig die Hand, und seine Augen waren feucht vor Rührung.

Auf dem Weg in die Stadt redete er nervös auf mich ein, lobte meine Arbeit als Neuropathologe und meinen Entschluß, mein Leben in den Dienst der Medizin zu stellen.

Ich sah zu ihm hinüber, betrachtete sein zerfurchtes, aber immer noch gutaussehendes Gesicht. Er hatte seit unserer letzten Begegnung zugenommen; sein Bauch wölbte sich unter dem Sicherheitsgurt. »Mahlon«, sagte er, »du bist mein liebster Sohn. Ich hoffe, das weißt du.«

Ich zuckte die Achseln. »Das brauchst du nicht zu sagen.«

»Ich sage es, weil es stimmt.« Er versicherte mir, seine anderen beiden Söhne seien sich seiner Gefühle für mich bewußt. »Wenn wir uns nur öfter sehen könnten ... wir sind doch gar nicht so weit auseinander. Du und Becky, warum seid ihr beide so distanziert?«

Was für eine traurige Frage, dachte ich. Und schwer zu beantworten, ausgerechnet zu diesem Zeitpunkt. »Wir sind nicht distanziert, Dad«, sagte ich. »Wir haben einfach nur unser Leben weitergelebt. Das mußten wir doch, oder?«

Auf einmal wurde er verdächtig still und sagte eine ganze Weile gar nichts mehr. »Mahlon«, begann er schließlich, »was wird mit mir passieren?«

»Was meinst du?«

»Wird's mich womöglich erwischen?«

Ich lachte beinahe über die Ironie seiner Frage. Die widerstreitenden Gefühle, die ich empfand, ließen sich nicht in Worte fassen. Das beste war, mich auf seine Probleme zu konzentrieren.

»Dad«, sagte ich, »ein Prostatakrebs wächst grundsätzlich sehr langsam. Bei einer rektalen Untersuchung hätte er noch jahrelang nicht ertastet werden können. Selbst wenn du dich nur für eine Bestrahlung entscheidest, kannst du ohne weiteres wieder gesund werden.«

»Nein, ich möchte lieber eine Operation«, sagte er mit Nachdruck.

Ich wies ihn darauf hin, daß der chirurgische Eingriff heikel sein konnte und unter Umständen zu einer Beschädigung der Nerven führte und damit zu einer Beeinträchtigung der Blasenentleerung und der Sexualfunktion.

»Das Risiko nehme ich auf mich«, antwortete er mit falscher Tapferkeit. Sein Tonfall rief längst vergessene Erinnerungen aus meiner Kindheit wach, und mir fiel ein, daß seine Stimme immer schrill wurde, wenn er unsicher war. Ich war genau das Gegenteil – ich neigte dazu, mich zurückzuziehen, wenn ich mich unsicher fühlte, und das Problem für mich allein zu lösen. Jetzt fragte ich mich, ob meine Zurückhaltung vielleicht meine Reaktion auf die gelegentliche Hysterie meines Vaters war. »Wenn ich da gut durchkomme …«, sagte er. »Es gibt eine Menge, was ich noch tun möchte, Dinge, die ich hätte tun sollen. Ich hätte mehr mit dir zusammensein sollen.«

»Dad, du wirst noch viel Gelegenheit haben, mit mir zusammenzusein – wenn du willst. Glaub mir, das ist nicht das Ende.«

Ich klang so sicher, so zuversichtlich, als hätte ich meine eigenen Zukunftsängste fest im Griff. Aber jetzt, während ich neben meinem Vater saß, wurde mir auf einmal klar, daß ich genau das mein Leben lang so gemacht hatte: Ich hatte meine Sorgen so lange verdrängt, unterdrückt, bis ich eine konkrete Möglichkeit fand, mich mit ihnen auseinanderzusetzen.

»Ich möchte nur, daß du eines weißt, Mahlon«, sagte er. »Daß mir einiges sehr leid tut. Ich bin mir im klaren, daß ich viele Fehler gemacht habe.«

Die Skyline von Nashville kam in Sicht, insbesondere der bedrohliche futuristische Turm des Bell-South-Gebäudes. Wir fuhren zum Med Center Inn, dem Gästehaus der Klinik für ambulante Patienten, schleppten seinen schweren Koffer hinein. Dad trug sich am Empfang ein. Seine Stimmung sank rapide, als ich ihn über den öden braunen Teppich des Flures zu seinem Zimmer begleitete. Er warf mir mehrmals trübe Blicke zu, als bedauerte er seinen Entschluß, hier zu wohnen; wahrscheinlich fragte er sich, warum ich ihm nicht angeboten hatte, bei mir zu übernachten. Aber sogar in den besten Zeiten hätte mich die plötzliche Gegenwart meines Vaters in meinem Haus aus der Fassung gebracht. Wir waren nicht aneinander gewöhnt. Und besonders unwohl hätte ich mich in diesem Moment gefühlt, da mich der qualvolle Gedanke verfolgte, daß Dad mich sogar mit seinem Prostatakrebs vermutlich überleben würde.

Trotzdem war klar, daß ich meinem Vater unmöglich erzählen konnte, was los war. Er würde sich fürchterlich aufregen, und das zu einem Zeitpunkt, wo er genug mit sich selbst zu tun hatte. Abgesehen davon konnte er mir ohnehin nicht helfen.

Aber als ich zu Hause war, fiel es mir schwer, meine Schuldgefühle zu beschwichtigen. Wie konnte ich mich in der Behaglichkeit meines Heims entspannen, mein abendliches Thunfischsandwich verspeisen, während mein Vater sich in einem öden Gästehaus verkriechen mußte? Hatte er recht? Machten Becky und ich ihm stillschweigend immer noch Vorwürfe, weil er uns im Stich gelassen hatte? Hier saß ich nun, neununddreißig Jahre alt und allein. Wie konnte ich meinem Vater die Entscheidungen übelnehmen, die er vor Jahrzehnten getroffen hatte, wenn ich genauso lebte wie er – nur für die Karriere, auf Kosten des Privatlebens. Und dann mußte ich mich der Erkenntnis stellen, daß ich wahrscheinlich nie Kinder haben, nie die Gelegenheit bekommen würde, »der gute Vater« zu sein.

Nachdem ich meinen Vater am nächsten Morgen zu seinem Termin mit dem Urologen gebracht hatte, meldete mir der Piepser abermals eine Nummer, die ich nicht kannte. Es war Jane Davis, sie rief von einem Labor aus an. »Also, ich nehme an, ich bin in großen Schwierigkeiten«, witzelte ich, als ich sie endlich am Apparat hatte.

Sie antwortete nicht sofort, und als sie endlich sprach, zitterte ihre Stimme. »Mahlon, ich habe Ihnen nichts davon gesagt, aber wir haben den nächsten Schritt getan und mit Ihrem Blut einen Immunofluoreszenztest gemacht.«

Ich stieß ein kurzes Lachen aus. Das Klinikpersonal, anfangs so ratlos, überstürzte sich mit einemmal, um herauszufinden, ob ich tatsächlich infiziert war. »Und?« fragte ich.

»Positiv«, sagte sie.

»Nun, damit ist mein Schicksal wohl besiegelt.« Ich zögerte, dann zwang ich mich hinzuzufügen: »So viele positive Ergebnisse können Sie nicht mehr wegerklären.«

»Ich fürchte, Sie haben recht. Es tut mir sehr leid, Mahlon.«

In diesem Wortwechsel lag eine Endgültigkeit, die ich während des Gesprächs mit Dr. Carlson nicht gespürt hatte. Und ich war überrascht, daß meine erste Reaktion nicht die vollkommene Demoralisierung war – sondern eher Erleichterung, daß die Tortur des Wartens und Testens endlich ein Ende hatte, daß der Nachweis jetzt vorlag. Unbestreitbar. Diese schlichte Wahrheit brachte mir zu Bewußtsein, daß ich mich im Verlauf der letzten Monate allmählich damit abgefunden hatte, daß meine Diagnose letztendlich »positiv« lauten würde. Tatsächlich konnte ich mir jetzt eingestehen, daß ich den Versicherungen meiner Kollegen nie recht getraut hatte, daß der Wissenschaftler in mir die ganze Zeit die Wahrheit geahnt hatte.

Unterdessen saß mein Vater, nachdem er die Mitarbeiterinnen des Urologen bezaubert hatte, bei Dr. Bruner, einem freundlichen und selbstsicheren Chirurgen, der in der Lage war, selbst dem skeptischsten aller Patienten Vertrauen einzuflößen.

Er rief mich an, als er fertig war. Auf der Fahrt zum Flughafen erschien er mir in fast manischer Stimmung, und er redete ununterbrochen. Als wir ankamen, war er mitten in einem Vortrag über seinen bevorstehenden Tod und seinen Versuch, die Sache philosophisch zu sehen.

Ich fuhr ihn an: »Dad, ich hab dir gesagt, daß du nicht sterben wirst! Du hast einen winzigen Krebs, der auf dem Röntgenschirm kaum zu sehen ist. Nach dem Eingriff bist du geheilt, verdammt noch mal!«

»Okay, okay«, sagte er, erstaunt über meine ungewohnt barsche Antwort, und verfiel in Schweigen wie ein zurechtgewiesener Schuljunge.

Nach ein paar Augenblicken stummen Grübelns wagte er wieder zu sprechen und zählte auf, was er alles tun würde, sobald er wieder gesund sei. Unter anderem wollte er Schottland besuchen, das Land seiner Ahnen – eine Zukunftsaussicht, die sehr viel reizvoller war als meine eigene. Es kam mir vor wie ein Hohn des Schicksals, daß Dad und ich uns nach all den Jahren der Trennung für kurze Zeit so wiedergefunden hatten: ein Sohn, der seinem Vater zu einer Behandlung verhelfen konnte, aber vermutlich nicht in der Lage war, sich selbst zu helfen. In meiner Lage wäre mir ein chirurgischer Eingriff als ein Geschenk des Himmels erschienen. In ein paar Wochen würde mein Vater wieder nach Nashville kommen, seinen Tumor entfernen lassen und dann binnen eines Monats nach Texas zurückkehren können, aller Wahrscheinlichkeit nach geheilt und unbeschwert. Unterdessen würde ich den Kampf um mein Leben beginnen.

6

Während ich vom Flughafen nach Hause fuhr, sank meine Stimmung auf den Nullpunkt – es war, als tauchten jetzt alle Gefühle, die ich während des Besuchs meines Vaters hatte unterdrücken müssen, um so heftiger auf. Als ich in die Zufahrt zum Haus einbog, meldete sich der Piepser, und ich las die Telefonnummer eines befreundeten Arztes, der wahrscheinlich meine Hilfe bei einer Forschungsarbeit brauchte. Normalerweise hätte ich sofort geantwortet, aber jetzt fühlte ich mich zu gelähmt, um anzurufen. Ich ließ mich auf die Couch fallen und starrte auf den offenen Kamin, dachte daran, was mir bevorstand – die mögliche Krankheit, der qualvolle Tod –, eine Welle der Verzweiflung erfaßte mich, und ich brach in Tränen aus.

Ich trauerte um meine Mutter, meine Schwester, um die Arbeit, die der wahre emotionale Mittelpunkt meines Lebens gewesen war. Ich war derart fasziniert, ja gefesselt von der Medizin, daß ich jahrelang ohne Urlaub und mit kaum einem freien Wochenende geschuftet hatte, um mich in der Neuropathologie zu etablieren. Allmählich schienen meine Anstrengungen sich auszuzahlen. Jetzt war ich gezwungen, mich zu fragen, was ich eigentlich erreicht hatte. Ein umfassenderes Verständnis der Geheimnisse des Gehirns, die Lösung einer Handvoll heikler Probleme, ein paar Dutzend Veröffentlichungen? Und wo sollten meine Bemühungen hinführen, wenn ich keine Hoffnung auf eine Zukunft hatte? Welchen Sinn hatte es, einen Lehrstuhl anzustreben? Aller Wahrscheinlichkeit nach würde ich in zehn Jahren tot sein. Es war, als wäre mir der Boden unter den Füßen weggezogen worden, das wahre Fundament meines Lebens hatte seine Bedeutung verloren. Und doch empfand ich trotz aller Verzweiflung auch einen merkwürdigen Anflug von Erleichterung, eine beginnende Befreiung von dem seelischen Druck, den meine Arbeit auf mich ausgeübt hatte.

Aber als ich daran dachte, Urlaub zu nehmen, was mir früher absurd erschienen wäre, fand ich den Rahmen meiner Möglichkeiten äußerst begrenzt. Es war wie eine Falle. Selbst wenn ich mir jetzt mehr Zeit nahm, was sollte ich damit anfangen? So lange war ich auf einer einsamen Straße gewandert, die nur aus Arbeit und völliger Unabhängigkeit bestand, daß ich jetzt, als ich es wagte zurückzuschauen, nur Brachland erblickte, ohne eine Spur von menschlichem Leben. Und selbst wenn ich daran dächte, mir eine Frau zu suchen: Wie käme sie dazu, sich mit mir einzulassen, einem Mann, der eine sexuell übertragbare tödliche Krankheit in sich trug – selbst wenn wir uns konsequent schützten? Wie sollte ich mir nicht ständig bewußt sein, daß dennoch Risiken damit verbunden waren, daß ich in mir die schreckliche Macht trug, mein Schicksal einem anderen Menschen aufzubürden? Wilde Szenarien gingen mir durch den Kopf, die unwahrscheinlich, aber gleichwohl furchterregend waren. Was würde zum Beispiel passieren, wenn ich mit einer Frau ausging und plötzlich Nasenbluten bekam? Wenn die Frau ein Taschentuch hervorzog, um mir das Blut abzutupfen, und dabei einen kleinen Riß an ihrem Finger damit in Berührung brachte? Was, wenn ich eine Frau leidenschaftlich küßte und sie mit meinem Speichel irgendwie, durch einen kleinen Schnitt oder Kratzer im Zahnfleisch, tatsächlich infizierte? Als Arzt wußte ich, daß solche Szenarien nicht sehr wahrscheinlich waren, aber auch meine eigene Infektion war ein äußerst unwahrscheinlicher Zufall gewesen. Wenn es irgend möglich war, daß meine Partnerin sich infizierte, wie sollte ich diese schreckliche Verantwortung tragen?

Und selbst wenn eine HIV-negative Frau bereit wäre, mich zu akzeptieren, wäre ich dennoch nie in der Lage, ihr ein normales Leben mit Kindern zu bieten. Schlimmer noch: Binnen weniger Jahre müßte sie wahrscheinlich meinem langsamen Sterben zusehen. Wer würde das Risiko einer so großen seelischen Verletzung eingehen? Und selbst wenn sie es tat: Was würde nach meinem Tod aus ihr werden?

Mir war klar, daß die Einstellung gegenüber HIV innerhalb der Schwulengemeinde ganz anders war. Geschützter Geschlechtsverkehr war als einzige Alternative zur Enthaltsamkeit weithin anerkannt. Der Prozentsatz HIV-infizierter Homosexueller war sehr hoch, und so konnte sich praktisch niemand darauf verlassen, daß ein potentieller Sexualpartner während der letzten sechs Monate HIV-negativ gewesen war. Und Kinder waren in einer homosexuellen Beziehung normalerweise ohnehin kein Thema. Andererseits hatte ich gehört, daß innerhalb der Schwulengemeinde eine Art Virus-Apartheid herrschte, obwohl HIV in gewisser Weise akzeptiert war: Viele, die erwiesenermaßen HIV-negativ waren, lehnten es ab, sich mit einem infizierten Partner einzulassen oder auch nur mit ihm zu tun zu haben. In Heterokreisen hingegen, in denen der Prozentsatz an HIV-Infizierten weitaus geringer war, bestand für eine Frau erst recht kein Anlaß, sich mit einem Mann von zweifelhaftem HIV-Status abzugeben.

Offensichtlich bestand die einzige Lösung für mich darin, eine HIV-positive Frau zu finden. Ich wußte nur nicht, wie – in Tennessee gab es nicht viele, und unter den wenigen war eine große Zahl Drogenabhängiger, die sich mit kontaminierten Injektionsnadeln infiziert hatten. An der ganzen Klinik kannte ich niemanden, der bereit gewesen wäre, die Schweigepflicht gegenüber den Patienten zu verletzen, um mich mit einer Frau bekannt zu machen. Und schon vor meiner Infektion war ich bei der Suche nach einer Partnerin nicht gerade erfolgreich gewesen – wie sollte ich es ausgerechnet jetzt, sozusagen mit einer roten Schleife um den Hals, besser machen?

Um solchen Gedanken zu entgehen, flüchtete ich mich in meinen Garten. Die Gartenarbeit hatte mir schon früher geholfen, die Trennung von Alexis zu überstehen, mit der ich einst das Haus geteilt hatte. Weil sie gern kochte, hatte ich die Küche renovieren lassen, obwohl ich mir das eigentlich nicht leisten konnte, ich hatte die Zimmer gestrichen und selbst Jalousien und Fensterläden angebracht – in der Hoffnung, das Haus zu einem sicheren Hafen zu machen, einer Zuflucht vor beruflichen Stürmen.

Alexis war ebenso ehrgeizig und arbeitssüchtig wie ich. Damals befaßte sie sich mit Genen, die den Tod von Gehirnzellen verursachen – wie es bei der Alzheimer-Krankheit oder bei AIDS der Fall ist. Aber die Experimente, die sie vornehmen sollte, waren problematisch, manche schlichtweg undurchführbar, und in der Überzeugung, daß ihre Karriere in Gefahr war, trieb sie sich schonungslos an. Ich hatte selbst diese Phasen durchlebt und brachte viel Verständnis für sie auf, und da ich selbst mit meinen zwei Doktorarbeiten und meiner siebenjährigen Berufserfahrung als Assistent und später Dozent eine Stufe erreicht hatte, auf der ich sicherer war, tat ich mein Bestes, um sie zu unterstützen. Wenn sie bis spät in den Abend hinein arbeitete, brachte ich ihr einen Picknickkorb mit selbstgemachten Truthahnsandwiches und kleingeschnittenen Erdbeeren und Kiwis in einer Glasschale. Schließlich zog sie zu mir, unter anderem deshalb, weil wir auf diese Weise mehr Zeit miteinander verbringen konnten.

Aber kaum lebten wir zusammen, schienen ihre Zukunftsängste schlimmer zu werden. Wenn sie abends nach Hause kam, war sie immer noch so sehr mit ihrer Arbeit beschäftigt, daß sie mich kaum zur Kenntnis nahm. Nach einer Weile trug sie sich ernsthaft mit dem Gedanken, die Molekularphysiologie aufzugeben und in einem anderen Staat an die Universität zurückzugehen. Ich wiederum war zunehmend frustriert. Mit der Zeit ging es uns beiden so miserabel, daß uns die Trennung als einzige tragbare Alternative erschien.

Vor dem Ende suchten wir ein paarmal einen Ehetherapeuten auf, der, unter anderem, ein Befürworter gemeinsamer Hobbys war, wie zum Beispiel der Gartenarbeit. Die gefiel mir so gut, daß ich damit auch weitermachte, als Alexis längst fort war.

So pilgerte ich jeden Sonntag zur Gärtnerei und holte eine Wagenladung Pflanzen: Mädchenauge, Astern, Ehrenpreis, Mauerpfeffer. Mit dem Lieferwagen karrte ich Bäume herbei, Schierlingstannen, Leyland-Zypressen, Magnolien, ganz zu schweigen von Strauchrosen. Reihe um Reihe setzte ich Tulpen, Hyazinthen, Osterglocken und Lilien und schuf Inseln aus Iris hinter dem Haus, purpur, weiß, blau und gelb. Nach einem Tag, den ich mit bösartigen Hirntumoren und anderen mörderischen Wucherungen verbracht hatte, war die farbenfrohe Pracht meines Gartens die reine Erholung.

Ich war damit beschäftigt, Unkraut zu jäten, als ein Wagen in meine Zufahrt einbog. Carol, eine Kollegin und Freundin, stieg aus, einen riesigen Strauß Tulpen im Arm, Blumen, die aus ihrem Garten stammten – Carol war von der Gartenarbeit ebenso begeistert wie ich, und wir tauschten häufig Tips aus.

Groß und schlank, mit wasserblauen Augen, war Carol in einer streng baptistischen Südstaatenfamilie aufgewachsen, gegen die sie rebellierte, indem sie eine Art Hippie wurde und sich für Frieden und Liebe unter den Menschen engagierte. Jetzt, Jahre später, war sie gemäßigter, eine Art wandelnder Kompromiß zwischen ihrer stockkonservativen Erziehung und ihrer rebellischen Jugend. Wo früher Glasperlen gewesen waren, hing jetzt ein Kreuz.

An der Klinik arbeitete sie als Forschungslaborantin und legte Viruskulturen aus dem Blut HIV-positiver Patienten an. Die gesichtslosen Tragödien, die sie aus ihren Kulturen herauslas, brachten sie auf die Idee, sich mit den betroffenen Menschen in Verbindung zu setzen: In ihrer Freizeit arbeitete sie als Beraterin für Selbsthilfegruppen und als Kontaktperson im Internet und spendete Rat und Trost für AIDS-Kranke.

Sie winkte, während sie auf mich zukam, und ließ einen prüfenden Blick über den Garten schweifen. »Sieht so aus, als hättest du einen Haufen Arbeit vor dir.«

»Ja, ich hab's in der letzten Zeit ein bißchen schleifen lassen.«

Sie reichte mir die Tulpen. »Vielleicht bringen sie dir ein bißchen Farbe ins Haus, bis deine eigenen soweit sind.«

»Kannst du einen Moment reinkommen? Möchtest du einen Eistee?« fragte ich.

»Gern«, antwortete sie.

Sie war noch nie bei mir zu Hause gewesen, und ich konnte mir denken, weshalb sie gekommen war. Wir gingen hinein, und während ich den Tulpenstrauß in eine Vase stellte, fragte ich, in schärferem Ton, als ich beabsichtigt hatte: »Also, wer hat's dir gesagt?«

Sie stockte. »Was gesagt?«

»Ich nehme an, du bist hier, weil jemand es dir gesagt hat.«

»Niemand hat mir was gesagt. Ich habe nur gehört, daß du vorhin durch die Abteilung gerannt bist und ziemlich bestürzt ausgesehen hast.«

»Na ja, es war auch ziemlich bestürzend, was ich erfahren habe.«

Es war nicht so, daß ich Carol etwas verheimlichen wollte, andererseits hatte ich mich bisher kaum jemandem anvertraut. Meine Gefühle waren noch zu diffus und formlos, als daß ich darüber hätte reden können.

Carol trat zögernd auf mich zu, unschlüssig, ob sie mich umarmen sollte oder nicht. »Ach, Mahlon«, sagte sie, »es tut mir so leid.«

Ich zuckte die Achseln und führte sie ins Wohnzimmer, wo sie die kleinen weißen Wollteppiche bewunderte, die meine Schwester mir geschenkt hatte. Dann kam sie auf den Grund ihres Besuchs zurück. »Sag mir, kann ich irgendwas für dich tun?«

Einen Augenblick lang durchzuckte mich ein Anflug von Hochmut. Ich wollte nicht, daß sie mich im selben Stil behandelte wie die Leute, die sie im Internet unterstützte. Aber ich freute mich, daß sie sich die Zeit genommen hatte vorbeizukommen, und obwohl ich noch nicht bereit war, darüber zu reden, war ich dankbar für ihre Anteilnahme.

Also sagte ich: »Ich habe über etwas nachgedacht, Carol ...« Dann erklärte ich ihr, daß mir klargeworden sei, wie sehr ich mich danach sehnte, eine Frau kennenzulernen, aber daß der Gedanke, eine Partnerin zu finden, mir jetzt praktisch unmöglich erschien.

»Es gibt natürlich das Internet«, sagte Carol. »Ich stehe mit sehr vielen Leuten in Kontakt. Aber eine Frau zu finden, die Tausende Kilometer entfernt lebt, ist wahrscheinlich sinnlos.«

»Du kennst niemanden in der Nähe?«

»Eigentlich nicht. Vermutlich gibt es nicht sehr viele.«

»Scheint mir auch«, antwortete ich.

Auf einmal hellte sich ihre Miene auf. »Ich weiß, was wir tun können. Wir rufen Shannon an.« Shannon war eine energische

Sozialarbeiterin, die eine Selbsthilfegruppe für HIV-positive Frauen leitete.

»Ich bezweifle sehr, daß Shannon Bekanntschaften vermittelt«, protestierte ich.

Carol runzelte die Stirn und winkte ab. »Mit Shannon brauchst du keine Umstände zu machen. Sie ist sehr verständnisvoll. Ich bin sicher, daß sie dir mit Vergnügen helfen wird.«

7 Kurz nach meiner Serokonversion erhielt ich einen Anruf vom Gesundheitsamt des Staates Tennessee, das regelmäßig den überregionalen Centers for Disease Control and Prevention berichten muß – die Hauptaufgabe der Centers besteht darin, laufend die Daten über Krankheiten aus allen Bundesstaaten zusammenzutragen und auszuwerten. Obwohl die Meldung einer sogenannten akzidentellen Inokulation, das heißt der versehentlichen HIV-Infektion bei der Behandlung von AIDS-Patienten und bei der Verarbeitung von Untersuchungsmaterial, in Tennessee auf freiwilliger Basis beruht, hatte ich meinen Fall angezeigt, denn ich war der Ansicht, die Risiken einer HIV-Infektion für das Pflegepersonal würden grob unterschätzt. Nun wollte eine Angestellte des Gesundheitsamtes, die im Bereich HIV-Epidemiologie arbeitete, mich interviewen.

Sie war eine gertenschlanke Frau mit rundem Gesicht, die sich mir als Ms. Parker vorstellte. Sie war sicher nicht älter als fünfundzwanzig und ließ mich an eine zu rasch aufgeschossene Shirley Temple denken. »Wir sollten einen ruhigen Ort finden, an dem wir reden können«, informierte sie mich mit gezwungenem Lächeln, wobei sie ihren Aktenordner schützend an die Brust drückte. Ich führte sie durch die sterilen Flure zu einem Konferenzraum mit Neonröhren und weißen Schautafeln, auf denen noch ein paar biologische Gleichungen standen. Wir setzten uns an einen großen rechteckigen Tisch, während die Leute, die draußen vorbeigingen, durch das kleine Fenster spähten und sich fragten, was der Grund dieser Besprechung hinter verschlossenen Türen sein mochte.

»Lassen Sie mich zuerst sagen, daß Ihr HIV-Status und alles, was Sie mir über Sexualpartner sagen, streng vertraulich behandelt wird«, versicherte mir Ms. Parker.

»Wahrscheinlich bin ich überhaupt zu vertrauensselig«, antwortete ich. »Aber mein Leben ist ein offenes Buch.«

»Meine Fragen werden Sie vielleicht in Verlegenheit bringen«, warnte sie mich.

»Also heraus damit.« Ich bemühte mich, unbeschwert zu wirken.

Sie schlug ihren Aktenordner auf und vertiefte sich in eine Liste, die anscheinend aus einer Reihe maschinengeschriebener Fragen bestand. »Also«, begann sie, »sagen Sie mir, wie und wie oft Sie mit HIV in Kontakt gekommen sind.«

»Nur einmal«, antwortete ich, etwas erstaunt über die Frage. Also erzählte ich ihr noch einmal von der Skalpellverletzung.

»Sind Sie absolut sicher, daß Sie nur dieses einzige Mal mit HIV in Berührung gekommen sind?«

»Ja, ich bin sicher.«

»Wie steht es mit Sexualpartnern? Hatten Sie je sexuelle Beziehungen zu Männern?«

»Nein. Nie.«

»Wie viele Partnerinnen hatten Sie in den letzten fünf Jahren?«

Nur eine, sagte ich und erklärte ihr, ich hätte mich auf HIV testen lassen, als unsere Beziehung ernst wurde, eineinhalb Jahre vor dem Unfall. Und wir hätten uns neun Monate vor dem Unfall bei der Autopsie getrennt.

Ms. Parker nahm diese Information nicht zur Kenntnis. Offensichtlich hatte man ihr gründlich eingetrichtert, wie bei solchen Verhören vorzugehen sei. »Und wo ist Ihre frühere Freundin jetzt?« fragte sie.

»Sie hat ein Forschungsstipendium in New York.«

»Hat sie sich testen lassen?«

»Nicht daß ich wüßte.« Ich begann mich zu ärgern. Keine andere mir bekannte Krankheit würde eine derartige Flut von Fragen auslösen. »Hören Sie, sie ist eine schüchterne Wissenschaftlerin, kein Playgirl«, sagte ich. »Ich bin sicher, sie ist negativ.«

»Die CDC hätten aber gern, daß sie sich untersuchen läßt.«

»Warum, wenn ich in unserer gemeinsamen Zeit negativ war?«

»Na ja, ihr Zustand ist trotzdem eine ungeklärte Frage.«

»Eine ungeklärte Frage?« sagte ich ungläubig. »Nicht für sie. Sie hat nie einer Risikogruppe angehört.«

Parker verschluckte eine Bemerkung und starrte mich angriffslustig an. Mir wurde klar, daß nichts, was ich sagte, wie überzeugend es auch sein mochte, sie von ihrem Weg abbringen würde – nicht einmal die Tatsache, daß ich Arzt war. Anscheinend zählten meine zwei Doktortitel und meine jahrelange Erfahrung überhaupt nichts mehr.

Das Verhör ging weiter. »Weiß sie, was mit Ihnen los ist?«

»Höchstwahrscheinlich nicht.«

»Sie meinen, Sie haben ihr nichts gesagt?«

»Wir haben schon lange keinen Kontakt mehr«, gab ich wütend zurück. »Ich sagte Ihnen doch, daß ich negativ war, solange unsere Beziehung dauerte. Das kann ich beweisen.«

»Vielleicht könnten Sie sie bitten, sich testen zu lassen.«

Ich schüttelte den Kopf. Jemand klopfte an, dann öffnete sich die Tür. Ein Assistenzarzt, den ich kannte, steckte den Kopf herein. Er entschuldigte sich, spürte die Spannung und zog sich rasch zurück.

Ich wandte mich wieder Ms. Parker zu und fragte: »Warum sollte ich ihr das Leben schwermachen? Für sie besteht kein vernünftiger Grund, sich testen zu lassen.«

»Aber aus unserem Blickwinkel wäre es gut, wenn wir es genau wüßten.«

Plötzlich verlor ich die Geduld. »Sie haben es mit Menschen zu tun, deren Leben zerstört ist, aber Sie interessieren sich nur dafür, irgendwelche völlig irrelevanten Daten zu sammeln.«

Ms. Parkers Wangen begannen sich zu röten. »Wir versuchen nur, gründlich zu sein«, rechtfertigte sie sich, nun schon ein wenig kleinlauter.

»Bis hin zur Rücksichtslosigkeit.«

»Entschuldigen Sie!«

Ich legte beide Hände auf den Tisch. »Hier haben Sie einen Fall, der in gutem Glauben zu Ihnen gekommen ist, und Sie strampeln sich ab, um einen neuen aufzuspüren. Wieso befassen Sie sich nicht mit dem Nächstliegenden?« Meine Interviewerin starrte mich ausdruckslos an. Ich fuhr fort: »Sie hören mir einfach nicht zu. Sie wollen nicht glauben, daß ich mich bei einem Berufsunfall infiziert habe. Lassen Sie uns die Sache ein für allemal klarstellen. Ich hab's nicht vom Sex, okay? Ich hab's von einem Skalpell.«

Sie stand abrupt auf und murmelte, sie werde schon allein den Ausgang finden. Ich stand ebenfalls auf, während sie mit einem Stapel von Fotokopien den Raum verließ, zweifellos der schriftlichen Dokumentation meiner Serokonversion. Ich war erstaunt, daß es mir trotz aller Argumente nicht gelungen war, die Mauer ihres Zynismus zu durchbrechen. Dieses Interview ließ mich daran denken, wie es Kimberly Bergalis ergangen war, die in Florida durch ihren Zahnarzt, Dr. David Acer, infiziert worden war. In der festen Überzeugung, es sei für einen Patienten unmöglich, sich während einer Zahnbehandlung zu infizieren, unterzogen die CDC sie einem stundenlangen Verhör, das auf etwaigen Drogenmißbrauch sowie sexuelle Praktiken und häufigen Partnerwechsel abzielte. Sie konnte sagen, was sie wollte – die Obrigkeit weigerte sich strikt zu glauben, daß Kimberly so naiv war, wie sie vorgab. Glücklicherweise wurde sie rehabilitiert: Aufgrund neuer molekularbiologischer Techniken ließ sich nachweisen, daß sie mit demselben HIV-Stamm infiziert war wie ihr Zahnarzt.

AIDS ist eine derart furchterregende Krankheit, daß manche Menschen sogar wenn sie beruflich damit konfrontiert sind, größte Mühe haben, sie nicht ausschließlich als eine sexuell übertragbare Infektion zu betrachten – als gäbe ihnen das einen Grund, dem Opfer Vorwürfe zu machen.

Nachdem meine berufsbedingte HIV-Infektion nun feststand, mußte ich mir einen Arzt suchen, der den weiteren Verlauf überwachte. Beth Ann Jamison wollte ein Treffen mit den Leuten von der Abteilung für Infektionskrankheiten organisieren, um meine Möglichkeiten zu besprechen. Wir versammelten uns im Konferenzraum, demselben Ort, an dem wir die Studie über Gehirnläsionen bei AIDS geplant hatten. In den Regalen an den Wänden lagen Hochglanzmagazine über AIDS, voller Fotos von abgemagerten jungen Männern, die neue Therapien gegen opportunistische Erreger wie etwa das Zytomegalovirus anpriesen. Seit dem Beginn unserer Studie im Jahr 1991 war AIDS zu einem großen Geschäft geworden. Zur Bekämpfung opportunistischer Infektionen, die sich infolge der Immunschwäche ausbreiten, waren zahlreiche Therapien entwickelt worden, jedoch nur wenige – wenn überhaupt – gegen das HI-Virus an sich.

Als ich eintrat, saßen Harry Brown und Beth Ann in halblautem Gespräch am Konferenztisch, ihnen gegenüber Dr. Carlson, der zerstreut in einem Ordner blätterte. Ich sah mich um und war überrascht, wie ungastlich mir der Raum jetzt vorkam. Es fiel mir schwer zu akzeptieren, daß ich mit den ausgemergelten Fotomodellen in der Arzneimittelwerbung der AIDS-Magazine mehr gemein hatte als mit diesen Ärzten.

»Wie hast du geschlafen?« fragte Beth Ann.

»Gut«, antwortete ich.

»Und wie geht's mit der Arbeit?«

Anscheinend machte sie sich Sorgen, ich könnte bereits die ersten Anzeichen einer Depression zeigen. »Ich bin schon okay, ich fühle mich nur irgendwie losgelöst. Ich muß mich wieder zurechtfinden, mich orientieren. Ich brauche so etwas wie einen Kompaß.«

»Gut, wir müssen uns jetzt überlegen, wie wir deine Behandlung angehen.«

Ich nickte.

»Erstens«, sagte Harry, »dürfen die Labors dir die Testergebnisse nicht direkt aushändigen.«

»Und du solltest auch nicht versuchen, sie dir zu beschaffen«, fügte Beth Ann sanft hinzu. »Sie müssen immer durch die Hände eines Arztes gehen.«

Ich erklärte, ich hätte nur deshalb wegen der Ergebnisse des Wiederholungstests im Labor angerufen, weil ich mit der hausinternen arbeitsmedizinischen Abteilung gewisse Schwierigkeiten gehabt hätte. Sie weigerte sich, Informationen telefonisch weiterzugeben. »Ich hatte die ganze Zeit hindurch die Hoffnung, daß irgendein Fehler passiert wäre – deswegen habe ich lieber angerufen, statt jemanden zu belästigen. Außerdem wollte ich nicht sechs Tage auf ein Testergebnis warten, das schon nach zwei Tagen vorliegen kann.«

»Da hast du vollkommen recht«, sagte Harry.

Ich saß zwischen zwei Stühlen. Meine Erwartungen als Patient waren hoch, aber ich hatte auch Verständnis für die andere Seite, die Ärzte und Techniker. Als Patient wollte ich alles sofort haben. Als Arzt wußte ich, daß dies unmöglich war.

»Du mußt dich jetzt erst mal für einen Arzt entscheiden«, fuhr Beth Ann fort.

Ich hatte den Verdacht, daß sowohl Beth Ann als auch Harry mich zu einem AIDS-Arzt in Nashville schicken wollten, der extrem aggressiv war. Aber ich hatte anderes im Sinn.

»Ich habe an Jim Stevens gedacht«, sagte ich. »Schließlich arbeite ich mit ihm zusammen.«

Was ich nicht sagte, war, daß ich die Hoffnung hatte, Jim Stevens sei eher bereit, mir hinsichtlich therapeutischer Maßnahmen freie Hand zu lassen. Schließlich hatte er die PET/Autopsie-Studie entworfen und fühlte sich vielleicht in gewisser Weise für meinen Unfall verantwortlich. Diesen Umstand hoffte ich ausnutzen zu können, um Zugang zu neuen Therapien zu bekommen, sobald sie zur Verfügung standen.

»Das verstehe ich, Mahlon, aber du brauchst auch jemanden, mit dem du reden kannst«, sagte Beth Ann.

»Wie wär's mit dir?« fragte ich und sah sie an.

Über ihr Gesicht glitt ein Ausdruck des Bedauerns. »Mahlon, du bist ein Freund. Ich kann nicht objektiv sein.«

»Na, dann ist Stevens doch in Ordnung«, sagte ich. »Außerdem möchte ich die Möglichkeit einer Frühtherapie erkunden und neue Medikamente ausprobieren, sobald sie verfügbar sind. Seine Kontakte könnten mir dabei helfen.«

Harry nickte. »Aber versuch's nicht mit jedem beliebigen Mittel, ohne dich ausführlich beraten zu lassen. Es wäre furchtbar, wenn du dabei einen gravierenden Fehler machst ...«

Ich warf einen Blick auf die Regale mit AIDS-Magazinen. »Und was – zwei Monate früher sterbe, als es sonst der Fall wäre?«

Die beiden sahen mich schockiert an.

An diesem Punkt griff Carlson ein. »Wie viele Leute wissen von Ihrer Infektion?« fragte er.

Ich erklärte ihm, ich hätte keine engen Freunde außerhalb des Klinikums, und soweit ich wüßte, habe kein Außenstehender davon erfahren.

»Sie sollten vielleicht vorsichtig sein und nicht allzu vielen Leuten davon erzählen«, warnte er mich.

Sein Rat, zweifellos ein Versuch, mich vor Diskriminierung zu schützen, war gut, dennoch spürte ich einen Anflug von Ärger. Schließlich wäre die normale Reaktion auf eine derart aufwühlende Nachricht, Freunde und Verwandte ins Vertrauen zu ziehen und über die Situation zu reden, um die eigenen Ängste in den Griff zu bekommen.

Zu Harry und Beth Ann gewandt, fuhr Carlson fort: »Ich fürchte, jemand muß mit dem Dekan über Mahlon sprechen. Falls von der Geschichte was nach außen dringt, muß der Dekan Bescheid wissen.« Das Pressebüro der Klinik müsse reagieren können, wenn bekannt würde, daß ein Arzt sich bei der Arbeit infiziert habe.

Beth Ann sah ihn verblüfft an.

Carlson erklärte, er wolle vermeiden, daß eine Flut hysterischer Anrufe über ihn hereinbreche und verängstigte Krankenschwestern vor der arbeitsmedizinischen Abteilung Schlange stünden. »Das ist Gott sei Dank noch nicht passiert.«

»Was ist, wenn es passiert?« fragte ich.

»Wir werden so gut wie möglich damit umgehen. Ich hoffe, daß wir ohne Aufsehen durchkommen.« Er wandte sich zu mir. »Und Sie, Mahlon, Sie müssen immer daran denken, daß Sie noch mindestens zehn gute Jahre vor sich haben. Das ist viel Zeit, um eine Therapie zu finden.«

Er wollte mir Mut machen, und dafür war ich ihm dankbar. Aber ich kannte die Statistiken. Viele HIV-Infizierte erkrankten in weniger als fünf Jahren an AIDS. Und in meiner besonderen Situation war dieses Szenario durchaus denkbar: Schließlich hatte ich mich an einer Leiche infiziert, an einem Patienten, der im Endstadium der Krankheit gestorben war, dessen Virus vermutlich zu einem mächtigen, AZT-resistenten Stamm mutiert hatte. Darüber hinaus deuteten etliche Studien aus jüngerer Zeit darauf hin, daß Patienten über achtunddreißig oder vierzig schneller die ersten AIDS-Symptome entwickeln als beispielsweise junge, gesunde Männer, die in der Regel noch acht bis zwölf Jahre vor sich hatten. Und keine Medikamente, die derzeit klinisch erprobt wurden, waren vielversprechend genug, um mich zu beruhigen.

»Mahlon«, fing Dr. Carlson wieder an, »für den Fall, daß von Ihrer Geschichte etwas an die Medien durchsickert, muß ich Sie fragen, ob Ihre Familie etwas weiß.«

Ich erschrak. Du lieber Gott, das stimmt, dachte ich – an diese Möglichkeit hatte ich nicht einmal im Traum gedacht. »Idealerweise würde ich gern ein paar Jahre warten, ehe ich es meiner Mutter sage. Es wird ihr das Herz brechen.«

Carlson begann, die Papiere einzusammeln, die er auf dem Konferenztisch ausgebreitet hatte. Das Gespräch war offensichtlich beendet. Dann sah er mich scharf an. »Ich finde, Sie sollten es ihr gleich sagen. Damit sie es nicht in der Zeitung liest.«

8 Ich wartete noch zwei Wochen, ehe ich Stevens aufsuchte. Bevor ich bereit war, über meine Zukunft zu sprechen, wollte ich mehr über den Krankheitsverlauf erfahren und herausfinden, ob beim gegenwärtigen Stand der Forschung vielleicht eine vage Hoffnung zu entdecken war, an die ich mich klammern konnte. So verbrachte ich meine Nächte in der Bibliothek des Klinikums. Ich loggte mich in Medline ein, der Literaturdatenbank der National Library of Medicine, die die neuesten Studien über HIV-Therapien vorstellte. Ich ließ sie mir alle ausdrucken. Und dann fing ich an zu lesen, als hinge mein Leben davon ab.

HIV-1 ist ein kleines Retrovirus, bestehend aus einer Außenhülle und einem inneren Kern mit der genetischen Information in Form von RNS sowie drei Enzymen, die zur Vermehrung erforderlich sind. Wie alle Retroviren kann HIV sich nicht aus eigener Kraft reproduzieren, sondern muß dazu in eine Wirtszelle eindringen, wie zum Beispiel die menschlichen T-Lymphozyten (CD4-Zellen), die sogenannten Helferzellen, und sie dazu bringen, die Bestandteile für die Bildung weiterer RNS-haltiger Virusnachkommen zu liefern. So werden die befallenen Zellen zu Komplizen ihrer eigenen Zerstörung.

Im Grunde verhält sich HIV wie ein feindliches Raumschiff, das eine Raumstation – eine menschliche CD4-Lymphozyte – angreift, indem es sich an die Wand der Raumstation heftet und seinen Stoßtrupp ausschickt – der aus viraler RNS sowie den Enzymen Reverse Transkriptase, Integrase und Protease besteht –, um sich der Raumstation zu bemächtigen. Zunächst übersetzt die eindringende Reverse Transkriptase die RNS des Virus in eine doppelsträngige DNS-Zwischenstufe, die der menschlichen DNS ähnelt, damit der Körper den Feind in den eigenen Toren nicht erkennt. Mit Hilfe der Integrase infiltriert nun die maskierte virale DNS die Besatzung und verleitet sie dazu, die Bestandteile weiterer viraler Raumschiffe herzustellen. Schließlich tritt der Meisteringenieur auf den Plan, das Enzym Protease, und baut die Schiffe zusammen, die daraufhin aus der Raumstation hervorbrechen, sie zerstören und ausschwärmen, um weitere Raumstationen zu suchen und zu vernichten. Im Jahr 1993 waren die einzigen Substanzen, die uns zur Verfügung standen, um die Eindringlinge zu bekämpfen, AZT, DDC und DDI, deren Wirkungsweise darauf abzielt, die Reverse Transkriptase lahmzulegen.

Damals waren viele Wissenschaftler der Meinung, HIV lasse sich, wie das Herpesvirus, nach der anfänglichen Serokonversion des Patienten im Körper nieder und verharre dort eine Zeitlang relativ untätig, verhalte sich also eher wie ein blinder Passagier als wie ein gefräßiger Plünderer. Aber ich stieß auf mehrere Artikel, veröffentlicht vom Labor von Ashley Haase in Minnesota und dem Labor von Giuseppe Pantaleo an den National Institutes of Health, die dieser Ansicht widersprachen und behaupteten, das HI-Virus beginne bereits in dem Augenblick, in dem es in den Körper eindringt, mit der Zerstörung von CD4-Zellen. Zumindest in meinen Augen legten diese Forschungsberichte nahe, daß es durchaus sinnvoll sein könnte, die Invasion mit virusblockierenden Wirkstoffen wie AZT, so schwach sie auch sein mochten, im Frühstadium der Infektion immerhin zu verlangsamen, statt darauf zu warten, bis die Zerstörung so weit fortgeschritten war, daß die ersten AIDS-Symptome auftraten.

Die Berichte bestätigten mein instinktives Bedürfnis, unmittelbar nach dem Unfall mit der Behandlung zu beginnen; es war mir eine Qual gewesen, während der langen Monate verschiedener Tests ohnmächtig abwarten zu müssen.

Gewappnet mit meinem neuen Wissen, suchte ich Dr. Stevens auf, fest entschlossen, ihn zum Handeln zu überreden.

Er hatte sein Büro in der Abteilung für Tropen- und Infektionskrankheiten, die mit der AIDS Clinical Trials Group (ACTG) zusammenarbeitete. Vanderbilt beschäftigte zwar eine Reihe von Spezialisten für Infektionskrankheiten wie Dr. Carlson und Beth Ann Jamison, die sich um Patienten kümmerten, aber es war Stevens, der in erster Linie AIDS-Medizin praktizierte und sämtliche klinischen Versuche überwachte, bei denen neue Medikamente erprobt wurden. In meiner ganzen

Zeit in Vanderbilt war ich noch nie in seiner Abteilung gewesen, meist war ich mit Stevens telefonisch oder in Konferenzräumen zusammengekommen, auf einem Terrain also, das weitab von den eigentlichen Schauplätzen des AIDS-Krieges lag.

Als ich eintrat, fiel mir der riesige Teppich auf, ein Patchwork-Quilt aus roten und weißen geometrischen Figuren, Katzen und chinesischen Gestalten, der an der Wand des Warteraums hing. Selbst aus der Entfernung konnte man die ergreifenden Botschaften der weichen, handgefertigten Quadrate spüren, eine Hommage an die Toten. Darunter hing eine kleine Gedächtnistafel aus Messing. Die Oberschwester hier hieß Madeline, sie war die Tochter eines engagierten Arztes im öffentlichen Gesundheitswesen, und sie führte den Schwestern- und Pflegerstab mit militärischer Disziplin. Sie erklärte den Therapieverlauf, nahm Blut ab und überwachte die Erprobung von Medikamenten. Trotz ihres schroffen Auftretens war sie für die Patienten der Klinik zum Teil Mutter und zum Teil Vertraute. Mit ihrer Unterstützung kämpften sie gegen die Krankheit und ertrugen die Nebenwirkungen der Medikamente und die kräftezehrenden, immer neu ausbrechenden Infektionen. Ich sollte bald begreifen, daß Madeline in vieler Hinsicht für die Klinik wichtiger war als die Ärzte, denen die therapeutischen Entscheidungen oblagen, und ich denke, dies gilt wahrscheinlich auch für viele andere AIDS-Kliniken im ganzen Land.

Madeline empfing mich sehr herzlich. Sie schien zu spüren, daß ich es nötig hatte, als Arzt behandelt zu werden, und verschob den unvermeidlichen Papierkram auf später. Während ich durch den Flur zu Stevens' Büro ging, dachte ich daran, daß wir bisher tatsächlich immer von Arzt zu Arzt miteinander verkehrt hatten. Ich stellte mir vor, daß er vielleicht irgendwo am Horizont einen Hoffnungsschimmer gesehen hatte, von irgendeinem neuen Medikament, einer Therapie gehört hatte, die zwar riskant war, aber einen Versuch lohnte. Meine Hoffnung war, daß er der Vorstellung, meine HIV-Infektion als wissenschaftliches Experiment zu behandeln, statt einfach nur den

Krankheitsverlauf zu beobachten, wohlwollend gegenüberstehen würde.

Stevens begrüßte mich freundlich, seine Miene aber war besorgt. Ich konnte mir gut vorstellen, wie unbehaglich ihm zumute war.

»Alles in Ordnung, mir geht's gut«, kam ich ihm zuvor, ehe er nachfragen konnte.

Der siebenunddreißigjährige Stevens war lang und schlaksig, ein aristokratisch aussehender Mann mit hellem Haar und silbernen Schläfen. Auf seinem kleinen Holzschreibtisch waren zwischen Stapeln von Berichten und Krankengeschichten mehrere Fotografien im Halbkreis aufgestellt: eine dunkelhaarige Frau und drei blonde Kinder. Er war sanft und freundlich, ein frommer Baptist, der, wie ich wußte, am liebsten in irgendeinem abgelegenen Winkel der Welt als Arzt in der Entwicklungshilfe gearbeitet hätte.

Stevens lehnte sich in seinem Drehstuhl zurück. »Ich hatte keine Ahnung, daß die Bluttests so lange gedauert haben. Warum haben Sie mich nicht angerufen und mir gesagt, was los ist?«

Ich zuckte die Achseln und erklärte, ich hätte nicht daran gedacht, sondern sei mit der Auswertung meiner Blutproben in der arbeitsmedizinischen Abteilung zu beschäftigt gewesen. Mein HIV-Status stehe erst jetzt definitiv fest. Ich hatte tatsächlich keinen Anlaß gesehen, ihn zu behelligen, solange die Testergebnisse nicht eindeutig waren, obwohl der Unfall sich während der Obduktion eines der Patienten aus seiner Untersuchungsreihe ereignet hatte. Das sagte ich ihm.

»Natürlich können Sie mich behelligen. Das wissen Sie. Sie können jederzeit anrufen.«

»Ich wollte die Sache für mich behalten, bis ich wirklich sicher war.«

Stevens nickte und überlegte einen Moment. »Welcher Patient war es eigentlich, bei dem Sie sich verletzt haben?«

Zuerst war ich verblüfft, daß er die verhängnisvolle Nacht hatte vergessen können. Aber seither waren sieben Monate vergangen, und er hatte natürlich Hunderte von Patienten erlebt. Dann zählte ich die Details auf, bis er sich erinnerte – mit einem jähen Anflug von Verlegenheit, wie mir schien.

»Jedenfalls«, sagte ich, um sein Unbehagen zu mildern, »würde ich gern mit Ihnen über verschiedene Behandlungsmöglichkeiten reden. Ich habe in der letzten Zeit intensiv die Literatur studiert und bin zu dem Schluß gekommen, daß ich sofort mit irgend etwas anfangen sollte, und sei es nur AZT.«

Ich berichtete von den Veröffentlichungen der Labors von Pantaleo und Haase. Jim hörte geduldig zu. »Ich muß Ihnen eins sagen, Mahlon«, antwortete er schließlich. »Die Studien sind interessant, aber es gibt bisher kaum einen Hinweis, daß eine Behandlung im Frühstadium irgend etwas bewirkt. Und wie Sie wissen, sind die Daten des Concorde-Versuchs eben erst veröffentlicht worden und zeigen keinerlei Überlebensvorteil bei einem frühen Einsatz von AZT.«

»Aber ›früh‹ in dieser Studie bedeutet eine Behandlung drei oder vier Jahre nach der Infektion, vielleicht sogar noch später. Ich bin seit nicht einmal einem Jahr infiziert. Über eine so frühe Behandlung habe ich noch überhaupt keine Daten gefunden. Das ist ein Experiment, das man machen sollte.«

»Aber wenn Sie jetzt AZT nehmen, könnten Sie eine Resistenz entwickeln«, wandte er ein. »Und wenn Sie es dann wirklich brauchen, hilft es nichts.«

Bei den meisten Infizierten treten innerhalb von zwei bis drei Jahren HIV-Stämme auf, die gegen AZT resistent sind.

»Ich sage nicht, daß es ein Wundermittel ist, aber Tatsache ist, daß AZT etwas bewirkt, und diese Leute schreiben, daß man das Virus zumindest bremsen kann.«

Damals waren die einzigen Alternativen die Anti-AIDS-Mittel DDI und DDC, die beide, wie AZT, in gewissem Maße die Reverse Transkriptase des HI-Virus hemmen, das Enzym, mit dessen Hilfe es eine DNS-Kopie der viralen RNS synthetisiert. Aber da sie als weniger wirksam galten als AZT, wurden sie in der Regel nur Patienten verschrieben, die AZT nicht vertrugen.

Stevens begann ein wenig unruhig zu werden. »Sind Sie sicher, daß Sie die Nebenwirkungen auf sich nehmen wollen?« Er bezog sich auf die Toxizität von AZT, die Kopfschmerzen und Übelkeit verursachen würde, manchmal auch Durchfall. Wegen dieser Nebenwirkungen lehnten viele Patienten die Einnahme von AZT rundheraus ab. »Warum wollen Sie sich das alles schon so früh antun?« fragte Stevens.

»Es scheint mir ein geringer Preis«, antwortete ich hartnäckig und stellte mir vor, wie in ebendiesem Augenblick meine Lymphknoten attackiert wurden. »Ich bin bereit, das Risiko einzugehen, wenn AZT mir hilft, gesund zu bleiben.«

Stevens vertrat die im Jahr 1993 vorherrschende Ansicht – bis sich die neueren Anschauungen von Pantaleo, Haase und anderen als Standardpraxis durchsetzten, sollte es noch eine Weile dauern. Und ich konnte seine Vorbehalte begreifen: Während der gesamten Geschichte der Medizin hatten Ärzte und Patienten in hoffnungslosen Fällen immer wieder auf kaum erprobte mögliche »Therapien« zurückgegriffen.

Um die Jahrhundertwende, vor Entdeckung der Antibiotika, wütete in Westeuropa die Syphilis, die zu Demenz infolge progressiver Paralyse des Zentralnervensystems führen konnte. Ein österreichischer Psychiater, Julius Wagner von Jauregg, rief eine Sensation hervor, als er von den drastischen Verbesserungen berichtete, die er bei Syphilispatienten erzielt habe, indem er sie mit Malaria infizierte. Dahinter stand die Annahme, das hohe Fieber der Malaria könne die Geschlechtskrankheit sozusagen »ausbrennen«. Und so wurde, trotz der Haltlosigkeit der Wagner von Jaureggschen Theorie und der offensichtlichen Gefahren der Malaria, die sogenannte Impfmalaria zur Standardbehandlung bei Syphilis. Für eine Therapie, deren Wirksamkeit nicht erwiesen war (und die innerhalb weniger Jahrzehnte durch Penizillin ersetzt wurde), erhielt Wagner von Jauregg sogar den Nobelpreis. Angesichts einer neuen, noch unbehandelbaren sexuell übertragbaren Krankheit fiel es schwer, die bitteren Lektionen der Vergangenheit zu ignorieren.

Schließlich sagte ich: »Jim, was würden Sie tun, wenn Sie sich infiziert hätten?«

»Ich weiß es nicht. Es wäre eine schwere Entscheidung. Ich würde wahrscheinlich beten und Gott um Erleuchtung bitten.«

»Ja, sicher«, sagte ich, um ihn nicht zu kränken. »Aber könnte ich nicht zumindest irgend etwas *versuchen*?«

»Mahlon, ich würde Sie bitten, sich noch eine Weile zu gedulden und abzuwarten, was geschieht. Ich glaube wirklich, das ist im Augenblick das beste.«

Mit Stevens' Widerstand hatte ich gerechnet, aber daß er mir die Tür vor der Nase zuschlagen würde, hätte ich nicht gedacht. Als Arzt und AIDS-Forscher konnte ich mir AZT theoretisch selbst verschaffen. Aber ich wußte, daß ich während der Behandlung überwacht werden mußte, und ich brauchte Stevens als Resonanzboden für gegenwärtige und künftige therapeutische Strategien. Und am Horizont zeichneten sich bereits neue Medikamente ab, darunter sogenannte »Proteasehemmer«, die in der Literatur vielversprechend klangen. Wenn ich in der Lage sein wollte, rechtzeitig zu diesen neuen Wirkstoffen Zugang zu bekommen, würde ich mich mit Stevens arrangieren müssen, zumindest vorläufig.

9 Während der nächsten Wochen schwankte ich zwischen Schicksalsergebenheit und der grimmigen Entschlossenheit, die Krankheit zu bekämpfen. Tagsüber, wenn ich in meine Arbeit vertieft war, rückte meine HIV-Infektion ein wenig in den Hintergrund. Aber nachts quälten mich die Angst vor dem, was mir bevorstand, und ein wachsendes Gefühl tiefer Einsamkeit.

Noch immer war ich zu sehr aus dem Gleichgewicht, um Carols Freundin Shannon wegen eines Treffens mit einer Frau aus der Selbsthilfegruppe anzurufen, denn mir war klar, daß meine Enttäuschung groß sein würde, falls sie mir niemanden nennen konnte – oder schlimmer: falls die Frau, die sie mir empfahl, mit mir nichts zu tun haben wollte.

Shannon und ich kannten einander immerhin flüchtig; wir waren uns in der Klinik schon einmal begegnet. Deshalb konnte sie sich die Freiheit erlauben, mich ein wenig zu hänseln, als ich endlich meinen Mut zusammennahm und sie anrief.

»Es ist aber höchste Zeit, daß Sie sich melden«, sagte Shannon. »Ich hatte die Hoffnung schon fast aufgegeben.«

»Na ja, es ist mir nicht leichtgefallen«, antwortete ich.

»Anzurufen? Haben Sie gedacht, ich würde einfach auflegen?« fragte sie lachend.

»Es ist mir ein bißchen peinlich. Vor allem, weil ich Sie eigentlich gar nicht kenne.«

»Vergessen Sie nicht, Mahlon, das ist auch meine Welt. Wir sitzen alle in einem Boot. Carol sagt, Sie sind der Typ, der alles allein regeln will, aber unsere kleine Gemeinschaft ist sehr eng. Wir haben's nicht nötig, Umstände zu machen.«

»Ich werd's versuchen«, sagte ich.

Sie fragte mich, seit wann ich von meiner Serokonversion wüßte. Seit ein paar Wochen, sagte ich, woraufhin sie meinte, das sei die schwerste Phase – die Zeit, in der man die Situation akzeptieren und sich darauf einstellen müsse. Viele Leute, die sie kannte, seien depressiv geworden. Ich versicherte ihr, mit mir sei alles in Ordnung und ich sei zu sehr mit meiner Arbeit beschäftigt, um ins Grübeln zu verfallen.

Dann, nach kurzem Zögern, zwang ich mich zu fragen: »Kennen Sie vielleicht eine Frau, die bereit wäre, sich mit einem HIV-positiven Mann zu treffen?«

»Man darf eins nicht vergessen«, sagte sie. »Viele HIV-positive Frauen sind Männern gegenüber äußerst mißtrauisch.«

In den meisten Fällen, die sie erlebt habe, sagte sie, hätten die Männer sich das Virus von außen geholt und an ihre Freundinnen weitergegeben. Das Ergebnis sei verständlicherweise sehr viel Zorn und Feindseligkeit.

Das könne ich gut nachvollziehen, sagte ich, trotzdem hoffte ich, eine Frau zu finden, die mir eine Chance geben würde.

»Also, meine erste Wahl wäre Jan gewesen. Sie ist das Rückgrat der Selbsthilfegruppe. Aber das Problem ist, daß bei ihr AIDS schon voll ausgebrochen ist. Sie mußte jetzt mit ihrem Sohn zu ihren Eltern zurückziehen. Sich mit einem Mann zu treffen ist im Moment leider das letzte, wonach ihr der Sinn steht – sie kämpft ums Überleben.«

»Vielleicht braucht sie einen Freund.«

»Aber es gibt noch eine andere Frau, die gesund ist und gesagt hat, daß sie ganz gern jemand kennenlernen würde. Aber ich warne Sie, Mahlon – sie ist eine der schönsten Frauen, die ich je gesehen habe.«

»Wirklich?« fragte ich.

»Ja. Umwerfend. Werden Sie damit zurechtkommen?«

»Ich weiß nicht. Wie sieht sie aus?«

Shannon kicherte. »Moment. Bevor ich Ihnen allzu große Hoffnungen mache, würde ich gern mit ihr reden und sie fragen, ob sie überhaupt interessiert ist.«

»Ja, sicher ... Darf ich fragen, wie sie sich angesteckt hat?«

»Natürlich durch den Mann, mit dem sie zusammen war, wie denn sonst?«

»Verstehe.«

»Aber schauen Sie, ich würde Ihnen sehr gern helfen, wenn ich kann. Warten wir ab, was sie sagt, ich rufe Sie dann wieder an. Einverstanden?«

Ich dankte ihr und legte auf, ein wenig durcheinander, aber

stolz, daß ich endlich einen ersten Schritt getan hatte. Noch nie hatte ich mich auf ein Rendezvous mit einer Unbekannten eingelassen und fand die Tatsache an sich schon nervenzermürbend, ganz zu schweigen davon, daß ich seit fast zwei Jahren mit keiner Frau zusammengewesen war. In diesem Fall jedoch, dachte ich, würde ich mich mit jemandem treffen, der mein Schicksal teilte, ein Geheimnis, das uns zwangläufig verbinden würde; und zum ersten Mal, seit ich meine Diagnose gehört hatte, spürte ich, wie meine Stimmung sich hob.

Als ich an diesem Abend nach Hause kam, musterte ich mich im Spiegel. »Allmächtiger«, sagte ich. »Du bist weiß wie eine Wand. Welche Frau würde sich mit dir abgeben wollen?«

Die Bräunungsliege, die ich nicht sehr häufig benutzt hatte, stand oben in der halb ausgebauten Dachkammer neben dem Gästezimmer. Spontan zog ich mich aus, stellte den Zeitschalter ein und klappte den Deckel auf; eine Motte flog davon. Ich legte mich nieder, setzte meine Sonnenbrille auf und stellte mir vor, in irgendeinem exotischen Land am Strand zu liegen. Das Summen der Ventilatoren lullte mich innerhalb von Sekunden in den Schlaf.

Als das Läuten des Telefons mich weckte, lag das Haus in vollkommener Dunkelheit. Im ersten Moment wußte ich nicht, wo ich war, sprang auf, um den Hörer abzunehmen, und in meiner Hast geriet ich zwischen zwei Querbalken. Im nächsten Augenblick fand ich mich zwischen den Dachsparren hängend wieder, die Beine in der Luft. Als ich unter mir den blauen Teppich im Badezimmer erkannte, wurde mir klar, daß ich durch die Decke gebrochen war. Während ich mich noch von dem Schrecken erholte, schaltete sich der Anrufbeantworter ein. Reglos hing ich zwischen den Balken und horchte, wer am Apparat war.

»Hi, Mahlon, hier ist Becky, es ist ziemlich spät da, wo du bist ... wo bist du denn überhaupt? Ruf mich an.«

Ich zog mich hoch, kletterte zurück auf den Boden der Dachkammer, fand den Lichtschalter und zog mich schnell an. Dann ging ich zum Telefon, um Becky anzurufen.

Wir hatten seit ein paar Wochen nichts voneinander gehört, was für unsere Verhältnisse ziemlich lang war. Obwohl sie im Silicon Valley lebte, waren wir einander immer nah gewesen, ganz besonders nach unseren jeweiligen Liebestragödien: meiner verunglückten Beziehung und Beckys katastrophaler Scheidung. Mit Begeisterung machten wir uns gemeinsam über die häufigen kuriosen Mißgeschicke unserer Mutter lustig, an denen in der Regel ihre zahlreichen Tiere beteiligt waren.

»Dein Anruf hat mich fast zum Krüppel gemacht«, sagte ich, als sie sich meldete.

»Was soll das heißen?«

»Ich bin durch die verdammte Zimmerdecke gebrochen, als ich rangehen wollte.«

»Wie soll das denn gehen?« Ihr Ton war skeptisch.

»Ich war oben unter der Höhensonne, als das Telefon läutete.« Ich schilderte ihr, wie ich danebengetreten und durch die Balken gefallen war.

Jetzt klang sie alarmiert. »Ach du meine Güte, ist alles in Ordnung?«

In ihrem Tonfall schwang echte Sorge mit, aber auch Erleichterung. Ich stellte mir plötzlich vor, wie sie allein in ihrem Apartment in Kalifornien saß, nur mit den beiden Windhunden, die sie aus der mörderischen Welt der Hunderennen gerettet hatte. Ich dachte daran, daß sie mich wahrscheinlich würde beerdigen müssen, und auf einmal brachte ich kein Wort mehr heraus. Ich versuchte es, aber meine Stimme versagte, und es kam nur ein langgezogenes Stöhnen, das wie ein Celloton klang. »Nein«, stieß ich schließlich hervor und legte die Hand auf den Hörer.

»Mahlon, was ist mit dir?«

Ich weinte jetzt und konnte nicht antworten.

»Mahlon … hast du weitere Tests machen lassen?«

»Mhmm.«

»Was ist los?« fragte sie. »Bitte sag's mir.«

Endlich hatte ich meine Stimme wieder im Griff und sagte: »Es sieht schlecht aus.«

»Was soll das heißen?«

»Der Western Blot ist jetzt positiv.«

»Aber was bedeutet das?« Jetzt fing Becky an zu weinen.

»Das bedeutet, ich bin infiziert«, sagte ich.

»Aber was ist mit diesen Tests im Dezember? Die waren doch negativ?«

In dem Stadium der Krankheit, erklärte ich, sei es nicht ungewöhnlich, daß in den Kulturzellen aus den Blutproben kein Virusmaterial nachweisbar sei.

»Oh, Mahlon, ich kann's nicht glauben. Hast du's Mutter schon gesagt?«

»Nein, und ich weiß auch nicht, wie ich's ihr sagen soll.«.

»Aber meinst du nicht, daß du's tun solltest?«

Natürlich sollte ich. »Ich habe versucht, sie langsam darauf vorzubereiten. Bitte sag du ihr nichts, bis ich soweit bin, es selber zu tun. Was bald geschehen muß«, fügte ich hinzu, als ich an Dr. Carlsons Warnung dachte.

»Keine Sorge, ich sag ihr nichts.«

Für Becky würde es eine schwere Last sein, das Geheimnis zu bewahren, das wußte ich, denn sie telefonierte mehrmals in der Woche mit unserer Mutter. Nach einer langen Pause sagte sie leise: »Ich dachte, wir würden zusammen alt werden.«

»Das dachte ich auch.«

»Mahlon ... wieviel Zeit bleibt uns noch?«

Die Frage schmerzte. Nach ihrer Scheidung hatte Becky gesagt, sie habe sich damit abgefunden, für den Rest ihres Lebens allein zu bleiben, keine andere Familie zu haben als Mutter und mich. Ich fühlte mich schuldig, sie so allein zu lassen, obwohl doch ich derjenige war, dem Gefahr drohte.

»Das kann ich nicht sagen. Vielleicht noch zehn Jahre. Vielleicht hat man bis dahin eine Therapie gefunden.«

Becky blieb stumm. »Bist du noch da?« fragte ich.

»Ja, ich bin da«, sagte sie, kaum hörbar.

»Wir können nichts anderes tun als hoffen.«

»Ich weiß.«

Früher hatte Becky immer bei unserer Mutter Trost gesucht;

jetzt müsse sie die Starke sein, sagte ich. »Du hast keine andere Wahl.«

»Ja, sicher«, antwortete sie. »Ich muß nur … Verstehst du, ich hatte es ja befürchtet, aber jetzt, wo ich es weiß, ist es ein schrecklicher Schock.«

»Komm schon«, spottete ich. »Hab ich nicht immer gesagt, ich will nicht alt werden?«

»Ach, Mahlon, sag so was nicht.«

»Doch, jetzt schon. Außerdem kann man nie wissen, Becky, vielleicht spring ich dem Tod von der Schippe und überlebe euch alle.«

10

Eines Morgens, kurz bevor ich aus dem Haus gehen wollte, um die Maschine nach Knoxville zu erreichen, wo ich eine Vorlesung halten sollte, rief Shannon mich an und teilte mir mit, die Frau aus der Selbsthilfegruppe sei einverstanden, sich mit mir zu verabreden.

»Toll«, sagte ich. »Wie heißt sie denn?«

»Dawn. Und hier ist ihre Telefonnummer. Aber Sie können mit dem Anruf ruhig noch ein paar Wochen warten. Sie will demnächst mit ihrem Sohn irgendwohin verreisen.«

»Mit ihrem Sohn? Wie alt ist denn ihr Sohn?« fragte ich.

»Zwölf, glaube ich.«

»Zwölf? Und wie alt ist sie?«

»Jünger als Sie jedenfalls.« Shannon lachte. »Ich hoffe, das macht Ihnen nichts aus, Mahlon«, fügte sie trocken hinzu.

Während des Flugs nach Knoxville, der nur fünfundvierzig Minuten dauerte, dachte ich immer wieder an diese Frau. Ich hatte schon so lange keine Verabredung gehabt, daß ich fürchtete, vergessen zu haben, wie man sich dabei verhielt. Worüber würde Dawn reden wollen? Wofür interessierte sie sich? Würde sie entsetzt sein, daß ich mich mit Autopsien beschäftigte? Auf einmal wurde ich nervös und wünschte, ich hätte Shannon eindringlicher über diese neue Frau ausgefragt – während des Telefonats war ich gar nicht auf die Idee gekommen, so sehr freute ich mich, daß sie sich mit mir treffen wollte. Dann wieder dachte ich, daß Shannon mir vielleicht aus Gründen der Vertraulichkeit nicht mehr verraten hatte.

Vom Flughafen Knoxville fuhr ich mit dem Taxi den Alcoa Highway entlang, eine von Auto- und Wohnwagenhändlern gesäumte Durchgangsstraße; überall flatterten die orange-weißen Fahnen des Football-Teams der University of Tennessee. Der Verkehr war mäßig, und während das Taxi schnell vorankam, dachte ich an die Samstagvormittage im Herbst, wenn die Autos Stoßstange an Stoßstange über den Highway zum Stadion drängten, wo neunzigtausend Football-Fans ihrer Mannschaft begeistert zujubelten.

Meine Aufgabe an der Universität bestand darin, Seminare über Neuropathologie abzuhalten und besonders schwierige Fälle darzulegen. Meistens war es ein anstrengender Tag, aber angesichts meines Zeitplans an der Vanderbilt-Klinik war es mir kaum möglich, in Knoxville zu übernachten. So versuchte ich, meine Vorlesungen so effizient wie möglich hinter mich zu bringen, um fünf Uhr Schluß zu machen und dann für eine Stunde meine Mutter zu besuchen, ehe ich am selben Abend nach Nashville zurückflog. Diesmal aber richtete ich es so ein, daß ich noch bei meiner Mutter essen konnte. Carlson hatte recht: Ich mußte ihr die Wahrheit sagen, falls die Geschichte meiner Infektion tatsächlich in die Presse gelangen sollte.

Am späten Nachmittag holte Mutter mich vom Krankenhaus ab. Orpheus, die Deutsche Dogge, die auf dem Rücksitz des Wagens saß, legte mir beide Pfoten auf die Schultern und fing an, mich abzulecken. Mutter hatte ihr graues Haar auf altmodische Weise zurückgekämmt, und sie trug einen dunklen Regenmantel über einem langen Kleid. Sie wirkte elegant, aber auch ein wenig unruhig. Obwohl seit meinem Geburtstag schon Wochen vergangen waren, kündigte sie mir eine Überraschung an, die zu Hause auf mich wartete.

Ich hatte den Verdacht, daß Becky meiner Mutter doch etwas verraten haben könnte, und erkundigte mich nach meiner Schwester. Tatsächlich, sagte Mutter, habe Becky gerade eben mit ihr telefoniert und plane einen Besuch in Tennessee. »Sie kommt bestimmt, entweder an Thanksgiving oder zu Weihnachten, sie kann nur noch nicht sagen, wann.«

»Bis dahin ist es aber noch lang«, sagte ich. »Vielleicht sollten wir beide versuchen, für ein paar Tage zu ihr zu fliegen.«

»Das wird schwierig für mich, Mahlon.« Sie erklärte, sie habe bis zum Jahresende monatlich mindestens zwei Konzerte zu geben.

»Schön, daß du so viele Auftritte hast«, sagte ich. »Das ist der Lohn deiner Ausdauer.«

»Na ja, es sind nicht gerade die größten Konzerthäuser der Welt«, wandte sie ein. »Aber immerhin, es hält mich fit.«

Nach der Musik waren Tiere die zweite große Liebe meiner Mutter. Außer der Dogge hatte sie zwei »American Retrievers«, wie sie diese Promenadenmischungen zu bezeichnen pflegte, und eine Katze, aber das waren nur die Haustiere. Die zweitausend Quadratmeter Wald, die sie besaß, hatte sie den einheimischen Vögeln übereignet. Was als Hobby begonnen hatte, indem sie ein paar Vogelhäuschen aufhängte und Futter auslegte, hatte sich mit der Zeit zu einem aufwendigen Unterfangen ausgewachsen: Inzwischen hatte sie sich ein Dutzend weitere Futterkästen zugelegt und eine alte Tür zu einem regelrechten Vogelbüffet umfunktioniert. Wer frühmorgens an ihrem Haus vorbeikam, konnte sehen, wie eine gebeugte grauhaarige Gestalt aus der Hintertür kam und vierzig Pfund schwere Säcke mit Sonnenblumenkernen zur allmorgendlichen Verköstigung ihrer geliebten Vögel hinausschleppte. Das Zwitschern und Pfeifen begann im Morgengrauen, und mit dem Lärm kam der Kot, der den Garten sprenkelte.

Nachdem ich mein Medizinstudium begonnen hatte, erfuhr ich mit Entsetzen, daß Pilzsporen aller Art sich unter anderem auch durch den Vogelkot ausbreiten. Gewappnet mit diesen Fakten, versuchte ich, Mutter klarzumachen, welche gesundheitlichen Risiken ihre Mildtätigkeit mit sich brachte. Ich zählte ihr Infektionen wie Cryptococcus-Mykose und Histoplasmose auf – schon damals, als ich noch glaubte, ein unangreifbares Immunsystem zu haben, war mir bei dem Gedanken nicht wohl, mit diesen Unmengen Guano in Kontakt zu geraten. Ich bedrängte sie heftig, Schutzmaßnahmen zu ergreifen, übertrieb sogar die Gefahren, um sicherzugehen, daß meine Warnungen eine Wirkung zeigten. Nach jahrelangen Predigten hatte ich sie schließlich soweit, daß sie Gummistiefel trug, wenn sie im Hof herumging, und sie auszog, bevor sie wieder ins Haus kam. Sie behauptete auch, sie trage Gummihandschuhe und eine Gesichtsmaske, wenn sie die Futterkästen säuberte. Ob das stimmte oder nicht, erfuhr ich nie. Die Diskussionen mit meiner Mutter führten mir stets vor Augen, woher ich meine eigene Sturheit hatte. Trotzdem waren ihre Vögel schön und ihre Liebe zu ihnen etwas Ergreifendes.

Als wir zu Hause eintrafen, sprang uns Poppy entgegen, einer der Straßenköter, die Mutter aufgelesen hatte, und begrüßte uns, so gut sie es mit dem riesigen Knochen konnte, den sie mit sich schleppte und in Orpheus' Gegenwart nicht gern aus dem Maul lassen wollte. In ihrem Gefolge erschien der Collie-Mischling namens »Pu der Bär«, auch er ein Streuner, den der Tierarzt kurz zuvor in die Obhut meiner Mutter gegeben hatte. Jasmin, die Katze, rieb sich an meinem Bein, während sie Pu, der ihr nicht ganz geheuer war, argwöhnisch beäugte.

Mutter huschte hinter mir ins Haus, und ihr langes kimonoartiges Kleid raschelte bei jeder Bewegung. Es duftete nach Essen, und nun merkte ich, worin die Überraschung bestand: Sie hatte mir meine Lieblingsspeise gekocht, einen türkischen Eintopf mit Huhn und Reis.

»Es riecht köstlich«, sagte ich.

»Gut ... dann können wir ein kleines Festessen veranstalten, nur wir beide ... wenn wir Glück haben«, fügte sie mit einem mißtrauischen Blick auf die Schar vierbeiniger Feinschmecker hinzu.

Ich aß zwei Teller von dem köstlichen Eintopf, und meine Mutter bemerkte, sie habe mich seit meiner Studentenzeit nicht so viel essen sehen. Für kurze Zeit stockte das Gespräch, aber als ich gerade meine Kraft zusammennahm, um ihr die Neuigkeit zu eröffnen, brachte sie die Rede auf meinen Vater. »Wie geht es ihm denn, Mahlon?« fragte sie. »Hat er sich jetzt entschieden, was er machen will?«

Ich erklärte, er werde sich demnächst in Nashville operieren lassen.

»Wird er wieder gesund?«

»Die Aussichten sind gut.«

»Es besteht keine wirkliche Gefahr, oder?«

Ich schüttelte den Kopf.

»Das freut mich«, sagte sie. »Ich wünsche deinem Vater nichts Böses, das weißt du.«

»Ja, ich weiß.«

»Ich meine, wir drei haben schwere Zeiten erlebt, aber am Ende wurde doch alles gut, nicht?«

Ich hob den Kopf und sah sie an, voller Bewunderung für ihre Kraft und zugleich voller Beklommenheit vor dem Thema, dem ich nicht länger ausweichen konnte. Mir kamen die Tränen, und ich hoffte, sie werde es nicht bemerken, aber es entging ihr nicht, und ein Ausdruck tiefer Beunruhigung huschte über ihr Gesicht. Aber sie sagte nur: »Du siehst müde aus, Mahlon, arbeitest du zuviel?«

»Nicht mehr als sonst.«

»Hoffentlich tust du noch etwas anderes als nur arbeiten ... Hast du vielleicht jemanden kennengelernt? Gibt es jemanden, der dich interessiert?«

Ich verspürte eine kurzfristige Erleichterung. »Tatsächlich versuchen ein paar Freunde gerade, mich mit einer Frau zusammenzubringen.«

»Oh ... das ist gut, wirklich. Was weißt du von ihr?«

»Sie arbeitet. Sie hat einen Sohn. Sie soll sehr schön sein.«

»Na, ich hoffe, daß ihr euch versteht. Ich möchte, daß du glücklich bist.«

Ich sah auf die Uhr. Es war bereits fünf, meine Maschine ging in fünfundvierzig Minuten, und bis zum Flughafen dauerte es fünfzehn bis dreißig Minuten, je nach Verkehrslage. Ich sagte, wir müßten uns auf den Weg machen; es blieb mir wohl nichts anderes übrig, als ihr die Nachricht unterwegs zu eröffnen. Sie ließ nicht zu, daß ich das Geschirr spülte. Sie holte ihren Mantel und ihre Wagenschlüssel und rief Orpheus.

Auf dem Alcoa Highway herrschte dichterer Verkehr als sonst, als hätte sich irgendwo ein Unfall ereignet. Im Schritttempo krochen die Autos voran, und die Schlange zog sich hin, soweit der Blick reichte, blitzend im Licht der niedrigstehenden Sonne. Und Mutter war eine langsame Fahrerin, die jede Gelegenheit verpaßte, schneller voranzukommen. Im Westen verdunkelte sich der Himmel, schwarze Regenwolken zogen auf, und ich hoffte, der Start der Maschine werde sich wegen schlechten Wetters verzögern – bei der Geschwindigkeit würde ich sonst den letzten Flug nach Nashville sicher versäumen.

Wir passierten den Marinestützpunkt Knoxville mit seinen abgedeckten Lastwagen und den Jeeps in Tarnfarben entlang dem Tennessee River, dann das Gelände eines Wohnwagenhändlers, auf dem sich dicht an dicht die Gefährte drängten, im Hintergrund ragten die Umrisse der Smoky Mountains auf. Während ich im Geist nach den richtigen Worten suchte, packte mich auf einmal die Angst, ich könnte mein Flugzeug verpassen: Dann wäre ich gezwungen, den ganzen Abend mit meiner Mutter zusammenzusein, und wir würden versuchen, so zu tun, als wäre die Serokonversion kein Todesurteil, während sie nach leeren Worten des Trostes suchte. Was für ein Alptraum.

Endlich lichtete sich der Verkehr, aber meine Mutter fuhr im Schneckentempo weiter, als wollte sie mich nicht gehen lassen. Ich nahm mich zusammen, um sie nicht zu bitten, sie möge schneller fahren. Doch dann sagte sie: »Es ist nicht das Ende der Welt, wenn du dein Flugzeug verpaßt. Du kannst über Nacht bleiben und morgen früh zurückfliegen.«

Voller Entsetzen stieß ich hervor: »Mama, bitte fahr! Ich kann nicht bei dir übernachten.«

Überrascht fragte sie: »Warum?«

»Du weißt doch, wie sehr ich dir immer wegen deinen Vögeln zugesetzt habe.«

»Ach!«

»In dem Kot sind jede Menge Krankheitskeime, Pilzsporen, die die Hunde und die Katze ganz leicht ins Haus tragen können.«

»Ich verstehe den Zusammenhang nicht.«

Ich schüttelte den Kopf. Wieso konnte ich es nicht geradeheraus sagen?

»Mama, ich muß jetzt mit meiner Gesundheit vorsichtig sein. Ich darf nicht mit Pilzen in Kontakt kommen.«

Ich sah, wie sie erstarrte. Die Augen auf die Straße geheftet, umklammerte sie das Steuer.

»Mama, ein paar meiner Testergebnisse waren wieder komisch«, sagte ich.

»Was für Testergebnisse?« stieß sie hervor.

»Die letzten ELISA-Tests – die sieben Monate.«

Sie blinzelte, als könne sie nicht fassen, was ich sagte. »Aber Mahlon, ich dachte, es ist alles geklärt. Du hast gesagt …«

»Ich weiß, ich hab dir gesagt, es wär alles okay. Und das hätte ich nicht tun sollen, bei Gott, ich hätte es nicht tun sollen. Aber ich dachte ja selber, es wär alles in Ordnung. Bis zu meinem letzten Test, sieben Monate danach.«

»Das heißt, du bist nicht negativ?«

»Nicht mehr.«

»Das heißt, du bist infiziert?«

»Ich fürchte, diesmal ist es wahr. Diese letzten Tests waren eindeutig.«

Es trat eine schreckliche Stille ein. Wir kamen an einem riesigen roten Erdaushub vorbei. Die Bulldozer bildeten eine sinnlose Konfiguration rund um eine Wellblechbaracke; die gewaltigen insektenähnlichen, gelben Maschinen waren leer, die Arbeiter hatten Feierabend. Ich starrte über die Grube hinweg zu den fernen Gipfeln der Smoky Mountains, die in einer dichten Wolkenbank verschwanden.

Auf einmal stieß meine Mutter hervor: »Was für eine unglaubliche Verschwendung! Ich war immer dagegen, daß du diese AIDS-Studie machst. Sie war's nie wert, daß du dein Leben aufs Spiel setzt!«

»Mama, das ist mein Beruf. Jedenfalls ein Teil davon.«

»Nein, das ist viel mehr als alles, was man von dir erwarten kann.«

Ich widersprach ihr. Und dann setzte ich zu meiner einstudierten Rede über meine Gesundheit an und über die vielversprechenden neuen Therapien, die derzeit klinisch erprobt würden. Es sei eine Gelegenheit, mich zum Versuchskaninchen für neue Behandlungsmöglichkeiten zu machen und damit einen Beitrag zu lebenswichtigen Forschungsarbeiten zu leisten, sagte ich, aber meine Worte klangen hohl.

Mutter schien meine Ratlosigkeit zu spüren und fuhr eine Zeitlang stumm weiter, während sie ihre Gedanken sammelte. Orpheus fing an, sich am Rücksitz zu reiben, und sie streckte die Hand nach hinten, um ihn zu besänftigen. Entschlossen, ihr zumindest einen kleinen Trost zu verschaffen, sprach ich von meinem Vorhaben, einen Treuhandfonds für sie einzurichten, und erklärte, es werde genug Geld dasein, damit sie sich keine Sorgen machen müsse.

»Das ist sehr nett von dir, Mahlon, aber es fällt mir schwer, das ausgerechnet jetzt zu hören.«

»Ja, wahrscheinlich ist es dir kein besonderer Trost, zu wissen, daß ich tot mehr wert bin als lebendig«, scherzte ich.

Sie lachte nicht. Statt dessen trat sie aufs Gas und war jetzt offensichtlich entschlossen, mich rechtzeitig am Flughafen abzusetzen; tatsächlich hielten wir wenige Minuten vor Abflug der Maschine auf der Zufahrt vor dem Terminal.

»Es tut mir leid, daß ich es dir so zwischen Tür und Angel mitgeteilt habe«, sagte ich. »Ich wußte nicht, wann ich es sonst hätte sagen sollen.«

»Spielt keine Rolle«, versicherte sie. »Für solche Nachrichten gibt es keinen günstigen Zeitpunkt.«

Ich beugte mich zu ihr, um sie zum Abschied zu küssen, und sah, daß sie zusammenzuckte.

»Von einem Kuß auf die Wange kriegt man kein AIDS«, bemerkte ich und kam mir im selben Moment idiotisch vor.

Sie sah mich an, als wäre ich nicht ganz bei Trost. »Ob ich AIDS kriege und sterbe, ist mir vollkommen gleichgültig. Ich habe den größten Teil meines Lebens hinter mir. Ich habe getan, was ich wollte. Aber daß dir so was passiert, das bricht mir das Herz.«

»Vielleicht kriege ich's hin.« Ich suchte verzweifelt nach einem Lichtblick, der sie trösten konnte. »Ich werde alles versuchen, ich werde mit AZT anfangen, sobald ich kann, auch mit allem anderen, was vielversprechend klingt. Wir wissen nicht, was passiert, wenn man so früh mit der Behandlung anfängt. Zumindest könnte ich Zeit gewinnen.«

Sie griff nach diesem Hoffnungsschimmer, wie ich erwartet hatte. Sie packte meine Hand und zog sie zu sich. »Mahlon«, sagte sie eindringlich, »als du viel zu früh auf die Welt gekommen bist, war ich mir sicher, daß du überlebst. Ich habe nie vergessen, wie du in diesen ersten Tagen gekämpft hast, um zu leben. Die Ärzte hatten dich aufgegeben, ich nie. Du hast sie damals Lügen gestraft, und du wirst es jetzt wieder tun. Davon bin ich überzeugt.«

Ich umarmte sie, und als sie davonfuhr, sah ich, wie sie die Lippen zusammenpreßte, um ihre Tränen zurückzuhalten. Orpheus legte seine Pfoten auf die Lehne des Beifahrersitzes. Er spürte wahrscheinlich ihre Traurigkeit, denn er schob sich langsam nach vorn, um neben ihr sitzen zu können. Ich sah zu, wie sie sich zu ihm drehte und etwas sagte, vielleicht ein paar tröstende Worte, und dann wieder den Blick auf die Straße richtete.

11 Während dieses ganzen ersten Sommers nach meiner Infektion träumte ich davon zu überleben, hatte Angst vor dem Tod, aber vor allem versuchte ich mir einzureden, daß Dawn die Gefährtin sein würde, die dies alles mit mir gemeinsam durchstand. Während ich wartete, daß sie in die Stadt zurückkehrte, schwelgte ich so lange in Phantasien von ihr, bis mir diese unbekannte Frau als meine Rettung erschien – meine einzige Chance, noch einmal ein Gefühlsleben zu finden.

Am Telefon klang ihre Stimme weich und verletzlich, zögernd; dennoch sagte sie, sie freue sich über meinen Anruf. So, wie sie redete, kam sie aus einfachen Verhältnissen. Und ich war darüber sehr erleichtert; schließlich war meine letzte Beziehung an den beruflichen Konflikten zweier Menschen zugrunde gegangen, die gleichermaßen vom Ehrgeiz getrieben waren. Vielleicht, dachte ich, konnte eine weniger karrierebesessene Gefährtin mir helfen, meinen Hang zur Arbeitssucht zu mäßigen, mich zu entspannen und das Leben zu genießen. Am Ende unseres ersten Gesprächs war ich bereits hingerissen und lud Dawn zum Abendessen ein, aber sie zog fürs erste ein Mittagessen vor. Für unsere allererste Verabredung hatte ich mir bewußt den 14. September ausgesucht, den Jahrestag meines Unfalls, als wäre die Begegnung mit Dawn die Einleitung zu einer neuen, hoffnungsvolleren Phase meines Lebens.

Wir hatten uns in der Eingangshalle des Klinikums verabredet. Ich war zuerst da; an eine Wand gelehnt, beobachtete ich die eintretenden Patienten und ihre Familienangehörigen. Dann fiel mir eine große, blonde Frau auf, die in die Halle kam und sich schüchtern umsah. Sie trug einen enganliegenden Pullover und einen Wickelrock aus Jeansstoff. Ihr glattes, gerade geschnittenes Haar fiel glatt herab und schwang wie ein Perlenvorhang hin und her. Sie war unerreichbar schön, und bei dem Gedanken, diese Frau könnte Dawn sein, geriet ich in Panik. Shannon hatte sie als »umwerfend« bezeichnet, aber niemals hätte ich mit einer derart einschüchternden Schönheit gerechnet.

Sie ging nicht weiter, sondern stand nur da und hielt offensichtlich nach jemandem Ausschau. Endlich holte ich tief Atem und zwang mich, quer durch die Eingangshalle auf sie zuzugehen. Ich hielt den Blick auf den Boden geheftet und brachte es nicht fertig, sie anzusehen, bis ich direkt vor ihr stand.

»Dawn?« fragte ich.

Sie lächelte scheu und nickte. »Du mußt Mahlon sein.«

Wir gaben einander die Hand, dann wühlte sie nervös in ihrer Handtasche und fischte ein Feuerzeug und eine Schachtel Mentholzigaretten heraus. »Ich sterbe vor Lust auf eine Zigarette ... macht es dir was aus, wenn ich rauche?«

Ich sagte, hier sei es leider verboten. »Klinikregeln ... Aber gehen wir hinaus, dort spielt es keine Rolle.«

Kaum waren wir draußen, zündete sie ihre Zigarette an und rauchte, während wir zum Parkhaus gingen. »Wo fahren wir hin?« fragte sie besorgt, als wir im Wagen saßen.

»Zu ›Faisons‹, dachte ich.«

Sie nickte unbestimmt, als habe sie noch nie von dem Restaurant gehört. »Bin ich dafür gut genug gekleidet?« fragte sie angespannt. »Ich wußte nicht, was ich anziehen soll.«

Ihr geringes Selbstbewußtsein, ihr Bedürfnis nach Bestätigung rührten mich.

»Keine Angst, du siehst großartig aus«, sagte ich. »Aber das Lokal ist sowieso eher zwanglos.«

Unterwegs versuchte ich, mich auf die Landschaft zu konzentrieren, um meine Nervosität zu beschwichtigen. Für ein erstes Rendezvous war es ein perfekter Nachmittag: strahlende Sonne, ein wolkenloser Himmel und an den Bäumen die ersten herbstlich gelben Blätter.

»Ich komme fast nie in diesen Teil der Stadt«, sagte Dawn. »Nur wenn ich einen Arzttermin habe.«

Ihr Arzt war ein Spezialist für Infektionskrankheiten, der mit der Klinik zusammenarbeitete, ein guter Freund von Jim Stevens. Darin sah ich eine erste Gemeinsamkeit, ich empfand uns als zwei verwandte Seelen, die mit vereinter Kraft einen hinterhältigen Feind bekämpften.

Als wir den gepflasterten Weg zum Restaurant hinaufgingen,

stolperte Dawn und murmelte etwas vor sich hin, das ärgerlich klang, ich wollte nach ihrer Hand greifen, zuckte aber sofort zurück, um nicht voreilig zu wirken. Dawn wandte sich zu mir und sagte: »Es tut mir leid, Mahlon, ich kann offenbar überhaupt nichts richtig machen.«

Sie ist genauso schüchtern wie ich, dachte ich, und mein Herz schlug ihr entgegen. Ich wagte kaum zu glauben, daß diese wunderschöne Frau ausgerechnet vor mir in Verlegenheit geriet.

»Faisons« befindet sich in einem alten viktorianischen Haus, dessen geräumige Veranda zu einem gemütlichen Restaurant voller Ziersträucher und Topfpalmen umgebaut wurde. Eine Stunde zuvor war das Lokal vermutlich von Geschäftsleuten überfüllt gewesen, jetzt aber herrschte Leere. Wir suchten uns eine Ecke im Freien, zur Straße hin gelegen und fern von den Ohren der Kellnerinnen. Dawn rauchte ununterbrochen. Ich beugte mich zu ihr und sagte: »Was dir passiert ist, tut mir sehr leid. Ich weiß keine Einzelheiten, aber es muß ein Alptraum gewesen sein.«

Sie seufzte und drückte ihre Zigarette aus. »Ach, Mahlon, es ist immer noch schwer. Ich kann's immer noch nicht glauben. Ich kann nicht glauben, daß jemand, dem ich vertraut habe, mir das angetan hat.«

»Ja, das macht alles noch viel schlimmer«, pflichtete ich ihr bei.

»Und jetzt hat er mir mein Leben genommen.«

»Wo ist er?« fragte ich.

»Er wohnt bei seinen Eltern. Er ist schon krank, sehr krank. Ich kann es nicht mal mehr ertragen, ihn zu sehen.«

Die Kellnerin kam und brachte uns zwei Gläser kalten Pfefferminztee. Dawn schüttete zwei Päckchen Süßstoff hinein, dann fuhr sie fort: »Hat dir Shannon die Geschichte nicht erzählt?«

»Nein, natürlich nicht«, sagte ich.

»Also«, sagte sie und zündete sich eine weitere Zigarette an. »Carl wußte Bescheid über seinen HIV-Status.«

»Was soll das heißen?«

»Er wußte seit mehr als einem Jahr, daß er HIV-positiv war, aber er dachte nicht daran, mir was davon zu sagen.«

Ich starrte sie an. »Wie konnte er dir das antun?«

Dawn stieß eine Rauchwolke aus. »Gute Frage. Ich hab sie mir selber und ihm immer wieder gestellt.« Sie schüttelte den Kopf.

»Und was hat er gesagt?«

»Er behauptet, er hätte es zuerst nicht gewußt, und als er es dann wußte, hätte er auf den richtigen Zeitpunkt gewartet, um es mir zu sagen. Aber ein ganzes Jahr lang wußten sogar ein paar seiner Freunde, daß er HIV-positiv war, und keiner machte sich die Mühe, mir was zu sagen.«

»Wie hast du es erfahren?«

»Du wirst es nicht glauben, aber das Rote Kreuz hat es mir gesagt, als ich zum Blutspenden ging. Das habe ich immer einmal im Jahr gemacht, sonst wüßte ich es wahrscheinlich heute noch nicht.«

Ich dachte an Shannons Bemerkung über die tiefsitzende Abneigung vieler HIV-positiver Frauen gegen Männer und fragte mich, wie ich es anstellen sollte, in dieser tief verletzten Frau irgendeine Art von Vertrauen zu wecken.

Sie stockte und starrte auf die Blätter eines riesigen Farns neben uns. »Manchmal frag ich mich, ob ich's nicht doch verdient habe.«

»Wieso denn? So etwas hat niemand verdient!« sagte ich.

»Ich meine, ich hatte mal ein ziemlich wildes Leben, das gebe ich zu. Ich habe viele Dinge getan, auf die ich nicht stolz bin.«

»Ach komm«, sagte ich, »wer hat das nicht? Du hast ja auch viele gute Dinge getan – Shannon sagt, du seist großartig in der Selbsthilfegruppe und außerdem eine wunderbare Mutter.«

Dawn lächelte matt. »Das ist nett von ihr. Howie, mein Sohn, ist das einzige, was in meinem Leben gut ist, das einzige, was ich richtig gemacht habe.«

»Wie kommt er damit zurecht?«

Dawn schüttelte den Kopf. »Er war immer ein so zufriedenes, glückliches Kind. Jetzt hat er Angst, daß ich jeden Augenblick krank werden könnte. Mitten in der Nacht wacht er aus Alpträumen auf, in denen ich irgendeinen grauenhaften Tod sterbe. Zum Glück wissen seine Freunde nichts davon.«

»Aber deine Eltern wissen es, oder?«

Dawn schnaubte. »Mein Vater kann nicht mal davon sprechen. Er fängt an zu weinen, wenn bloß Carls Name fällt, und meine Mutter wird einfach wütend. Sie konnten Carl nie ausstehen. Daddy hätte ihn wahrscheinlich umgebracht, aber als er es erfuhr, war Carl schon nach Memphis gezogen. Aber die Sache ist die, Mahlon, daß meine Eltern mich im Grunde für eine Katastrophe halten, vor allem im Vergleich zu meiner Schwester, die einen tollen Job und einen tollen Ehemann hat. Verglichen mit mir ist sie eine Prinzessin.«

»Du gehst viel zu streng mit dir selbst ins Gericht«, sagte ich. Dawns Stimmung wurde immer düsterer, und mir fiel wieder ein, daß Depressivität eines der Hauptprobleme bei einer HIV-Infektion ist.

Dawn lachte kurz auf. »Meine Güte, ich rede immer nur von mir selber. Tut mir leid. Erzähl mir von dir.«

Ich berichtete von der AIDS-Studie und meiner Skalpellverletzung. »Überhaupt ist heute mein Jahrestag«, fügte ich hinzu.

Sie sah mich verdutzt an. »Dein Jahrestag?«

»Heute vor einem Jahr war der Unfall, bei dem ich mich infiziert habe.«

»Genau vor einem Jahr ... so was«, sagte Dawn. Dann runzelte sie die Stirn. »Aber ein Skalpellschnitt – das ist doch praktisch ein Berufsrisiko, oder?«

Zuerst verblüffte mich ihre Frage, weil sie so wenig einfühlsam klang. Aber ich fand rasch eine rationale Erklärung. Wir hatten sehr unterschiedliche Geschichten. An meiner Infektion war niemand schuld, mir hatte niemand etwas angetan. Im Gegensatz zu Dawn war ich nicht das Opfer eines Betrugs.

Die Rechnung kam, und auf dem Rückweg zum Wagen fragte ich sie, ob sie Lust habe, noch einen kleinen Ausflug zu machen.

»Ja, warum nicht?« antwortete sie.

Ich fuhr mit ihr zum Radner Lake, einem See in einem von Nashvilles schönsten Parks, einer stillen, romantischen Gegend. Als ich den Wagen abgestellt hatte, lief ich hinüber zur Beifahrerseite und öffnete Dawn die Tür. Ich war fest entschlossen, sie aus ihrer düsteren Stimmung herauszuholen. »Komm«, sagte ich, »ich nehm dich huckepack und trag dich bis zum See.«

»Nein, nein«, sagte sie, »dafür bin ich viel zu schwer.«

»Bestimmt nicht! Ich kann dich schon tragen. Ich hebe jeden Tag Gewichte.«

Dawn lachte nervös auf. »Mahlon, ich gehe ganz gern zu Fuß.«

»Komm schon«, beharrte ich. »Steig auf. Ich hab das früher oft gemacht.«

Dawn kicherte, offensichtlich geschmeichelt, auf so harmlose Weise umworben zu werden. Ich nahm sie huckepack und lief los, den steilen Pfad zum See hinunter.

»Ich kann das nicht sehen, ich kann's nicht sehen«, rief sie und hielt sich die Hände vor die Augen.

Am Seeufer brachen wir zusammen und rollten lachend übereinander. Aber auf einmal wich Dawn mit jäher Scheu zurück und ich ebenfalls, peinlich berührt. Ohne einander anzusehen, standen wir auf, klopften uns die Kleider ab und gingen plaudernd zum Wagen zurück; wir berührten uns nicht mehr.

Auf der Rückfahrt machte ich einen Umweg durch Bellmeade, das wohlhabende Viertel von Nashville. Wir fuhren durch die engen Straßen, bewunderten die makellos gepflegten Rasenflächen und die eleganten Gebäude, Villen, die um die Jahrhundertwende entstanden waren. Nur ein einziges Mal hatte ich mit einer Frau zusammengelebt, mit Alexis, und jetzt fing ich schon an, von einem Leben mit Dawn zu träumen, ich wollte sie bei mir haben und für sie sorgen. Vor meiner Infektion wäre ich nie auf die Idee gekommen, schon bei der ersten Verabredung eine so feste Bindung zu erwägen. Aber offensichtlich weckte Dawn völlig neue Regungen der Sehnsucht und Hoffnung in mir.

»Woran denkst du?« fragte ich sie, kurz bevor wir das Parkhaus des Klinikums erreichten.

»Ich weiß nicht. Ich glaube, ich frage mich, wie krank ich werde, wenn es anfängt.«

Ihre Worte versetzten mir einen Stich. Ich hatte unseren Ausflug in den Park sehr genossen und gehofft, sie ein wenig aufzuheitern.

»Denk nicht daran«, sagte ich. »Im Moment geht es dir offensichtlich gut.«

»Ich würde nur noch gern erleben, daß mein Sohn die High-School abschließt.«

Ich sagte ihr, daß viele Menschen fünf bis zehn Jahre lang symptomlos blieben. »Ich wette, es wird dir noch lange gutgehen«, sagte ich. »Und bis dahin gibt es vielleicht neue und bessere Therapien.«

»Ich weiß nicht, Mahlon«, sagte sie. »Ich hab immer so viel Pech.«

Ich ließ es mir nicht nehmen, Dawn bis zu ihrem Wagen zu fahren, und machte viel Aufhebens darum, aus dem Auto zu springen und ihr die Tür zu öffnen. Als sie ausstieg, kicherte sie, und dann trat sie zu meiner Überraschung auf mich zu und umarmte mich. »Tut mir leid, daß ich heute so mies drauf war«, sagte sie. »Das nächste Mal bin ich besser gelaunt, versprochen.«

»Keine Sorge«, antwortete ich. »Ich fand es sehr schön.«

Und als ich ihr nachsah, während sie davonfuhr, dachte ich, daß sie schon jetzt eine unermeßliche Bereicherung meines Lebens war.

12 Oktober 1993.

Mein CD4-Wert nahm bereits ab, eine ungewöhnliche und beunruhigende Entwicklung bei einer HIV-Infektion, die gerade ein Jahr alt war.

Um den CD4-Wert zu ermitteln, wird die Anzahl der T4-Lymphozyten im Blut gemessen. T-Helferzellen sind eine Art Truppenkommandeure, die als Reaktion auf feindliche Eindringlinge eine Abwehrstrategie entwickeln. Zu diesem Zweck setzen sie unter anderem Zytokine frei und schicken sie, als Überbringer des Schlachtplans, zu den Kampftruppen – den Makrophagen, B-Lymphozyten und anderen Populationen von T-Lymphozyten. Das AIDS-Virus jedoch tötet nacheinander sämtliche Truppenkommandeure, und das Resultat ist katastrophal: eine einst wohlorganisierte, effiziente Streitmacht zerfällt in einen anarchischen Haufen.

Bei der Ermittlung des CD4-Werts wird nicht nur die Anzahl der CD4-Lymphozyten pro Milliliter Blut, sondern auch das Verhältnis zwischen CD4-Zellen gegenüber der Gesamtanzahl von T- und B-Lymphozyten im Blut gemessen. Sowohl der absolute als auch der relative Prozentsatz sind wichtige indirekte Parameter, die zeigen, wie gut das Immunsystem sich gegen die HIV-Attacken zur Wehr setzt. Die CD4-Konzentration unterliegt außerdem geringen monatlichen Schwankungen.

In den meisten Labors gilt ein CD4-Wert zwischen 600 und 1200 als normal. Nach einer Infektion mit dem HI-Virus steigt die Anzahl der CD4-Zellen häufig für kurze Zeit an und sinkt dann auf etwa 90 Prozent des früheren Werts. Aber mit fortschreitendem Infektionsverlauf bringt das Virus die Helferzellen schneller um, als der Körper sie erzeugen kann, und deshalb sinkt der CD4-Wert immer weiter. Eine Anzahl von 200 T-Helferzellen (14 Prozent) ist das labormedizinische Kriterium zur Definition von AIDS.

Bei etwa siebzig Prozent der HIV-Infizierten dauert es acht bis zwölf Jahre, bis das Virus die Anzahl der CD4-Zellen im Blut auf 20 Prozent reduziert hat. Bei einem bis fünf Prozent der Infizierten erreichen Viren und T4-Lymphozyten einen

Gleichstand, die Anzahl der CD4-Zellen hält sich folglich auf einem stabilen Wert. Bei diesen wenigen Auserwählten spricht man von »Langzeitlatenz«. Und schließlich gibt es die besonders Unglücklichen, deren CD4-Wert innerhalb von drei bis fünf Jahren nach der Infektion auf 200 absinkt. Sie rutschen einen Steilhang hinab, und ihr Sturz ins Feuer ist anscheinend durch nichts aufzuhalten. Diese Fälle bezeichnet man als »rapide Progression«.

Fast unmittelbar nach meiner Serokonversion im April war mein Wert von 821 pro Milliliter Blut (wobei 45 Prozent aller gemessenen Lymphozyten CD4-Zellen waren) auf 590/ml (30 Prozent) am 20. Juli und am 21. September schließlich, kurz nachdem ich Dawn kennengelernt hatte, auf 520/ml (37 Prozent) gesunken. Als ich die Ergebnisse vom 21. September erfuhr, sprach ich mit Jim Stevens über diesen rapiden Verfall. Er äußerte die Vermutung, der Wert um 800 im April sei vielleicht ein wenig hoch gewesen und mein »Normbereich« könne durchaus um die 700 liegen. Ein Absinken auf 500 sei demnach nicht signifikant. Aber die Ergebnisse des nächsten Tests, den ich nur sechs Tage später vornehmen ließ, waren noch ernüchternder: mein CD4-Wert war inzwischen auf 460 gefallen.

Den Rückgang um 60 CD4-Zellen tat Jim als unbedeutend ab, indem er mich auf das relative Verhältnis aufmerksam machte, das diesmal geringfügig besser war als bei den früheren Auswertungen. Er erinnerte daran, wie hart ich in der letzten Zeit an diversen Forschungsanträgen gearbeitet hätte, und meinte, Streß könne durchaus die Ursache des gesunkenen Werts sein. »Daß Ihr Wert in so kurzer Zeit derart schnell sinkt, wäre äußerst unwahrscheinlich«, sagte er. »Und erst recht so kurz nach der HIV-Infektion. Ich bin sicher, daß der Normbereich bei Ihnen irgendwo zwischen sechs- und siebenhundert liegt.«

Dann hielt er mir vor, daß ich diesen letzten Test sehr schnell nach dem vorhergehenden hatte durchführen lassen. Im Unterschied zu praktisch jedem anderen symptomlosen HIV-Infizierten, der sich zweimal im Jahr einem Test unterziehe, ließe ich fortwährend mein Blut untersuchen – bis zu zweimal im Monat. Bei derart häufigen Untersuchungen, sagte er, würden notgedrungen mehr Schwankungen erfaßt. »Mahlon«, sagte er, »wenn Sie sich weiterhin selbst so genau beobachten, ist früher oder später Ihre Moral beim Teufel.«

Aber ich konnte nicht aufhören. Ich mußte eine konkrete Vorstellung davon gewinnen, wie gut oder schlecht mein Immunsystem mit dem Virus zurechtkam. Mein Blut so oft analysieren zu lassen, wie ich es für richtig hielt, gab mir das Gefühl, so trügerisch es auch sein mochte, daß ich durch Beobachtung meines Zustands zumindest den Versuch unternahm, mein Schicksal – und letzten Endes meine Therapie – in den Griff zu bekommen. Als Forscher hoffte ich zudem, durch sorgfältige Dokumentation meines eigenen Frühstadiums, durch häufige Ermittlung des CD4-Werts und regelmäßige Konservierung von Blutproben einen Beitrag zum Verständnis der frühen Phasen einer HIV-Infektion leisten zu können. Und so legte ich eine Tabelle meiner Blutwerte an, in die ich methodisch alle neuen Ergebnisse eintrug. Es kam mir vor, als legte ich einen Kurs für ein Schiff mit gebrochenem Ruder fest.

Einen Wert von 460 konnte ich nicht akzeptieren, und deshalb ließ ich mich einige Wochen später erneut untersuchen. Die Ergebnisse von Western-Blot-Tests wurden vertraulich behandelt und niemals in die Computeranlage der Klinik eingegeben, denn sie dokumentierten HIV-Infektionen; die CD4-Werte hingegen, die ein allgemeines Bild des immunologischen Zustands vermitteln, standen jedem Arzt zur Verfügung, der ein Paßwort besaß. So hatte ich mir angewöhnt, mich ins Netz einzuloggen und meine Ergebnisse selbst abzurufen, statt auf die offizielle Mitteilung zu warten – eine Angewohnheit, die Jim Stevens zweifellos irritierte. Diesmal zitterten mir die Hände, als ich den Code eingab, um meine Resultate zu erfahren. Die Zahlen liefen über den Bildschirm wie eine Welle, die sich am Strand bricht. Als ich den Wert sah, erstarrte ich vor Schrecken: Ich war auf 380 herunter.

Diese Verfallsrate war verheerend. Innerhalb weniger kurzer Monate hatte die Anzahl der T-Helferzellen in meinem Blut um mehr als 200 abgenommen. Von AIDS trennte mich nur noch eine Differenz von 180 – ein Jahr nach der Infektion.

War ich ein Fall von »rapider Progression«? Der Gedanke war grauenhaft.

Ich rief Stevens an, aber seine Leitung war besetzt, also lief ich hinüber in sein Büro. Immer noch telefonierend, winkte er mich herein, dann legte er den Hörer auf und sah mich fragend an. »Sie sehen sehr aufgeregt aus, Mahlon«, sagte er.

»Ich hab gerade meinen neuesten Wert erfahren.«

»Ich hab ihn ja selber erst bekommen. Sie sind schon wieder schneller als ich.«

»Jim, ich bin auf 380. Jetzt *muß* ich was tun«, stieß ich hervor. »Ich denke wirklich, es ist an der Zeit, mit AZT anzufangen.«

Jim wiederholte noch mal all seine alten Einwände, die sich auf die Concorde-Studie stützten. Ich zählte noch einmal meine Argumente auf. Und ich bedrängte ihn wegen neuer Medikamente, insbesondere der Proteasehemmer, die, wie ich gelesen hatte, Mike Saag derzeit an der Universität Alabama erprobte. Bei den Patienten, die sich an seiner Studie beteiligten, nahmen die CD4-Werte nach Einnahme von Proteasehemmern rapide zu, allerdings nur kurzfristig, denn anscheinend wurde das Virus rasch resistent gegen den Wirkstoff. Es gab aber einen Patienten, dessen Werte angestiegen waren und den hohen Stand beibehalten hatten – ein ermutigender Hinweis darauf, daß die Medikamente zumindest Anlaß zur Hoffnung gaben. Leider waren Proteasehemmer nach Auskunft einer der Herstellerfirmen, Hoffmann-La Roche, sehr schwer zu produzieren. Der Vorrat war begrenzt. Dennoch fragte ich Stevens, ob es eine Möglichkeit gebe, an diese Medikamente heranzukommen.

»Mahlon«, sagte er, »das ist eine frühe Studie, und nur ein Patient hat darauf angesprochen. Aus meiner Sicht ist AZT immer noch das beste, was wir haben. Und das werden wir später brauchen, wenn Sie krank werden.«

»Jim, ich sag Ihnen, ich würde lieber jetzt aufs Ganze gehen und versuchen, die Ausbreitung des Virus zumindest zu verlangsamen – vielleicht gibt es dann, wenn AZT nicht mehr wirkt, bessere Medikamente. Ich will nicht erst behandelt werden, wenn ich AIDS habe. Dann hat es doch keinen Sinn mehr! Dann kann ich nicht mehr arbeiten, dann kann ich gar nichts mehr tun. Wenn es bis dahin keine gute Therapie gibt, kann ich mich genausogut hinlegen und sterben.«

Stevens sah mich betroffen an. »Na, das ist ein bißchen extrem, finden Sie nicht?«

»Wenn ich Pech habe und sterbe, hab ich's wenigstens versucht.«

Jim blickte zur Seite, stirnrunzelnd. »Mahlon, ich will, daß Sie leben. Als Ihr Arzt ist das meine Priorität. Ich möchte also vermeiden, daß Sie irgendwas Falsches tun. Wenn wir jetzt einen Fehler machen, trage ich die Verantwortung ...«

»Nein, *ich* trage die Verantwortung«, sagte ich. »Denn ich bin es, der Sie dazu drängt.«

»Wenn Ihnen was passiert, trage ich das für den Rest meines Lebens mit mir herum.«

»Aber Jim«, sagte ich, »mir passiert sowieso was – das wissen wir doch. Und wenn es nach mir geht, will ich meine Gesundheit lieber durch ein Medikament als durch das Virus ruinieren. So einfach ist das.«

Stevens schüttelte den Kopf. »Was mich erstaunt, ist, daß Sie da so sicher sind.«

»Ich hab nichts zu verlieren.«

Ich wußte genausogut wie er, daß es keine wissenschaftlich haltbaren Beweise gab, mit denen ich mein Drängen auf sofortige Behandlung hätte stützen können. Meine Entscheidung kam aus dem Bauch. Vor allem wollte ich handeln, irgend etwas tun, um mein Leben wieder unter Kontrolle zu bringen. Das trieb mich mindestens ebensosehr an wie die schlechten Werte. Und wenn AZT die einzige Waffe war, die ich besaß, war ich entschlossen, sie jetzt einzusetzen.

Nach langem Nachdenken sagte Jim: »Mahlon, darf ich Sie

bitten, nur noch einen Monat zu warten? Länger nicht, das verspreche ich Ihnen. Warten Sie bis Ende November, Anfang Dezember. Schauen wir, wie Ihr Wert dann ist, vielleicht erholt er sich wieder. Wenn sich nichts geändert hat, fangen wir mit AZT an. Ohne weitere Diskussion.«

Enttäuscht, kein Rezept in der Hand zu haben, aber erleichtert, daß ich ihn zumindest auf einen Termin hatte festnageln können, verließ ich Stevens' Büro. Ein weiterer Monat, überlegte ich, würde keine allzu große Rolle spielen; wenigstens mußte ich dann nicht wieder mit ihm streiten.

Kaum fünf Minuten später kam ich auf die Idee, meinen CD4-Wert noch einmal bestimmen zu lassen. Ich war mir meiner Zwanghaftigkeit bewußt, aber ich mußte mich vergewissern, daß die Zahl 380 nicht einfach ein Zufallsergebnis war. Im selben Moment, als ich zur Blutabnahme gehen wollte, rief Carol an, und ich erzählte ihr, was ich vorhatte. »Gott, Mahlon«, sagte sie, »vielleicht hast du zur Zeit irgendeine Infektion. Meinst du nicht, du solltest wenigstens ein paar Tage abwarten?«

»Aber ich hab nichts«, protestierte ich. »Außerdem will ich nur sichergehen, daß das Ergebnis kein Fehler war. Dreißig Dollar für meinen Seelenfrieden.«

»Mach nur, aber sei dir darüber im klaren, daß du wieder einen niedrigen Wert erhalten wirst. Und das wird dich noch mehr deprimieren.«

»Ich weiß. Aber wenn mein Körper die Sache überwunden hat, was immer es war, könnte der Wert schon wieder gestiegen sein.«

»Das hoffe ich für dich.«

»Hör mal, es ist erst ein Jahr her – ich glaub's einfach nicht«, sagte ich. »Ich muß mich mit irgendeinem fürchterlich virulenten Stamm infiziert haben.«

»Da wäre ich mir nicht so sicher«, tröstete sie mich. »Wenn du das Virus weiter so genau beobachtest wie bisher, wirst du noch viele Schwankungen erleben, zum Guten und zum Schlechten.«

Auf Carols Einwand hin hielt ich mich noch zwei Tage zurück, ehe ich mich wieder testen ließ. Diesmal blieben die Zahlen, die über den Bildschirm liefen, bei 390 stehen – eine geringfügige Erhöhung, die kaum eine Verbesserung war. Ich konnte nur auf das Ergebnis starren, gelähmt vor Entsetzen, und versuchen, meine Panik zu kontrollieren. Nur noch einen Monat, sagte ich mir, noch einen Monat, dann konnte ich damit beginnen, den Verlauf umzukehren.

13

An diesem Abend war ich zum vierten Mal innerhalb von sechs Wochen mit Dawn verabredet. Sie wohnte zwar nur zwanzig Minuten von mir entfernt, schien sich aber wohler zu fühlen, mich fürs erste vor allem telefonisch kennenzulernen: wir sprachen häufig miteinander, manchmal eine Stunde oder länger. Bei diesen Gesprächen erzählten wir einander relativ freimütig von unserem Leben und unserer Vergangenheit, zwei Themen jedoch vermied ich geflissentlich: meine CD4-Werte und meinen Kampf um einen sofortigen Behandlungsbeginn. Obwohl ich mich so sehr danach gesehnt hatte, eine HIV-positive Gefährtin zu finden, mit der ich die Ängste und Unsicherheiten der Infektion teilen konnte, schien mir meine Beziehung zu Dawn viel zu zerbrechlich, als daß ich gewagt hätte, sie mit den deprimierenden Neuigkeiten meiner sinkenden Werte zu belasten.

Nach unserem Mittagessen bei »Faisons« waren Dawn und ich noch ein paarmal essen gegangen und anschließend ins Kino – sie liebte gute Restaurants und kitschige Liebeskomödien. Bei unserer vierten Verabredung wollte ich etwas Besonderes unternehmen, und deshalb war ich entzückt, als ich eine Einladung zu einem Country-Music-Benefizkonzert für die AIDS- und Krebsforschung im Starwood Amphitheater erhielt. Auch Dawn war begeistert, denn Country war ihre Lieblingsmusik, und sie mochte die Bands, die dort auftreten sollten, Alabama und Diamond Rio.

Nach dem Konzert wollte sie zu mir kommen und zum ersten Mal mein Haus sehen. Ich hatte den Abend sorgfältig geplant, bis hin zu den Blumen. Aus dem Garten hatte ich Rosen und Chrysanthemen geholt und sie in meiner alten Garage in kaltes Wasser gestellt. Ich hatte den Kamin gesäubert, Holz aufgeschichtet und mehrere CDs mit romantischer Gitarrenmusik bereitgelegt und zu guter Letzt meinen Kleiderschrank durchwühlt, um aus den Reihen von Jacketts und Flanellhosen, die ich nie trug, die genau richtige Kombination aus Jeans und weißem Hemd auszuwählen. Ich war sehr aufgeregt, als ich losfuhr, um sie abzuholen.

Auch ich war noch nie bei Dawn zu Hause gewesen, denn bisher hatten wir uns immer in Restaurants getroffen. Als ich die belebte Murfreesboro Road entlangfuhr, hatte ich Mühe, die kleine Seitenstraße zu finden, in der sie wohnte. Endlich entdeckte ich sie, eine schmale Gasse mit kleinen Häusern, aneinandergereiht wie Streichholzschachteln. Dawns Haus war weiß gestrichen, schindelgedeckt, bescheiden, aber sauber, der Briefkasten wurde von einem alten Baumstumpf bewacht.

In Pullover und Jeans öffnete Dawn die Tür und umarmte mich zur Begrüßung. »Meine Freundinnen sind sehr neidisch, daß ich zu diesem Konzert gehen darf«, schwärmte sie, was ich mit Vergnügen zur Kenntnis nahm. Durch einen vollgestopften Flur führte sie mich in ein Zimmer, das nur vom blauen Schimmer eines Fernsehapparats erhellt wurde, und ich konnte kaum die Gestalt erkennen, die regungslos vor dem Bildschirm saß. »Das ist Howie«, sagte Dawn, ohne sich die Mühe zu machen, das Licht einzuschalten.

Ich trat näher, um ihn deutlicher sehen zu können, und streckte zur Begrüßung die Hand aus. »Hallo«, sagte er, rührte sich aber nicht. Er hatte dunkleres Haar als seine Mutter und mindestens zehn Kilo Übergewicht. Ich dachte daran, was Dawn mir von seinen Alpträumen und Depressionen wegen ihrer Krankheit erzählt hatte, und fragte mich, ob es ihm etwas ausmachte, daß seine Mutter mit einem fremden Mann ausging.

Auf dem Weg zum Konzert sprach ich das Thema an. Nein, sagte Dawn, es sei ihre Schuld.

»Seit ich nach Hause gekommen bin, habe ich über meinen Job geschimpft«, erzählte sie. »Ich hätte es nicht vor ihm tun sollen, er nimmt sich alles so zu Herzen.«

»Was läuft denn schief bei deiner Arbeit?« fragte ich.

Sie hätten einen neuen Chef, berichtete sie, der mit ihr viel mehr Nachsicht habe als mit den anderen Empfangsdamen. Das nahmen ihre Kolleginnen ihr übel und warfen ihr vor, sie benutze ihre Attraktivität, um sich Privilegien zu erschleichen.

»Ich bin nämlich die einzige Junge dort«, erklärte sie. »Die anderen sind ein Haufen alter Hühner, die glauben, der Laden gehört ihnen.«

»Worüber beschweren sie sich denn speziell?«

»Daß ich zu spät komme, daß ich früh gehe und er nichts dagegen sagt. Sie behaupten, ich flirte mit ihm, aber das stimmt nicht. Ich bin nur nett, und deswegen ist er auch nett zu mir.«

»Wahrscheinlich sind sie nur eifersüchtig – und weil du jünger bist und sehr attraktiv.«

Dawn zuckte die Achseln. »Ich weiß nicht ... wahrscheinlich.«

Wieder spürte ich, wie Dawn in die Depression abglitt. Entschlossen, dagegen anzugehen, streckte ich die Hand aus und strich ihr leicht über die Schulter. »He«, sagte ich.

Aber sie steigerte sich in ihr Elend hinein. »Attraktiv zu sein hat mir immer nur Ärger gebracht. Ich habe mich einfach nur darauf verlassen ... das tue ich wahrscheinlich heute noch, obwohl ich es nicht will.« Sie stockte kurz. »Du kannst es glauben oder nicht, aber mir gefiel die Vorstellung, ein teures Callgirl zu sein, weißt du, eine Frau, die von den Männern mit Geld und Geschenken überhäuft wird. Aber jetzt denke ich, daß mein Aussehen mein Leben ruiniert hat. Ich will nicht hübsch sein.«

»Schau«, begann ich ein wenig ratlos. »Du kannst nichts dagegen machen, daß du phantastisch aussiehst. Laß dir von diesen Frauen nicht den Abend vermiesen. Das Konzert wird bestimmt schön.«

Sie drückte meine Hand. »Okay, du hast recht. Genießen wir's.«

Ein Meer hin und her wogender Cowboyhüte trennte uns vom Eingang zum Starwood Amphitheater. Irgendwo jenseits davon befand sich das Seitentor für Besucher mit Sonderausweisen, wie ich einen besaß. Durch den normalen Eingang zu gehen schien mir ungefähr so sicher, als müßten wir während eines Gewitters eine Herde von Wildpferden durchqueren. Ich roch Bier und spürte die Reizbarkeit der Menge, und da ich mich in dieser Horde von Cowboys sehr unbehaglich fühlte, drängte ich mit Dawn im Schlepptau auf den Sondereingang zu, ihre beringten Finger klammerten sich an meine Hand.

»Es wäre sehr viel einfacher, wenn wir einen blutigen Finger hochhielten und ›AIDS‹ brüllten«, sagte ich.

Dawn lachte, bemüht, dicht bei mir zu bleiben. Drängelnd und schiebend erreichten wir den Seiteneingang, wurden eingelassen und stolperten weiter. Endlich fanden wir unsere Plätze und setzten uns, umringt von einem Gewühl aufgeregter Fans. Dawn kramte in ihrer Handtasche und fischte eine Zigarette heraus, während vor uns eine Gruppe beschwipster Mädchen kreischend nach Diamond Rio zu rufen begann.

Als die Band auf die Bühne trabte, erhob sich ein ohrenbetäubendes Gebrüll, gefolgt von donnerndem Beifall. Dann fing die Musik an, und die Menge beruhigte sich.

Dawn schien sämtliche Lieder auswendig zu können und sang leise mit. Ich versuchte, das Konzert zu genießen, aber als Liebhaber klassischer Musik fand ich die Melodien zu schlicht und vorhersagbar. Dann wieder war ich kaum in der Lage zuzuhören, denn die Traurigkeit, die Dawn ausstrahlte, lenkte mich immer mehr ab. In der Annahme, sie sei in Gedanken noch bei ihren Arbeitskolleginnen, legte ich den Arm um sie, und sie ließ den Kopf auf meine Schulter sinken. »Das ist wahrscheinlich das letzte Mal, daß ich diese Band höre«, sagte sie wehmütig und stieß eine Rauchwolke aus.

»Nein, wir können sie noch öfter hören, wenn du willst.«

»Das mein ich nicht«, sagte sie. Und ich wußte, daß sie sich wieder mit den quälenden Gedanken an AIDS herumschlug. Wir beide waren wie eine Insel inmitten eines Sees aus sorglosen Menschen, die gesund waren, unbeschwert von Unsicherheiten und der Angst vor dem Tod. Bei Dawn lagen diese Ängste immer sehr dicht unter der Oberfläche.

Schließlich machte sie sich von mir los und stützte beide Hände ins Kreuz. »Mahlon«, sagte sie, »ich glaube, ich kann nicht mehr lang hier sitzen.«

»Was ist los?«

»Mein Rücken und meine Beine tun mörderisch weh.«

»Warum hast du nichts gesagt?«

Sie lächelte matt. »Weil ich wirklich sehr gern herkommen wollte – das weißt du. Und weil ich sowieso viel zuviel jammere, wie du schon gemerkt haben wirst.«

»Dann gehen wir«, sagte ich und war froh, einen Anlaß zu haben. »Es wird ja nicht besser, wenn du weiter so sitzen mußt.« Dawn nickte, und wir schoben uns an der Bühne vorbei auf den Ausgang zu.

»Soll ich dich nach Hause bringen?« fragte ich, als wir den Parkplatz verließen.

»Nein. Ich möchte wirklich gern dein Haus sehen. Darauf habe ich mich gefreut.«

»Ganz sicher?«

»Bestimmt, laß uns zu dir fahren.« Sie runzelte die Stirn. »Weißt du ... es tut mir so leid ... jedes zweite Mal, wenn wir uns sehen, kneife ich«, sagte sie.

»Mach dir deshalb keine Sorgen. Die Sache mit deinem Rücken tut mir leid. Vielleicht kann ich dich ein bißchen massieren ...« Ich zögerte. »Ich versuche, Shannon zu helfen, die Massagetechniken für ihre Patienten lernen will. Zu therapeutischen Zwecken.«

»Zeigst du ihr, wie es geht?« fragte Dawn, und ich meinte – sehr zu meiner Überraschung –, einen Anflug von Eifersucht aus ihrem Ton herauszuhören.

»Das wäre vielleicht ein bißchen peinlich, sie ist immerhin verheiratet. Nein, ich hab ihr nur ein paar meiner Massagebücher geliehen.«

»Dann bist du ja ein Experte.«

»Das nicht gerade, aber ich hab versucht, es zu lernen.«

Dann waren wir bei mir und traten durch die Hintertür ein, die direkt in die Küche führte. In einer Ecke brannte eine kleine Marmorlampe und warf ein warmes Licht auf die weiß-blauen Delfter Kacheln. Aber den Glanzpunkt des Raumes bildeten die handgezimmerten hölzernen Wandschränke.

Dawn trat ein und sah sich still um, die Hände gefaltet, während ich eine Flasche Champagner öffnete und zwei Gläser hervorholte. Nachdem ich ihr Glas gefüllt hatte, legte ich eine Platte auf und führte Dawn durchs Haus, zeigte das Wohnzimmer mit dem breiten Kamin, die Schlafzimmer im ersten Stock und das Bad, dessen Decke ich mittlerweile repariert hatte. Als wir uns schließlich im Wohnzimmer niederließen, kauerte ich mich vor den Kamin und zündete ein Feuer an. Dawn saß neben mir auf dem flauschigen Wollteppich.

»Du hängst sehr an deinem Haus, nicht wahr?«

»Wie geht's dir jetzt?« fragte ich und legte eine Hand auf ihren Rücken.

»Ein bißchen besser. Aber es tut immer noch weh, die Beine auch.«

»Soll ich dich massieren?« fragte ich, unfähig, meine Nervosität zu verbergen.

Sie musterte mich argwöhnisch.

»Hör zu, es passiert nichts. Ich massiere dir nur die Beine und den Rücken. Möchtest du ins Bad gehen und dir meinen Bademantel anziehen?«

»Okay«, sagte sie, »aber könnten wir andere Musik auflegen?«

Ich zählte auf, was ich besaß, und sie suchte sich Mary Chapin Carpenter aus. Als sie wiederkam, in meinen blauen Frotteebademantel gewickelt, wirkte sie verschüchtert. Sie nahm ein Kissen und legte sich auf den Fußboden. »Ich mag diese CD sehr«, sagte sie, als die Musik einsetzte.

Ich fing an, ihr die Beine und den Rücken zu massieren, und spürte, wie ihre Angespanntheit langsam wich. Ich staunte über die Weichheit ihrer Haut und war dankbar, daß ich sie überhaupt berühren durfte. Sie war körperlichem Kontakt gegenüber sehr ambivalent – manchmal umarmte sie mich spontan, manchmal erlaubte sie mir, ihr den Arm um die Schultern zu legen, aber häufig schreckte sie unerwartet vor meiner Berührung zurück. Jetzt seufzte sie tief auf. »Das tut unglaublich gut«, sagte sie.

Ich war zunehmend erregt, aber fest entschlossen, das zerbrechliche Geschenk ihres Vertrauens nicht zu mißbrauchen.

Es war mir klar, wie verletzt sie war und wie unfähig, ihre Sexualität von ihrer Infektion zu trennen. Es würde viel Zeit und viel Geduld meinerseits brauchen, bis ihre seelischen Wunden so weit vernarbt waren, daß Sex zu einem Bestandteil unserer Beziehung werden konnte – zumal es zwingend notwendig war, sorgfältige Schutzmaßnahmen zu treffen, denn angesichts unserer prekären Gesundheit konnte eine Vermischung verschiedener Virusstämme verheerend sein.

Vorläufig war die Massage der einzige Weg, Dawn körperlich nahe zu sein, ohne ihr bedrohlich zu werden. Und so frustrierend es auf die Dauer sein mochte, im Augenblick genoß ich die Wärme sehr.

Doch auf einmal hielt Dawn den Atem an und erstarrte.

»Was ist los?« fragte ich. »Entschuldigung. Hab ich dich erschreckt?«

Dann merkte ich, daß meine Hände ihrem Hintern näher gekommen waren, als sie ertragen konnte.

»Es ist nicht deine Schuld«, sagte sie. »Ich bin's, die ...« Dann brach sie in Tränen aus.

Ich fühlte mich entsetzlich, kauerte mich neben sie und legte die Stirn an ihre Schulter. Ich wußte nicht, was ich sagen sollte. Sie schob mich weg und raffte den Bademantel an sich. Ich half ihr, ihn sich über die Beine zu ziehen.

Sicher eingehüllt in den Frotteemantel, setzte sie sich auf. »Es ist nicht, was du denkst«, sagte sie unter Tränen. »Du hast nichts falsch gemacht. Ich hab nur auf einmal erkannt, wieviel von meinem Leben mir weggenommen worden ist. Es ist das erste Mal seit Jahren – seitdem ich weiß, daß ich infiziert bin –, daß ich mich überhaupt wieder als Frau gefühlt habe.«

14

Ein paar Tage nach dem Konzert rief Shannon an und erkundigte sich, wie es mit meiner Romanze vorangehe.

»Du weißt bestimmt mehr darüber als ich«, sagte ich, denn ich war überzeugt, daß ich mittlerweile in Dawns Selbsthilfegruppe zum Gesprächsthema geworden war.

»Aber sicher, alles weiß ich«, gab Shannon prompt zurück. »Und nicht nur ich und die Frauen aus der Gruppe, auch sämtliche Krankenschwestern an der Klinik sind begeistert und halten dir die Daumen.«

»Wie bitte?« fragte ich, peinlich berührt. Shannon liebte es, mich wegen meiner Schüchternheit aufzuziehen, und ich wußte nie, wann sie scherzte und wann sie etwas ernst meinte.

»Komm schon, Mahlon. Wir sehen immer nur Krankheit. Hab Mitleid und erzähl uns was Nettes, worüber wir reden können.«

»Also ...«, stammelte ich.

Shannon fing an zu lachen.

»Schau, ich freu mich, daß es mit Dawn gut läuft. Aber das ist nicht der Grund, weshalb ich anrufe. Wir brauchen deine Hilfe.«

»Wir« bezog sich auf sie selbst, Carol und einen Sanitäter namens Bart – ein eng miteinander verbundenes Triumvirat, das ich »die Erzengel« getauft hatte. Das Elend der HIV-Infizierten hatte jeden von ihnen auf irgendeine Weise persönlich berührt, und nun opferten sie einen großen Teil ihrer Freizeit, um AIDS-Kranken Hilfe und Unterstützung anzubieten. Sie zählten zu den selbstlosen, unbesungenen Helden im Krieg gegen AIDS.

Kaum hatten sie von meinen sinkenden CD4-Werten gehört, nahmen sie sich meiner an, meldeten sich häufig, um sich zu erkundigen, wie es mir ging, und um mich zu ermutigen. Wie es meiner Veranlagung entsprach, neigte ich eher dazu, mich in meine Arbeit zu verkriechen und meine Wunden in der Einsamkeit zu lecken, aber sie ließen nicht zu, daß ich mich isolierte. Anfangs empfand ich ihre Hartnäckigkeit als lästig, obgleich ich ihnen auch dankbar war. Mit der Zeit aber lernte ich ihre Hilfe schätzen und mußte, wenn auch widerwillig, zugeben, daß HIV mir auch einen Gewinn gebracht hatte: das Geschenk der Freundschaft.

In letzter Zeit hatten die Erzengel damit begonnen, Freiwillige für die AIDS-Hilfe anzuwerben und Förderer zu mobilisieren. An diesem Tag hatte jemand der lokalen Hilfsorganisation für AIDS-Kranke, die sich Nashville Cares nannte, eine komplette Wohnungseinrichtung geschenkt, und Bart brauchte mich, um die Möbel in ein leeres Apartment zu schaffen, in das demnächst ein AIDS-Kranker einziehen sollte. Ich warf einen Blick in meinen Terminkalender und sagte Shannon, daß ich ab fünf Uhr nachmittags mitmachen könne.

Shannon hatte die AIDS-Epidemie von Anfang an mitverfolgt, und als Mitte der achtziger Jahre an der Vanderbilt-Klinik eine AIDS-Abteilung eingerichtet worden war, bewarb sie sich dort um eine Stelle. Sie war mit einem liberalen protestantischen Geistlichen verheiratet, der große Schwierigkeiten auf sich genommen hatte, als er eine Art »kirchlichen Bund« für Schwule anbot. Eine Flut von Kritik und Vorwürfen seiner Vorgesetzten ging auf ihn nieder, weil er angeblich »gleichgeschlechtliche Verbindungen« begünstigte. Aber er ließ sich nicht beirren. In seinen Augen verdienten alle Liebesbeziehungen Achtung, zumal in einer Zeit, in der ein unbedachter sexueller Akt sich als verhängnisvoller Fehler erweisen konnte. Die Gemeinde hatte Gruppen gebildet, die AIDS-Kranken Sterbehilfe leisteten. Im Lauf der Jahre hatte Shannon unzählige Male Totenwache gehalten, und sie verzeichnete die Namen derer, die der Krankheit zum Opfer gefallen waren, auf einer privaten »Ehrenliste«, die mittlerweile vier engbeschriebene Seiten lang war. Einen Menschen an AIDS sterben zu sehen sei entsetzlich, sagte sie, und doch sei es ein Privileg, wenn man in der Lage sei, Trost zu spenden.

Häufig hinterließen die Todgeweihten herzzerreißende Vermächtnisse. Ein AIDS-Kranker aus der Pfarrgemeinde hatte sich Shannons verwahrlosten, brachliegenden Garten vorgenommen und ihn wunderschön gestaltet. Seine letzten klaren Stunden hatte er damit verbracht, Shannon die Wunder des Gartenbaus auseinanderzusetzen – mit dem Ergebnis, daß sie sich zu einer fanatischen Gärtnerin entwickelte.

Meine Freundin Carol, die im Labor der Klinik arbeitete, erzählte mir, daß Homosexuelle ihr anfangs nicht recht geheuer gewesen seien. Aber jedesmal wenn sie das Krankenhaus besuchte, um Blutproben abzuholen, kam sie mit Patienten ins Gespräch, unter denen viele schwule Männer waren, und schloß sie mit der Zeit immer mehr ins Herz.

Schließlich beteiligte sie sich an einem Online-Netzwerk für HIV-Infizierte. Auch hier stellte sich heraus, daß die meisten ihrer Kontakte schwule Männer waren. Carol, Ehefrau und Mutter, stand lange vor ihrer Familie auf, oft schon um vier Uhr morgens, um ihren Computer einzuschalten und mit AIDS-Kranken zu plaudern, die schon darauf warteten, daß die Nachricht »Ich bin da« auf ihrem Bildschirm erschien. Manche wollten Informationen über die Krankheit oder über Therapien; andere litten unter der gesellschaftlichen Ächtung und ihrer Einsamkeit. Diesen AIDS-Kranken spendete Carol Tag für Tag Trost. Und wenn eine Verbindung nicht zustande kam, machte sie sich Sorgen und rief Kontaktpersonen vor Ort an, die mit dem betreffenden Patienten in Beziehung standen. Manchmal erhielt sie die Nachricht, er oder sie sei zur Behandlung im Krankenhaus; meistens jedoch erfuhr sie, daß der Patient gestorben war. Carol trauerte um jeden einzelnen von ihnen. Und sie scheute nicht davor zurück, quer durchs Land zu fahren, um den Partner oder die hinterbliebene Familie eines Menschen zu trösten, mit dem sie korrespondiert, den sie aber nie kennengelernt hatte. Sie besaß ein außergewöhnliches Einfühlungsvermögen, das mit einer Tragödie in ihrem eigenen Leben in Zusammenhang stand: ihr ältester Sohn war bei einem Unfall ums Leben gekommen.

Der Dritte im Bunde war Bart, ein Schwuler, der einen Großteil seiner Zeit als Roadmanager für tourende Country-Music-Stars zubrachte und obdachlose AIDS-Patienten bei sich aufnahm. Er wohnte in einem kleinen Bungalow ganz in der Nähe der Vanderbilt-Klinik. Als ich, wie vereinbart, gegen fünf Uhr nachmittags zu ihm kam, war er gerade damit beschäftigt, die herausgerutschte Infusionskanüle wieder im Arm eines blonden Mannes zu befestigen, der auf seinem Bett lag. Bart war ein muskulöser Mann Ende Vierzig, der eher wie ein Ringer wirkte als wie ein Sanitäter. Er hatte alle Mühe, seinem nervösen Patienten die Kanüle zu legen. »Brauchst du Hilfe?« fragte ich.

»Teufel, nein«, sagte Bart mit Grabesstimme. »Er ist nämlich ein Arzt«, informierte er seinen Patienten, der lachte. »Aber das wird wahrscheinlich helfen«, fügte er hinzu und fingerte eine filterlose Pall-Mall aus dem Päckchen, das auf dem Tisch neben dem Tropf lag. Er zündete die Zigarette an, nahm einen tiefen Zug, dann führte er die Kanüle problemlos ein. An mich gewandt, fragte er lachend: »Wer sagt, daß Rauchen schlecht ist?«

Nachdem er das Pflaster über die Nadel geklebt hatte, sagte er: »Ich hab einen Pick-up. Bist du bereit zum Schleppen?«

Fahren war Bart zur zweiten Natur geworden, seitdem er ständig mit Country-Bands unterwegs war und so seinen Lebensunterhalt verdiente. Als wir über die Hillsboro Road in Richtung Green Hills rasten, in das Viertel, in dem auch ich wohnte, erzählte er mir von der letzten Tournee, bei der sein Lastwagen während eines Schneesturms beinahe von der Straße abgekommen wäre, und dabei wandte er ständig den Blick von der Fahrbahn, was ich höchst entnervend fand.

Ich erkundigte mich nach dem jungen Mann: ob er ein Lover oder ehemaliger Lover sei, weil er in Barts Bett schlief? Bart schüttelte den Kopf und sagte, nein, er habe ihn erst vor ein paar Wochen kennengelernt. Der junge Mann sei bei ihm eingezogen, als Bart von einer Fahrt zurückkam. Und da er in den nächsten Wochen noch viele Fahrten vor sich habe, fügte er hinzu, habe er dem Patienten sein Schlafzimmer angeboten.

»Es ist so«, sagte er. »Wenn du jemanden zum ersten Mal siehst, kennst du ihn natürlich nicht. Aber wenn du ihn eine Weile im Haus gehabt und dich um ihn gekümmert hast, dann lernst du ihn ziemlich gut kennen, besser wahrscheinlich als manche deiner Freunde.«

Schließlich trafen wir in der Wohnung eines korpulenten, mediterran wirkenden Mannes ein, der sich aufregte, weil wir nicht früher gekommen waren. Anscheinend sollte seine Frau in einer dreiviertel Stunde nach Hause kommen, und er hatte ihr versprochen, daß das gesamte Mobiliar bis dahin verschwunden wäre. Die neuen Möbel sollten noch am selben Tag geliefert werden.

»Tut mir leid, daß ich's nicht früher geschafft habe«, sagte Bart. »Aber ich kann das nicht allein, ich mußte mir eine Hilfe organisieren.« Er deutete auf mich. »Ich war so in Nöten, daß ich meinen Arzt darum bitten mußte.«

Der mißlaunige Mann drehte sich zu mir um und wurde mit einemmal ehrerbietig. »Ach du meine Güte«, sagte er. »Hab ich Sie von Ihren Patienten weggeholt?«

Ehe ich antworten konnte, rief Bart dazwischen: »Nee, nur von ein paar Toten. Er ist Pathologe. Aber die können warten, stimmt's, Mahlon?« Er packte ein Sofa an einer Ecke, stemmte es in die Höhe und wartete, daß ich die andere Seite anhob. »Paß auf«, warnte er mich. »Das Scheißding ist schwer.«

Mit vereinten Kräften schafften wir es, das Sofa um sämtliche Flurecken zu manövrieren und die Betonstufen vor dem Haus hinunterzuschleppen, wobei wir uns am Mauerverputz die Handrücken aufrissen. Danach war der Transport leicht, für Bart allerdings leichter als für mich: meine an Gewichten trainierten Muskeln waren es gewohnt, alle fünf Minuten zu rasten. Nachdem wir das gesamte Mobiliar auf die Ladefläche gehievt hatten, drehte Bart sich mit zynischem Grinsen zu mir und sagte: »Du hast diese kleine ›Spende‹ für Altruismus gehalten, wie? Stimmt nicht, der Kerl wollte nur zwei kostenlose Möbelpacker.«

In dem Augenblick trat der »Altruist« auf die Treppe vor dem Haus und winkte uns zum Abschied eifrig zu, als sei er froh, uns loszusein. Wahrscheinlich nahm er an, daß wir beide AIDS hätten.

Vielleicht weil wir im Schweiß unseres Angesichts gemeinsam Möbel geschleppt hatten, fühlte ich mich mutig genug, um Bart zu fragen, was an dem Abend passiert war, an dem ich ihn ein paar Jahre zuvor kennengelernt hatte. Unsere erste Begegnung hatte in der Notaufnahme stattgefunden: Mitten im Chaos und den Sirenen der Ambulanzen war er zusammen mit einer Frau aus dem Nichts aufgetaucht, um die Autopsiegenehmigung für einen jungen Mann zu unterschreiben, der in seinem Haus gestorben war. Bart war mir aufgefallen, weil er ausgesprochen nervös und gereizt war, und er schien der Frau gegenüber verlegen zu sein – damals hatte ich angenommen, sie seien ein Paar. Ich stellte die üblichen verwaltungstechnischen Fragen, aber er gab nur ausweichende Antworten und vermied es, mich anzusehen. Irgend etwas lastete ihm auf der Seele.

»Wer war denn eigentlich der junge Mann damals in der Notaufnahme?« fragte ich ihn jetzt.

»Das solltest du doch wissen«, antwortete Bart knapp. »Du hast sein Gehirn rausgenommen.«

»Wenn ich mich richtig erinnere, hatte er Cryptococcus-Meningitis.«

Bart nickte. »Ja. Das hast du damals gesagt.«

Ich wartete, denn mir war klar, daß es Bart nicht leichtfiel, darüber zu reden. »Tja, wir standen uns sehr nahe«, sagte er schließlich. »Er sagte zu mir, er wolle nicht leiden, und bat mich, ihm beim Sterben zu helfen, wenn es soweit war.«

»Ach Gott. Das ist eine harte Sache.«

»Das kann man wohl sagen«, stimmte Bart zu. »Es war verdammt schwer und stellte sich als noch viel schlimmer heraus, als ich erwartet hatte. Deswegen war ich damals dir gegenüber so nervös. Weil du der einzige warst, der hätte erraten können, was ich getan hatte.«

Jahre zuvor hatte Bart an einer LKW-Raststätte in Arkansas einen sechsundzwanzigjährigen Tramper getroffen, der nach Nashville wollte. Der junge Mann war betrunken, und Bart schüttete literweise Kaffee in ihn hinein, um ihn wieder nüchtern zu machen. Während der ganzen Fahrt nach Nashville redeten sie miteinander, und Bart erfuhr, daß Hank Fontana Frau und Kind in Texas hatte sitzenlassen und durch die Gegend fuhr, um herauszufinden, was er mit seinem Leben anfangen sollte. Hank landete schließlich in Barts Haus und blieb, und nach einer Weile wurden sie ein Paar.

»Es dauerte sechs Monate, und mit der Zeit hing ich wirklich sehr an ihm. Aber eines Tages kam ich von einer Tournee nach Hause, hatte zweitausend Kilometer Fahrt hinter mir, nur um eine blonde Stripperin in meinem Bett zu finden. Hank hatte sie mit in die Wohnung genommen. Sie war eine Fixerin, aber das fand ich erst später raus. Ich war nett und ließ sie noch ein paar Tage bleiben, aber als ich sie aufforderte zu verschwinden, regte Hank sich auf und ging ebenfalls. Ich sah ihn nicht wieder. Ich hörte, daß er nach Texas zurückgegangen war, seine Frau gebeten hatte, ihn wieder aufzunehmen, und daß sie irgendwann später samt Kind nach Nashville gezogen waren. Er kam nicht auf die Idee, sich bei mir zu melden.

Gut, ein paar Jahre später stehe ich im Verkehrsamt Schlange, um meinen Führerschein verlängern zu lassen, als ich diesen Mann sehe, der mir bekannt vorkommt, aber ich kann ihn nirgends unterbringen. Irgendwas an den Augen erkenne ich, aber der Rest, sein Körper, seine Körpersprache, sagt mir nichts. Erst nachdem ich wieder weg und schon ein Stück gefahren war, ging mir auf, daß es Hank war. Ich kehrte um, aber er war schon weg.«

»Wieso hast du ihn denn nicht erkannt?« Das kam mir sonderbar vor, nachdem die beiden immerhin ein halbes Jahr zusammengelebt hatten.

»Er hatte sich völlig verändert. Körperlich und seelisch. Er hatte schon eine Pneumocystis-Pneumonie, hatte seiner Frau gesagt, daß er positiv war, woraufhin sie und das Kind ihn verlassen hatten, dann verlor er Wohnung und Job. Das Wasser stand ihm bis zum Hals – und das sah man ihm deutlich an.

Noch ein Jahr vergeht, dann kriege ich einen Anruf von einem Sozialarbeiter bei Nashville Cares, der mir erzählt, er hätte mit einem obdachlosen AIDS-Patienten geredet und dabei erwähnt, daß es einen LKW-Fahrer gibt, der Kranke aufnimmt, und da fragt der Typ, ob ich das sei. Es war Hank. Sie hatten ihn in irgendeinem schäbigen Hotel untergebracht, und ich rief ihn an und sagte, natürlich wolle ich ihn sehen. Ich ging zu ihm, und dann fielen wir uns um den Hals und weinten. ›Ich hätte nicht gedacht, daß du mich sehen willst‹, sagte er immer wieder, ›ich hätte nie gedacht, daß du kommst.‹ Und dann sagte ich, daß ich ihn wieder bei mir aufnehmen wollte, und er kam zurück und blieb bei mir. Bis zum Ende.«

Inzwischen standen wir auf dem Parkplatz vor dem Gebäude, in dem sich das leere Apartment befand, aber keiner von uns machte Anstalten auszusteigen. »Also, eine Zeitlang ging's ihm gut«, fuhr Bart fort, »und in der Zeit hatten wir dieses Gespräch über Sterbehilfe. Ich war einverstanden, es zu machen, sobald ich das Gefühl hätte, daß er litt. Kurz nach dem Gespräch ging es ihm wieder sehr schlecht. Der typische Horror, er konnte nicht mehr klar denken, seine Lunge funktionierte kaum noch, und schließlich konnte er nicht mal mehr richtig sprechen. Er war in einem wirklich miserablen Zustand, und es kam der Zeitpunkt, an dem wir beschließen mußten, was zu tun war. Also sprach ich mit einer Krankenschwester, die Sterbende betreute, und sie schaffte es, mir ein Rezept für Roxanol zu besorgen. Ich holte die Tabletten, ging nach Hause und legte mich neben ihn aufs Bett. Ich erklärte ihm, ich hätte ein sehr starkes Betäubungsmittel besorgt, und wenn ich ihm genug davon gäbe, würde er aufhören zu atmen. ›Du siehst nicht so aus, als würdest du dich wohlfühlen, Hank‹, sagte ich. ›Du scheinst Schmerzen zu haben. Wenn du mir doch nur sagen könntest, was ich tun soll.‹ Er hatte eine dicke Träne im Auge, und die rann ihm über die Wange. Daraufhin nahm ich die Tabletten und verabreichte ihm oral die ganze Flasche. Zu dem Zeitpunkt war mir nicht klar, daß das nicht reichte. Er war erst dreißig und hatte ein sehr starkes Herz.

Es war furchtbar. Seine Atmung verlangsamte sich, er atmete höchstens noch einmal in der Minute und sehr unregelmäßig. Und so ging das immer weiter, er machte diese langen, röchelnden Atemzüge und schien wirklich zu kämpfen. Ich war verzweifelt. Ich rief die Krankenschwester an und erzählte ihr rundheraus, daß ich ihm die ganze Flasche gegeben hatte und daß er immer noch Schmerzen hatte und daß ich noch eine brauchte. Sie war sehr nett, sie wußte, was los war, und stellte keine Fragen, sondern ging zu dem Arzt, bei dem Hank gewesen war, und besorgte ein neues Rezept. Dann bat ich die Frau, die du mit mir im Krankenhaus gesehen hast, die Tabletten zu holen. Aber das war zur Hauptverkehrszeit, und es dauerte ewig, bis sie wiederkam, und ihm zuzusehen, wie er dalag und nach Luft japste, das ging mir wirklich an die Nieren. Irgendwann wurde es so unerträglich, daß ich ein Kissen nahm und es ihm aufs Gesicht drückte.« Bart stockte, seine Stimme versagte. »Ich bin nicht stolz darauf, Mahlon, ich hab nur versucht, dieses Keuchen zu beenden. Und währenddessen fiel mir auf einmal ein, daß er mir mal gesagt hatte, er wollte auf keinen Fall ersticken. Also nahm ich das Kissen wieder weg … Er starrte mich an mit aufgerissenen Augen. Ich nahm ihn in die Arme und bat ihn um Verzeihung, aber irgend etwas mußte geschehen, und deshalb ging ich und sammelte seine gesamten Schmerzmittel ein, zerrieb sie, mischte sie mit Kochsalz und injizierte ihm die Lösung in den Arm. Und dann war's zu Ende, ein paar Minuten später.«

Das war der Grund, weshalb Bart mit dem Schlimmsten rechnete, als ich ihm bei der Einlieferung ins Krankenhaus Fragen stellte. »Ich stellte mir vor, du würdest herausfinden, daß ich ihm eine Überdosis verpaßt hatte. Und daß es nur noch eine Frage der Zeit wäre, bis die Polizei kommt und mich verhaftet.« Bart stieg aus und ging zur Rückseite des Lieferwagens, um die Möbel auszuladen. Ich folgte ihm, und als er die Ladeklappe öffnete, sagte ich: »Soweit ich mich erinnere, waren meine Fragen nur irgendwelche Formalitäten.«

Bart schnaubte. »Sicher, aber wußte ich denn, was du aus meinen Antworten herauslesen würdest?«

»Hör zu, ich kann verstehen, warum du das getan hast. Es war vermutlich die einzig humane Handlungsweise.«

Bart sah mich an, seine Augen glitzerten. »Hm, danke jedenfalls«, sagte er.

»Übrigens«, fügte ich hinzu, »bei der Obduktion eines AIDS-Patienten, bei dem eine nachvollziehbare Todesursache zu erkennen ist und der sowieso Schmerzmittel in hohen Dosen bekommen hat, ist es nicht gesagt, daß eine leichte Überdosis Narkotika überhaupt auffällt.«

»Na gut«, sagte Bart sarkastisch, »ich werd's mir fürs nächste Mal merken.«

Drei Jahre früher, als ich noch in meinem Elfenbeinturm der medizinischen Forschung saß, wäre ich über Barts Geschichte wahrscheinlich entsetzt gewesen. Aber jetzt sah ich, worauf die erhabenen Begriffe von der »Wahrung menschlicher Würde« und der »Beendigung des Leidens« in der realen Welt von AIDS hinausliefen: ein Handgemenge auf dem Totenbett und eine geschundene Seele, die um Erlösung bittet. Ich fragte mich, wie viele Leichen ich wohl obduziert hatte, denen es ähnlich ergangen war, ohne zu ahnen, daß der Tod ein Gnadenakt gewesen war, und überlegte, wofür ich mich entscheiden würde, wenn für mich das Ende kam.

Als wir in Barts Haus zurückkehrten, fanden wir seinen Gast in der Küche. Er wirkte verwirrt. Er hatte eine Schüssel Thunfischsalat zubereitet, und ein Glas Mayonnaise war ihm auf den Boden gefallen und in klebrige Scherben zersprungen. Er fing an, sich überschwenglich zu entschuldigen; als ihm das Mißgeschick passiert sei, sagte er, wollte er sich bücken und die Bescherung beseitigen, aber ihm sei schwindlig geworden, und er habe sich hinlegen müssen. Jetzt sei er wieder in die Küche gekommen, um einen zweiten Versuch zu machen. Er stand da und starrte uns mit leeren Augen an. Bart bat mich, ihn ins Schlafzimmer zu bringen, er werde den Boden aufwischen. Kaum hatte ich ihn aufs Bett gelegt, fing er an zu weinen.

Als ich versuchte, ihn zu trösten, sah er mich mit glasigem Blick an und fragte tonlos: »Werdet ihr was dagegen finden? Du bist Arzt, du mußt das wissen.«

Ich sagte, ich betete darum, sowohl als Arzt als auch als

Patient. Er sah mich seltsam an, woraufhin ich ihm meine Lage erklärte, und während ich meine Geschichte erzählte, sah ich, daß auf der anderen Seite des Zimmers eine Tafel mit Fotos hing: Es waren die AIDS-Patienten, die Bart in den vergangenen Jahren gepflegt hatte, eine Collage junger Gesichter – alles Tote.

15 Obwohl die Erzengel mir – vielleicht zum ersten Mal – das Gefühl vermittelten, Teil einer Gemeinschaft zu sein, war Dawn der eigentliche emotionale Mittelpunkt meines Lebens. Seit dem Abend des Konzerts, als sie sich erstmals von mir hatte massieren lassen, hatte ich es mir zur Aufgabe gesetzt, sie davon zu überzeugen, daß ich ihr Vertrauen verdiente. Ich wollte Dawn beweisen, daß ich zu fürsorglich und liebevoll war, um sie jemals zu hintergehen, und deshalb sorgte ich dafür, daß unsere Beziehung ganz auf sie ausgerichtet blieb – von meinen sinkenden CD4-Werten oder meiner Absicht, demnächst mit der Einnahme von AZT zu beginnen, sprach ich nie. Ich wußte ja, daß Dawn schon vom Gedanken an HIV deprimiert wurde, und ich wollte sie nicht zusätzlich beunruhigen.

Ende November bekam Dawn Zahnschmerzen, und es stellte sich heraus, daß sie eine Wurzelbehandlung brauchte. Ich begleitete sie zum Zahnarzt. Bei ihrem letzten Termin hatte sie den Arzt darauf aufmerksam gemacht, daß sie HIV-positiv war, infiziert durch ihren Freund. Die Leute, die einen medizinischen Eingriff vornehmen sollten, darüber in Kenntnis zu setzen war ein verantwortungsvolles Verhalten, aber sie hatte mir nichts davon gesagt, und als wir im Wartezimmer saßen, musterten mich die Sprechstundenhilfen mit ätzenden Blicken, die ich mir nicht erklären konnte.

Als Dawn hereingerufen wurde, verbannte man mich für die nächsten eineinhalb Stunden aus der Praxis, aber als ich zurückkam, war sie noch nicht wiederaufgetaucht. Ich beschäftigte mich mit einem Stapel Arbeitsunterlagen, die Zeit verging jedoch, und langsam machte ich mir Sorgen. Eine weitere halbe Stunde verstrich, und ich versuchte, mit der Sprechstundenhilfe einen Blickkontakt herzustellen, aber sie hielt ihre Augen stur abgewandt.

»Warum dauert das so lange?« fragte ich schließlich.

»Sir, es ist eine Wurzelbehandlung.«

»Das ist mir klar.«

»Dann sollten Sie auch wissen, daß die Prozedur langwierig ist, und in diesem Fall dauert sie länger als sonst.«

»Wissen Sie, warum?«

Die Frau musterte mich finster. »Nein, weiß ich nicht.«

Nach weiteren endlosen fünfzehn Minuten legte die Frau ihre Arbeitsunterlagen zusammen und schickte sich zum Aufbruch. »Was ist los?« fragte ich.

»Jemand wird Ihnen in Kürze Bescheid sagen«, antwortete sie.

»Jemand? Was ist mit Dawn?«

»Tut mir leid, aber ich muß jetzt gehen«, sagte sie und verschwand durch die Tür.

Ich war sprachlos. Die Sprechstunde war vorbei, und ich wartete immer noch.

Eine Weile geduldete ich mich, dann klopfte ich an die Tür des Behandlungszimmers, aber niemand antwortete. Ich setzte mich wieder, entschlossen, noch einmal fünfzehn Minuten zu warten und dann einfach hineinzugehen. Die Viertelstunde war fast vergangen, als sich endlich die Tür öffnete und Dawn herauskam, leichenblaß.

Ich ging auf sie zu. »Was ist passiert? Geht's dir gut?«

»Er hatte Schwierigkeiten ranzukommen«, murmelte sie. »Ich weiß nicht. Wahrscheinlich hatte er Angst.«

Einen Moment später erschien die Assistentin und bedachte mich mit einem berufsmäßigen Lächeln, als wäre alles in bester Ordnung. »Dawn hatte einen leichten Anfall von Panik«, sagte sie gedehnt. »Aber ich denke, jetzt ist es vorbei, nicht wahr?« Ich spürte, wie abfällig sie mich musterte.

Ich war wütend, wollte aber keine Zeit mit einer Person vergeuden, die so offenkundig ohne jedes Mitgefühl war. Ich half Dawn in ihren Mantel, damit wir endlich gehen konnten. Draußen fragte ich sie: »Was war denn los?«

Dawn kamen die Tränen. »Sie waren derart eingemummt, lauter Kittel und Masken und Handschuhe – als wollten sie auf den Mond fliegen. Ich kam mir vor wie eine Aussätzige.«

Kaum saßen wir im Wagen, fing sie an zu schluchzen. »Die Betäubung hat nicht richtig gewirkt«, sagte sie weinend. »Ich kann Schmerzen nicht ertragen.«

Ich legte ihr den Arm um die Schulter: »Okay, jetzt ist es vorbei, jetzt ist alles gut.«

»Du verstehst das nicht, ich hab eine Heidenangst vor Schmerzen. Was werde ich machen, wenn ich krank werde?« Dawn fing an, in ihrer Tasche nach einer Zigarette zu suchen. »Wenn ich nicht mal eine Wurzelbehandlung aushalte, wie soll ich dann mit dieser Krankheit zurechtkommen?«

»Denk jetzt nicht darüber nach. Noch bist du nicht krank. Außerdem werden sich alle um dich kümmern ... ich ganz bestimmt.«

»Es kann ganz plötzlich ausbrechen«, sagte Dawn. »Das weißt du. Man fühlt sich prima, und am nächsten Tag wacht man auf mit ... irgendeinem schrecklichen Pilz im Mund.«

»Ist dir das schon passiert?«

»Nein, aber Jan, meiner Freundin aus der Selbsthilfegruppe. Es war furchtbar. Sie konnte nichts mehr essen, alles brannte wie Feuer – sogar Schokoladeneis ... Jetzt ist sie im Krankenhaus.«

»Weswegen?«

»Retinitis.«

»O Gott. Wie lange ist sie schon drin?«

»Ein paar Tage.«

»Wie geht's ihr?«

»Ich weiß es nicht. Ich habe sie nicht besucht. Ich komm einfach nicht damit klar, daß sie bald sterben wird.«

Ich versuchte Dawn zu trösten und sagte, eine Netzhautentzündung, so kräftezehrend sie auch war, bedeutete nicht, daß Jan auf dem Totenbett lag. Aber Dawn wiederholte immer nur, sie könne den Anblick von Krankheit nicht ertragen, und machte sich Vorwürfe, weil sie ihre Freundin im Stich ließ. »Wie wär's, wenn ich sie besuche?« bot ich an. »Und ihr vielleicht von uns beiden etwas mitbringe?«

Mit tränennassen Wangen wandte sich Dawn zu mir. »Das würdest du tun? Macht's dir nichts aus?«

»Vielleicht kann ich in der Mittagspause vorbeischauen.«

»Das wäre sehr lieb. Danke«, sagte Dawn.

Am nächsten Morgen machte ich auf dem Weg zur Arbeit einen Abstecher zum nördlichen Randbezirk von Nashville und hielt vor dem Gewächshaus eines Orchideenzüchters. Ich suchte mir eine Catalea mit großen blaßvioletten Blüten aus und band eine purpurfarbene Schleife um den Terracotta-Topf. Mittags besuchte ich Jan und fand sie halb schlafend in einem Zimmer, das überraschend kahl war. Es gab keine anderen Blumen oder Karten, kein Anzeichen eines Besuchers, und mir wurde wieder klar, wie einsam eine Krankheit wie AIDS den Menschen macht.

Am Vortag hatte Dawn mir gesagt, Jans Netzhaut, die sich vermutlich infolge einer Zytomegalie-Virus-Infektion abgelöst hatte, sei mittels Laserchirurgie wieder angelegt worden. Sie lag da, über dem operierten rechten Auge eine Stahlklappe, die aussah wie ein kleines Gemüsesieb. Sie hatte ein schmales, jungenhaftes Gesicht und kurzes braunes Haar.

»Jan?« flüsterte ich.

Sie hob den Kopf und versuchte blinzelnd, mich zu erkennen.

»Ich heiße Mahlon. Ich bin ein Freund von Dawn.«

»Ach Gott, Mahlon! Du kommst mich besuchen?«

Ich sagte, Dawn habe mir so viel von ihr erzählt, daß ich einmal vorbeischauen wollte.

»Sie hat auch viel von dir gesprochen.«

Wie ich so dastand mit dem Blumentopf in der Hand, wurde mir auf einmal klar, wie verrückt es war, einem Menschen, der faktisch blind war, eine Orchidee mitzubringen. Aber ich beschrieb ihr, was es war, und als ich den Topf auf den Tisch stellen wollte, sagte sie: »Ach, bring sie doch her und laß sie mich sehen.«

Ich hielt ihr die Blume vors Gesicht, und sie schnupperte an den Blüten. »Was für eine schöne Farbe. So eine Orchidee hab ich noch nie gesehen.« Ich bezweifelte, daß sie überhaupt etwas sah. »Wo hast du die her?«

Dawn hatte mir von Jans unglaublicher Moral erzählt. Während die anderen Frauen aus der Gruppe in Depressionen versanken, wenn ihr CD4-Wert auf 200 abfiel, ließ Jan sich nicht davon beeindrucken, sondern bewahrte ihre Zuversicht auch dann noch, als ihr CD4-Wert bereits auf 60 gesunken war. Laut Dawns Aussage vermochte nichts sie zu entmutigen – weder ihre wiederkehrenden Pneumonien noch ihre Candida-Mykosen, nicht einmal die fortschreitende Sehschwäche infolge einer CMV-Retinitis.

Ich beschrieb ihr das Orchideengewächshaus, dann fragte ich sie, wie es ihr gehe; ich wußte, daß eine Laserbehandlung der Netzhaut schwere Kopfschmerzen nach sich ziehen kann. Jan winkte ab. »Ich hab immer noch diesen Schmerz hinter dem Auge«, sagte sie. »Aber sonst bin ich in Ordnung.«

»Was für Medikamente kriegst du?«

»Vielleicht versuchen sie es noch einmal mit einer Foscarnet-Infusion, denn Ganciclovir kann ich auf keinen Fall mehr nehmen, davon hab ich beim letzten Mal Nierenversagen bekommen. Aber ich hab's noch mal geschafft«, sagte sie grinsend.

Ich wußte, daß Foscarnet, ein hochtoxisches Medikament, ein letzter verzweifelter Versuch war, die CMV-Retinitis in den Griff zu bekommen. Wenn nach Foscarnet-Infusionen Jans Nieren versagten, konnte man ihr allenfalls noch Injektionen direkt ins Auge geben oder die Behandlung ganz einstellen, auf die Gefahr hin, daß sie völlig erblindete. Jan war sich darüber im klaren, in welchem Dilemma sie steckte. Sie schien mir unglaublich tapfer.

»Wann kommst du wieder nach Hause?« fragte ich.

»So bald wie möglich«, sagte sie. »Meine Mutter hat mir erzählt, daß mein Sohn seine Hausaufgaben schon wieder nicht macht.«

»Er macht sich wahrscheinlich Sorgen um dich«, sagte ich.

»Er wird schon drüber wegkommen. Ich hab ihm gesagt, daß die Operation mir hilft, aber er nimmt natürlich das Schlimmste an.« Ich dachte daran, wie verstört Dawns Sohn war – wie verheerend es für die Kinder aller HIV-positiven Frauen sein mußte, sich auf den Tod der Mutter gefaßt zu machen.

Jan wechselte das Thema. »Wie geht's Dawn? Seht ihr euch oft? Weißt du, alle in der Gruppe freuen sich für euch.«

Ich zuckte die Achseln. »Es hängt meistens davon ab, ob sie jemanden findet, der bei Howie bleibt. Manchmal will er sie überhaupt nicht weglassen.«

»Ganz schön mutig, das muß man ihr lassen«, sagte Jan. »Daß sie sich noch mal mit einem Typen zusammentut. Ich könnte das nicht. Ich kann mit Männern nichts mehr anfangen.«

»Ich wette, es gibt eine Menge HIV-positiver Männer, die auf der Suche sind«, sagte ich.

Jan lachte, dann sagte sie sarkastisch: »Ich weiß. Ich war mit einem zusammen.«

Sie war eine Kämpferin, und ich bewunderte den Stoizismus, den unerschütterlichen Optimismus dieser Frau, die so viel Schmerz und Leid ertragen mußte. Wenn ich an Dawns Panikanfall beim Zahnarzt dachte, fragte ich mich, wie sie je die Kraft aufbringen sollte, dieser Krankheit entgegenzutreten.

»Mahlon, kannst du mir einen Rat geben?« fragte Jan.

Sie habe daran gedacht, sich ihre Lebensversicherung auszahlen zu lassen. »Eine dieser Versicherungsgesellschaften ist bereit, mir siebzig Prozent des jetzigen Werts auszuzahlen. Was hältst du davon? Dann könnte ich mit Matthew nach Disneyworld fahren, ihm einen schönen Walkman kaufen und den Rest vielleicht in einen Collegefonds für ihn anlegen.«

Ich wußte nicht recht, was ich ihr antworten sollte. Sich die Lebensversicherung auszahlen zu lassen, kam dem Eingeständnis gleich, daß das Ende nahe war. Deshalb behandelte ich ihre Frage als rein geschäftliches Problem.

»Entschuldige, daß ich das fragen muß, aber wenn du deine Versicherung jetzt auflöst, hinterläßt du dann deinem Sohn nicht wesentlich weniger?«

»Weniger bekommt er auf jeden Fall.«

»Wenn ich du wäre, würde ich mir das genau überlegen.«

Was ich eigentlich sagen wollte, war: »Tu's nicht. Kämpf weiter.« Aber ich wollte ihr auch keine falschen Hoffnungen machen. Ich wollte, daß sie mir zeigte, wie man kämpft.

16 Zu meiner Bestürzung konnte Dawn sich nie überwinden, ihren CD4-Wert feststellen zu lassen. Einerseits füllten ihre HIV-Infektion und ihre Untergangsstimmung alle ihre Gedanken aus, auf der anderen Seite aber war sie nicht fähig, sich um ihre medizinische Versorgung zu kümmern. Ich sah in diesem Widerspruch einen weiteren Ausdruck ihrer Depression und war überzeugt, daß ihre Stimmung sich heben würde, wenn sie endlich etwas unternahm. Und so fing ich an, sie sanft zu drängen, und bot ihr an, Anfang Dezember bei Madeline in der AIDS-Abteilung der Vanderbilt-Klinik einen Termin zur Blutuntersuchung zu vereinbaren. Zu meiner großen Erleichterung war sie einverstanden.

Mein eigener Zustand war nach wie vor schwankend. Am 6. Dezember ließ ich mich wieder untersuchen und loggte mich danach immer wieder wie besessen ins Netz ein, um nachzusehen, ob die Ergebnisse schon eingegeben worden waren. Vierundzwanzig Stunden später war es endlich soweit. Mein CD4-Wert war wieder auf 550 gestiegen – und lag damit fast im normalen Bereich. Ich verspürte eine Welle der Erleichterung, obwohl ich wußte, daß ich der Zahl nicht trauen konnte. Sie war zu schnell gesunken, als daß ich nun glauben konnte, daß ich mich tatsächlich wieder gefangen hatte. Abgesehen davon, würde mir dieses Ergebnis die Verhandlungen mit Stevens über eine AZT-Behandlung nicht gerade erleichtern.

Auf seine Bitte hin hatte ich gewartet, geplagt von der Vision eines Heeres von Viren, die ungehemmt meinen Körper verwüsteten. Eine höhere Anzahl von T-Helferzellen im Blut war nur ein schwacher Trost – ein Hinweis, daß ich das Virus noch in Schach hielt; freilich nur vorläufig. In der Hoffnung, daß Stevens nicht allzu schwer zu überzeugen sein würde, machte ich mich auf den Weg zu seiner Klinik. Er saß an seinem Schreibtisch und las Berichte.

»Tut mir leid, Sie zu stören«, sagte ich an der Tür, »aber heute ist der Tag, an dem ich mit AZT anfange.«

Über meine Direktheit lachend, bat er mich herein. »Haben Sie Ihren letzten Wert bekommen?«

Ich nannte ihm das Ergebnis.

»Also hat sich meine Vorsicht wahrscheinlich doch ausgezahlt.«

»Da bin ich nicht so sicher.«

Stevens schüttelte den Kopf.

»Vergessen Sie nicht, daß dieses Virus in meinem Körper von einer Leiche stammt, die AIDS im Endstadium hatte. Mit Sicherheit gibt es nicht viele Fälle, in denen das Virus in einer so späten Phase der Infektion übertragen wurde. Sicher, der CD4-Wert ist diesmal besser, aber vergessen wir nicht, daß er vorher kontinuierlich gesunken ist. Deswegen ist es nicht abwegig, einen Fall von ›rapider Progression‹ anzunehmen, und ich würde gern herausfinden, ob eine relativ frühe Behandlung etwas bewirkt. Es ist auf jeden Fall ein lohnendes Experiment.«

»Meine einzige Sorge ist«, sagte Stevens, »daß Sie an Ihrer eigenen Sturheit sterben könnten.«

»Na ja«, gab ich zurück. »Dann sterbe ich wenigstens bei dem Versuch, mein Leben zu retten.«

»Gut, ich hab's Ihnen versprochen. Ich schreibe Ihnen das Rezept. Dann werden wir sehen, wie Sie mit AZT zurechtkommen.«

Als Stevens nach seinem Rezeptblock griff, empfand ich ein überwältigendes Triumphgefühl. Sorgfältig faltete ich das Rezept – so ehrfürchtig wie einen dicken Gehaltsscheck. Ich hatte mich tatsächlich durchgesetzt, hatte es geschafft, Stevens' Vorbehalte zu durchbrechen. Jetzt konnte ich mit meinem »ultimativen Experiment« beginnen.

Auch Dawn hatte ihr Ergebnis erfahren. An diesem Abend rief sie mich an, überschwenglich, um mir mitzuteilen, daß ihr Wert 900 betrug, also hoch im normalen Bereich lag.

»Das ist ja phantastisch«, rief ich aus, obwohl ich innerlich zitterte bei dem Gedanken, daß ich mich zwar wesentlich später infiziert hatte, aber ohne weiteres vor ihr auf dem Tiefpunkt anlangen konnte.

Da sie zum ersten Mal seit Wochen fröhlich wirkte, wagte ich es, ihr meine eigene gute Nachricht mitzuteilen – daß ich ein

Rezept für AZT erhalten hätte und äußerst gespannt auf die Wirkung einer früh einsetzenden Behandlung sei. Dawn stöhnte auf, als sie das hörte.

»Warum denn? Warum nimmst du das, solange du überhaupt nichts hast?«

Mit schwerem Herzen sagte ich ihr, daß mein CD4-Wert, ungeachtet der momentanen Erholung, zuvor ständig gesunken war.

»Wieso hast du mir nichts davon gesagt?« fragte sie, beinahe tonlos.

»Ich wollte dir nichts sagen, solange ich nicht wußte, was vor sich ging. Ich wollte dir keine Angst einjagen.«

»Carls Wert ist auch so schnell gesunken.«

»Aber ich hoffe, ich kann den Wert stabilisieren, wenn ich AZT und vielleicht ein paar neue Medikamente früh einnehme.«

»AZT ... das wird dir kaum das Leben retten.«

»Immerhin verlangsamt es die Ausbreitung des Virus.«

»Und was ist mit den Nebenwirkungen?«

»Damit muß ich eben fertig werden.«

»Und was ist mit Weihnachten?« fragte Dawn enttäuscht. »Wenn es dich krank macht, was wahrscheinlich der Fall ist, ruinierst du dir die Feiertage.«

»Ich mache mir nichts aus Feiertagen.«

»Aber ich vielleicht. Ich dachte, wir könnten ein paar Tage zusammen verbringen.«

Eine Stütze war sie mir nicht gerade, dachte ich. Aber dann überlegte ich, daß es nicht schaden konnte, den Behandlungsbeginn noch zwei Wochen aufzuschieben, nachdem ich ohnehin schon so lange gewartet hatte. Also versprach ich ihr, mich noch eine Weile zu gedulden.

Sie wollte sich angesichts ihres hohen CD4-Wertes noch einmal auf HIV testen lassen. »Mein Vater denkt, ich sei vielleicht doch negativ, weil die Zahl der T-Zellen nicht abgenommen hat.« Die AIDS-Schwester von der Klinik sagte ihr, sie solle sich keine Hoffnungen machen, da die Tests zuvor positiv ausgefallen seien und Carl mittlerweile sämtliche Symptome von AIDS zeige. »Aber ich tu's meinem Vater zuliebe«, sagte Dawn.

Ich hoffte, daß Dawn tatsächlich so realistisch war, wie sie klang, und sich nicht der abwegigen Vorstellung hingab, ihr positiver Befund könnte ein Fehler gewesen sein. Das wäre natürlich wunderschön, aber es war auch extrem unwahrscheinlich. Trotzdem fragte ich mich, nachdem ich aufgelegt hatte, was geschehen würde, wenn Dawn infolge einer glücklichen Laune des Schicksals der Infektion entgangen war. Was, wenn ihr Test diesmal negativ ausfiel und sie in die Welt der Gesunden zurückkehren konnte?

Auf einmal tauchte vor mir das Bild von Dawn auf, wie sie die gute Nachricht erhielt, den Telefonhörer fallen ließ, zu ihrem Wagen rannte und unter Mißachtung sämtlicher Stoppschilder zur Schule ihres Sohnes fuhr, es immer wieder vor sich hin sagte: »Ich bin negativ, ich bin negativ.« Wie sie ins Büro des Direktors stürzte und rief: »Ich bin negativ, ich bin negativ, wo ist Howie?« Wie sie mit tränennassen Wangen und wirrem Haar durch den Flur bis zum Klassenzimmer ihres Sohnes lief. Und stehenblieb, um den Augenblick auszukosten. Wie sie durch den Türspalt flüsterte: »Howie!« Wie sie ihn in die Arme nahm und ihm sagte, sie sei negativ, und Howie in Jubel ausbrach. Dann würden sie Hand in Hand aus der Schule fortgehen und ein neues Leben beginnen – ein Leben, in dem für mich kein Platz mehr war.

Bei dieser Vision packte mich eine kalte Furcht. Ich konnte den Gedanken nicht ertragen, sie zu verlieren und wieder allein zu sein, allein mit der Krankheit.

17 Eine Woche später rief sie mich im Büro an. »Also, die ELISA- und Western-Blot-Ergebnisse sind da.«

»Und?«

»Sie sind beide wieder positiv ... Ich hab's gewußt, im Grunde meines Herzens hab ich's gewußt, ich hab's mir nur so sehr gewünscht ...«

»Das tut mir sehr leid«, sagte ich.

Sie gab keine Antwort. In jedem HIV-Infizierten mußte die Möglichkeit einer Fehldiagnose, so unwahrscheinlich sie auch sein mochte, die verzweifelte, flüchtige Hoffnung wecken, nach all den Seelenqualen sein Leben doch noch zurückzugewinnen. »Ich hab drum gebetet, daß der Alptraum wenigstens für dich ein Ende hätte«, sagte ich.

Ich konnte ihre Mutlosigkeit sogar am Telefon spüren. »Aber betrachten wir die Sache aus der richtigen Perspektive«, sagte ich, um sie aufzumuntern. »Dein CD4-Wert ist hervorragend. Du hältst dich stabil. Und das sind doch sehr gute Neuigkeiten.«

Am anderen Ende herrschte Schweigen.

Hilflos suchte ich nach Worten, die Dawn auf andere Gedanken bringen konnten. Dann hatte ich eine Inspiration.

»Ich weiß, was wir tun. Wir gehen aus und feiern die gute Seite daran«, sagte ich.

»Nein, mir ist nicht danach. Das ist alles ein einziger Alptraum.«

»Komm schon, ich hab eine phantastische Idee. Es soll eine Überraschung sein. Und es wird dir gefallen, das kann ich dir garantieren.«

Schließlich konnte ich sie überreden, mich auf der Straße vor ihrem Büro zu treffen. Als ich dort ankam, stieg sie niedergeschlagen in meinen Wagen und hauchte mir einen lustlosen Kuß auf die Wange. »Wo fahren wir hin?« fragte sie argwöhnisch.

»Warte ab«, antwortete ich. »Ich kann dir nur versprechen, daß es dir Spaß machen wird.«

»Komm schon, sag's mir ...«

»Mach einfach die Augen zu, bis wir dort sind.«

Endlich kamen wir an, und zum Glück fand ich einen Parkplatz direkt vor unserem Ziel. Als ich den Wagen abstellte, dämmerte ihr, was ich vorhatte. »O mein Gott! Du machst Witze«, sagte sie. Wir standen vor McClure, dem exklusivsten Modegeschäft von Nashville. »Mahlon, ich war noch nie da drin!«

»Ich aber, und ich hab mich nach Sachen für dich umgesehen. Aber ich wollte nichts kaufen, ohne daß du es anprobierst.«

»Ich glaub's einfach nicht!« rief sie aus.

McClure war ein elegantes Etablissement mit hohen Räumen, Marmoreingang und kristallenen Lüstern. Als wir eintraten, sah Dawn sich ehrfürchtig um. Ich führte sie zu den Kleiderständern und zeigte ihr, was mir gefallen hatte, dann ermutigte ich sie, die Sachen anzuprobieren. »Oh, Mahlon, wirklich?« fragte sie. »Meinst du das ernst?«

Ich nickte, amüsiert über ihre kindliche Begeisterung.

Eine Verkäuferin erschien und begann, weitere Kleider herauszulegen. Ich setzte mich, um zu warten, während sie mit Dawn in den Ankleidekabinen verschwand.

Verschüchtert kam Dawn wieder zum Vorschein, um mir die Kleider vorzuführen. Einige waren sehr sexy. »Meinst du nicht, das ist etwas zu gewagt?« fragte sie kichernd. Ich war bezaubert von ihrem spontanen Leichtsinn und auch ein wenig erregt, weil wir uns wie ein normales, verliebtes Paar benahmen.

»Ich versuche, ein Gentleman zu sein«, sagte ich schließlich. »Also übertreib's nicht.«

Dawn lachte wehmütig.

In dem Moment trat die Verkäuferin mit dem Arm voller Kleider auf mich zu. »Zeigen Sie's ihr«, sagte ich und wies auf Dawn, die schon wieder auf dem Weg zur Ankleidekabine war. Ich überließ die beiden sich selbst und ging, um mir Schuhe anzusehen.

Eine halbe Stunde später kam Dawn endlich zurück. Mit Hilfe der Verkäuferin hatte sie vier Kombinationen zusammengestellt. Sie nahm mich bei der Hand und führte mich zu dem Ladentisch, auf dem ihre Auswahl neben der Kasse ausgebreitet lag.

»Packen Sie's ein«, sagte ich in meinem spendabelsten Tonfall.

Während die Verkäuferin die Preise in die Kasse eintippte, erkundigte sie sich, ob »die Dame« meine Verlobte sei.

»Nein. Wir sind nur befreundet«, antwortete ich, immer noch in der Rolle des neureichen Ölmagnaten.

Zu verlegen, um die Gesamtsumme abzuwarten, entschuldigte sich Dawn und sagte, sie werde draußen auf mich warten.

Mir schwindelte, als ich die Rechnung bezahlte. Mein besonnenes früheres Ich hätte sich niemals auf einen solchen Kaufrausch eingelassen. Aber ich kam mir großzügig und galant vor – und das wichtigste war: ich hatte Dawn aufgeheitert.

An diesem Abend, als ich vor meinem Kamin saß und Dawn sich an mich lehnte, dachte ich, daß wir noch nie so entspannt miteinander umgegangen waren. Wir hatten Pläne für die Feiertage geschmiedet, und dann ließ Dawn eine Andeutung fallen, daß sie eine Massage sehr genießen würde. »Würde es dir was ausmachen?« fragte sie.

»Bestimmt nicht.«

Wie üblich ging sie ins Bad, um meinen Bademantel anzuziehen, dann legte sie sich auf den Bauch, ein Kissen unter dem Kinn.

»Wo soll ich anfangen?«

»Mit dem Rücken«, sagte sie.

Aber auf einmal richtete sie sich auf, warf den Bademantel ab und legte sich wieder hin, nur in ihrer Unterwäsche. Ich versuchte, mich ungezwungen zu geben, und begann, leicht nervös, mit der Massage, die bislang unser einziges intimes Ritual gewesen war.

Ich war so vorsichtig gewesen, so diszipliniert, so fest entschlossen, ihr Vertrauen zu gewinnen, daß ich fürchtete, mit einer falschen Geste alles zunichte zu machen. Deshalb achtete ich darauf, daß meine Bewegungen neutral und unbedrohlich blieben, für den Fall, daß ich die Situation falsch gedeutet hatte. Dawn, die meine Verwirrung spürte, drehte sich halb zu mir und sah mich an. »Lassen wir den Unsinn«, sagte sie.

Ich starrte sie verblüfft an.

»Mahlon«, sagte sie. »Komm her.«

Schon am nächsten Abend waren wir wieder verabredet. Wir wollten eine Wohltätigkeitsveranstaltung für AIDS-Kranke besuchen, bei der eine Modeschau und eine Auktion stattfinden sollten. In meinem besten (und einzigen) schwarzen Anzug holte ich Dawn ab, die eines ihrer neuen Kleider trug, seidenweich und schwarz. »Du siehst großartig aus«, sagte ich, und sie lächelte geschmeichelt, war aber sichtlich angespannt. Ich begann draufloszureden, um ihr die Befangenheit zu nehmen, während ich sie insgeheim musterte und nach Anzeichen suchte, ob sie die Intimität der vergangenen Nacht bereute. Aber ich wurde nicht schlau aus ihr.

Deshalb war ich selbst nervös, als wir endlich am Ziel waren. Kaum eingetreten, wurde uns klar, daß dies keine für Nashville typische Veranstaltung war. Es herrschte eine Art flippige New Yorker Diskoatmosphäre – eine Szene, die keiner von uns je erlebt hatte –, und angesichts einer Reihe männlicher Bodybuilder im Tanga, die auf Podesten posierten, kamen wir uns wie zwei spießige Provinzler vor. Manche, fiel mir auf, hatten entzündete Augen; andere trugen dickes Make-up, um die verräterischen Zeichen der Kaposi-Sarkome zu verbergen. Hetero- und homosexuelle Paare, männliche und weibliche, tanzten auf der Diskofläche, die Gesichtszüge zerhackt von den grellen Lichtblitzen des Stroboskops, und ihre Aufmachung reichte von förmlicher Kleidung bis hin zu Transvestitenkostümen.

»Ich frage mich, wer diese Leute sind«, sagte Dawn. »Wo sind die Leute, die wir kennen? Wo ist Shannon? Ich sehe niemanden aus meiner Gruppe.«

Während wir uns durch die Menge schoben, kamen wir an Männern vorbei, die einander amouröse Avancen machten, und Dawn klammerte sich fester an meinen Arm. »Ich weiß schon, daß ich das alles akzeptieren sollte«, sagte sie schließlich. »Vor allem, weil wir alle im selben Boot sitzen. Aber ich hab immer noch Schwierigkeiten, wenn ich zwei Typen miteinander sehe. Dabei bin ich sicher, daß sie auch Probleme hätten, wenn sie uns zusammen sehen.«

»Das glaube ich nicht«, sagte ich. »Schließlich begegnen ihnen auf Schritt und Tritt schmusende Heteropaare.«

Ein großer junger Mann mit hellen Augen kam direkt auf uns zu; er führte einen älteren, abgemagerten Mann mit Sonnenbrille und weißem Stock am Arm. Der ältere war offensichtlich blind, vermutlich aufgrund einer CMV-Retinitis. Ich wollte nicht, daß Dawn ihn sah, denn zweifellos würde er sie an Jan erinnern. Sanft schob ich sie in eine andere Richtung, dorthin, wo die Modeschau stattfand.

»Das ist keine AIDS-Veranstaltung, sondern eine Schwulenparty«, sagte Dawn schließlich. »Wir gehören nicht hierher. Ich finde, wir sollten gehen.« Ohne auf mich zu warten, drehte sie sich um und ging auf den Ausgang zu.

»Ich bin mir so komisch vorgekommen«, sagte sie, als wir draußen waren. »Wir sind weiß, Mittelklasse, so durchschnittlich, wie man nur sein kann. Da drin ist mir eigentlich erst zum Bewußtsein gekommen, daß wir nicht mal zur Mehrheit der AIDS-Kranken gehören – daß wir die Außenseiter sind.«

Das war nicht zu bestreiten. Um ihret- und meinetwillen und wegen der anderen, denen es wie uns erging, sehnte ich mich nach der Solidarität, die zwischen HIV-Infizierten innerhalb der Schwulengemeinde bestand. Aber unter Heterosexuellen existierte so etwas leider nicht.

Dawn schien meine Gedanken zu erraten, denn als wir beim Auto waren, wandte sie sich zu mir und fragte: »Wen haben wir denn, außer einander?«

»Das stimmt, da ist sonst nicht viel«, sagte ich.

»Also mußt du wohl bei mir bleiben, wie?«

»Gott sei Dank«, sagte ich und meinte es auch.

Vielleicht, dachte ich, fanden wir wirklich zu einer echten

Beziehung. Aber als wir in den Wagen einstiegen, schlug ihre Stimmung wieder, wie so oft, plötzlich um.

»Wohin?« fragte ich und hoffte, die Wolke werde vorüberziehen. »Möchtest du bei mir übernachten?«

»Nein«, sagte sie. »Fahr mich bitte nach Hause.«

Das traf mich. Ich fragte mich, ob das Geschenk der Intimität, eines Abends von Liebe und Vertrauen, emotional zu gefährlich für sie gewesen war. Vielleicht war die Rückkehr zu ihrem alten Ich, der nichtinfizierten Dawn, die ihre Sexualität ausleben konnte und sich wohl dabei fühlte, nur eine momentane Illusion gewesen. Denn sie hatte sich schon wieder in ein kaltes, abweisendes Mißtrauen zurückgezogen. Ich fand keinen Zugang zu ihr.

18

Ich arbeitete in meinem Büro, als Carol vorbeikam. Ich forderte sie auf, sich zu setzen, und das tat sie, den Kopf an die Wand gelehnt.

»Ich bin gestern bei dir zu Hause vorbeigefahren«, sagte sie. »Dein Garten ist ja völlig verwildert.«

»Na ja, es ist Dezember.«

»Das weiß ich. Aber er hat schon im Herbst so ausgesehen. Du hast nicht allzuviel dran gemacht, wie?«

»Das stimmt.«

»Warum nicht?«

»Sieh dich doch um«, antwortete ich und zeigte auf die Stapel von Artikeln über AIDS.

»Aber Mahlon, du hast dir immer Zeit für deine Pflanzen genommen, egal, wie beschäftigt du warst. Sie haben dir so viel Freude gemacht.«

»Das tun sie immer noch.«

»Erzähl mir nicht, daß dein Leben nur noch aus Arbeit und deinem Kampf gegen HIV besteht.«

»Und Dawn«, sagte ich.

»Und Dawn«, wiederholte Carol. »Wie läuft es?«

Ich zuckte die Achseln. »Nicht besonders.«

»Warum nicht? Mag sie keine Gartenarbeit?«

Ich lachte. »Nein. Aber das ist nicht der Grund, weshalb ich meinen Garten vernachlässigt habe.«

Ich hatte bisher mit niemandem darüber gesprochen, aber jetzt gestand ich, daß ich daran dachte, mein Haus zu verkaufen. »Vielleicht habe ich mich deswegen nicht mehr um den Garten gekümmert«, fügte ich hinzu.

»Aber wo willst du wohnen?«

Ich besaß immer noch die Eigentumswohnung, die ich nach meiner Wohnwagenzeit gekauft hatte. Schon vor Jahren hatte ich sie zum Verkauf angeboten, aber bislang war kein Interessent aufgetaucht. Und da mich jetzt wiederholt Immobilienmakler angerufen und behauptet hatten, Käufer für mein Haus gefunden zu haben, wollte ich die Möglichkeit zumindest prüfen.

»Das sagen die Makler immer«, erklärte Carol. »Ich dachte, du wolltest dein Leben in diesem Haus verbringen.«

»Wollte ich auch«, antwortete ich. Aber vor kurzem hatte einer der Fachärzte für Infektionskrankheiten am Klinikum erwähnt, einer seiner AIDS-Patienten, der in meiner Nähe wohnte, habe sein Haus weit unter Marktwert verkaufen müssen, weil seine Krankheit sich herumgesprochen hatte. Offensichtlich zog in Nashville die Urangst vor ansteckenden Krankheiten sogar den Immobilienmarkt in Mitleidenschaft.

»Vergessen wir nicht, daß dies hier der Bibelgürtel von Amerika ist. Und Nashville ist ziemlich bigott«, erinnerte ich Carol.

Beunruhigt durch diese Geschichte, hatte ich ein paar Makler angerufen, die wegen des Hausverkaufs an mich herangetreten waren, und mich in meiner Eigenschaft als AIDS-Forscher erkundigt, ob die Krankheit potentielle Käufer abschrecken würde. Die übereinstimmende Auskunft lautete, es sei weitaus besser, zu verkaufen, ehe die Nachricht sich herumgesprochen habe – zumal sich junge Paare mit Kindern scheuten, ein Haus zu kaufen, in dem ein HIV-Infizierter gewohnt habe. Als ich das hörte, hatte ich plötzlich die Vorstellung fremder Menschen, die sich durch mein geliebtes Cottage drängten, ängstlich darauf bedacht, nichts zu berühren und das Badezimmer nicht zu benutzen, sorgfältig den Boden nach Blutstropfen absuchend.

»Deshalb bin ich auf die Idee gekommen, jetzt zu verkaufen«, sagte ich zu Carol.

»Und was sagt Dawn dazu?«

»Sie weiß nichts davon.«

»Hm«, brummte Carol, dann fragte sie leise: »Also, sag mir – warum läuft es nicht zwischen euch?«

Bis zu dem Zeitpunkt war ich mir über meine Vorbehalte gegenüber Dawn selbst kaum klargeworden, so sehr widerstrebte es mir, sie eingestehen zu müssen. Aber als ich anfing, Carol davon zu erzählen, nahmen sie auf einmal feste Form an: Dawn war keine Kämpferin, die meiste Zeit war sie deprimiert, und was das schlimmste war, sie schien sich nicht im klaren darüber zu sein, wie sie eigentlich zu mir stand.

Carol war erschrocken, als sie die Trauer in meiner Stimme hörte. »Es tut mir so leid«, sagte sie. »Ich hab das Gefühl, als hätte ich dir diese Enttäuschung eingebrockt.«

»Überhaupt nicht«, sagte ich. »Ich hab dich gebeten, mir bei der Suche nach einer Partnerin zu helfen. Und ich weiß nicht, was ich ohne Dawn tun würde.«

Carol schüttelte den Kopf. »Ach, Mahlon«, sagte sie. »Ich glaube nicht, daß ein Virus, selbst HIV, stark genug ist, um zwei Menschen zusammenzuhalten.«

»Komm schon, Carol, wenn du so denkst, warum hast du dann geholfen, mich mit einer HIV-positiven Frau zusammenzubringen?«

Carol beugte sich vor. »Die Frage ist doch, ob Dawn die richtige Frau ist.«

»Ich habe nicht viele Alternativen. Ich wüßte nicht einmal, wo ich mich nach einer anderen Frau umsehen sollte. Und ich will nicht für den letzten Rest meines Lebens allein sein.«

»Du bist nicht wirklich allein«, widersprach Carol. »Du hast deine Familie und mich und Bart und Shannon ...«

»Danke – und das meine ich wirklich –, aber du weißt, daß es nicht dasselbe ist.«

»Dasselbe wie was? In eine Frau verliebt zu sein, die zu deprimiert ist, um dein Leben zu teilen oder sich um dich zu kümmern? Ich hoffe doch sehr, daß es nicht dasselbe ist.«

Inzwischen war ich wütend und abwehrend. »Du verstehst einfach nicht, was es heißt, HIV-positiv und hetero zu sein«, sagte ich bitter.

»Vielleicht nicht so wie du, Mahlon«, gab sie zurück. »Aber ich bin ziemlich nah dran.«

Sie spürte, daß sie einen Nerv getroffen hatte; sie zog sich zurück und verließ unter irgendeinem Vorwand mein Büro. Aber sie hatte hartnäckige Zweifel in mir geweckt, die ich lieber verdrängen wollte. Schließlich unternahm ich einen langen Spaziergang rund um den Campus und kam an all den Orten vorbei, die während der letzten zwanzig Jahre eine Rolle in meinem Leben gespielt hatten. Während ich da herumlief, sagte ich mir, daß Carol es zwar gut meinte, aber unrecht hatte. Irgendwie mußte es mir gelingen, an Dawn heranzukommen, ihre Teilnahmslosigkeit zu durchbrechen.

Ich hatte bereits beschlossen, sie meiner Familie vorzustellen. Als Becky nach Knoxville kam, wie sie es jedes Jahr einmal tat, fuhren sie und meine Mutter nach Nashville. Ich war recht nervös, denn Becky hatte mich wegen Dawn gnadenlos aufgezogen, und als sie auch noch viel zu früh erschienen, geriet ich einigermaßen aus der Fassung. Ich kam gerade vom Einkaufen zurück, als ich sie in die Einfahrt einbiegen sah. Mein Haus war noch nicht ganz gerüstet, um Gäste zu empfangen, vor allem nicht den schlammpfotigen Orpheus, der sich sehr für meine flauschigen weißen Wollteppiche interessierte.

Ich fuhr hinter ihnen in die Einfahrt und hörte Becky ausrufen: »Oh, schau, wer da ist.« Orpheus stimmte ein Begrüßungsgebell an.

Becky sprang aus dem Wagen, lief zu meinem offenen Fenster und schlang die Arme um mich. Ihre wilde kastanienbraune Mähne war sonnengebleicht und heller, als ich sie in Erinnerung hatte. Orpheus folgte ihr auf den Fersen, sprang hoch, um mir flüchtig übers Gesicht zu lecken, ehe er zu einem der brachliegenden Blumenbeete davontrottete und sein Revier markierte. Becky trat einen Schritt zurück, um mich aussteigen zu lassen, und musterte mich forschend. »Also«, sagte sie zögernd, »du siehst gut aus. Geht's dir auch gut?«

»Natürlich geht's ihm gut«, sagte meine Mutter, die auf uns zukam, und ich küßte sie auf die Wangen.

»Ja«, sagte ich zu Becky, »gib mich ja nicht zu früh auf.«

Irritiert sagte meine Mutter: »Müssen wir unbedingt jetzt schon davon sprechen?«

»Ach, Mama, keine Sorge«, antwortete Becky. »Es ist schon gut.«

»Ihr seid früh dran«, sagte ich, um das Thema zu wechseln.

Sie hätten den Plan geändert, antwortete Becky. Statt in Nashvilles berühmter Pancake Pantry zu frühstücken, hatte

Becky beschlossen, bei mir zu Hause selbst Pfannkuchen zu machen. Das sei ein besserer Ort, um Dawn kennenzulernen, sagte sie.

Es war gut, daß wir zu Hause aßen, denn Dawn kam spät. Sie trug eine der Kombinationen, die ich ihr gekauft hatte, einen schwarzen Kaschmirpullover und graue Hosen. Als ich ihr die Tür öffnete, wirkte sie etwas besorgt. »Bin ich passend angezogen?« fragte sie.

»Du siehst großartig aus.« Ich spürte, wie unbehaglich ihr zumute war, und berührte ihren Arm. »Mach dir keine Sorgen. Sie werden dich schon mögen.« Sie sah mich zweifelnd an.

Als ich Dawn meiner Schwester vorstellte, brach Becky in Bewunderung über ihre Kleider aus. Dawn verriet auf der Stelle, daß sowohl der Pullover wie auch die Hose Geschenke von mir seien. Kurz darauf erwischte mich Becky allein in der Küche und sagte im Scherz: »Du bist ja sehr spendabel!«

»Keine Angst«, flüsterte ich ihr sarkastisch ins Ohr. »Es ist noch genug für dich da, wenn's soweit ist.«

»Werd nicht gemein!« sagte sie scheinbar entrüstet.

»Wieso gemein?« fragte Mutter, die in die Küche kam.

»Nichts, er ist schon wieder gemein zu seiner Schwester«, sagte Becky, während sie begann, die Zutaten für den Pfannkuchenteig herzurichten.

Meine Mutter ging zurück ins Wohnzimmer, und ich hörte, wie sie versuchte, sich mit Dawn zu unterhalten. Dawn antwortete nur im Telegrammstil. Ich fand, ich sollte ihr beistehen, und als ich ins Zimmer kam, berichtete Dawn gerade von Howie, der sich in der Schule gut machte.

»Und wofür interessiert er sich besonders?« fragte meine Mutter.

»Er mag Musik, aber für die Naturwissenschaften interessiert er sich am meisten.«

»Tatsächlich?« sagte meine Mutter. »Redet er mit Mahlon viel über Medizin?«

»Na ja, offen gestanden, er kommt mit Mahlon nicht besonders gut aus.«

Ich war schockiert, und das mußte man mir angesehen haben, denn meine Mutter warf mir einen forschenden Blick zu. Howie und ich hatten kaum je miteinander zu tun gehabt, ich kannte ihn praktisch nicht. Mir war aber aufgefallen, daß Dawn sich offensichtlich bemühte, uns voneinander fernzuhalten.

Dawn spürte, daß ihre Bemerkung ungeschickt gewesen war. Sie stand auf und entschuldigte sich: sie wolle draußen eine Zigarette rauchen.

Als sie fort war, sagte Mutter: »Ich hoffe, wir machen sie nicht nervös.«

»Es ist nie einfach, die Familie des anderen kennenzulernen. Und sie war in letzter Zeit ziemlich deprimiert.«

Meine Mutter war still, und wir schwiegen beide, bis Becky ins Zimmer trat, in der Hand die Werbebroschüre eines Maklers. »Mama sagt, du denkst daran, das Haus zu verkaufen. Warum? Hat es was mit Dawn zu tun?«

Nein, sagte ich, Dawn wisse gar nichts von meinem Plan. Ich erklärte ihr, daß meine HIV-Infektion den Preis drücken könnte und daß ich mich einer Maklerin namens Lottie Gutterson anvertraut hätte.

»Aber warum mußtest du ihr das sagen, Mahlon?« klagte meine Mutter.

»Sie hat ein Recht, das zu wissen – vor allem, weil das ja der Grund ist, das Haus zu verkaufen.«

In diesem Moment kam Dawn zurück und hörte die letzten Sätze mit. Sie wandte sich an mich: »Der Maklerin hättest du's wahrscheinlich nicht sagen müssen. Aber andererseits ist es überraschend, wie viele Leute solche Sachen sowieso herausfinden.« Auf die Neuigkeit, daß ich das Haus verkaufen wollte, reagierte sie gar nicht.

Sie hörte nur zu, während Mutter, Becky und ich das Für und Wider des Verkaufs erörterten. Ich erklärte, ich wolle ihnen nicht die Verantwortung für ein Haus aufhalsen, das nach meinem Tod vielleicht schwer verkäuflich wäre.

»Aber Mahlon, ich finde es furchtbar, daß du ein Haus verkaufst, das du so liebst«, sagte Becky.

»Du hast so viel Arbeit hineingesteckt«, pflichtete meine Mutter ihr bei.

»Ja, aber für den Fall, daß mir was passiert, möchte ich nicht, daß du dich darum kümmern mußt«, sagte ich zu ihr. »Dazu bist du wirklich nicht in der Lage. Wie würdest du zum Beispiel meine Hypothekenzinsen zahlen, bevor mein Testament eröffnet und das Geld freigegeben ist?«

An dieser Stelle schaltete Dawn sich ein. »Das Haus ist wirklich ein Haufen Arbeit, vor allem der Garten. Ich versuche meinen Dad dazu zu bringen, daß er sich um meinen Garten kümmert. Ich fand eigentlich immer, daß Mahlon das Haus loswerden sollte.«

Mutter und Becky starrten Dawn entgeistert an. »Ich meine, es ist alt«, fuhr sie stockend fort, denn sie spürte, daß sie wieder etwas Unpassendes gesagt hatte. »Tut mir leid, das ist meine Meinung. Aber es geht mich ja sowieso nichts an.« Ein peinliches Schweigen breitete sich aus und hielt an, bis Dawn auf die Uhr sah und sagte: »Mahlon, weißt du, ich hab eigentlich noch sehr viel zu tun – Weihnachtsgeschenke besorgen und so weiter. Ich sollte jetzt gehen.«

»Wollen Sie nicht zum Essen bleiben?« fragte Becky.

»Nein, vielen Dank. Sie wollen sicher auch ein bißchen mit Mahlon allein sein.«

Ich begriff, daß Dawn nur fliehen wollte, und protestierte nicht. Sie verabschiedete sich von meiner Mutter und meiner Schwester, und ich begleitete sie zum Wagen, um mich zu vergewissern, daß alles in Ordnung war. Kaum waren wir draußen, zündete sie eine Zigarette an und stieß eine gewaltige Rauchwolke aus. »Tut mir leid, daß ich den Mund aufgemacht habe«, sagte sie. »Was ich gesagt habe, hat ihnen anscheinend nicht gepaßt.«

»Mach dir keine Sorgen. Jeder hat das Recht auf eine eigene Meinung.«

»Ja, aber sie waren ziemlich erschrocken.«

»Das macht nichts, das geht wieder vorbei.« Ich mußte mir eingestehen, daß ich selbst ein wenig erschrocken war über

Dawns unerwartete Enthüllung, daß Howie nicht mit mir zurechtkam und sie mein Haus nicht mochte. Aber ich wollte nicht darauf herumreiten, sondern fragte: »Was ist mit Weihnachten – wann soll ich zu dir kommen?«

Dawn sah mich unsicher an, immer noch beunruhigt wegen ihrer diversen Fauxpas. »Ich ruf dich an«, sagte sie, und nach einem flüchtigen Kuß stieg sie in ihren Wagen.

Als ich wieder ins Haus kam, war deutlich, daß meine Mutter und Becky über Dawn gesprochen hatten.

»Weiß sie nicht, wieviel dieses Haus dir bedeutet?« sagte Becky mit verletzter Stimme.

»O doch, ich glaube nur, sie mag keine alten Häuser.«

»Sie mag dich nicht genug«, sagte meine Mutter leise.

»Woher willst du das wissen? Du hast sie doch eben erst kennengelernt. Sie war nervös.«

Becky wechselte das Thema.

Nach dem Essen saßen wir noch ein paar Stunden am Kamin, und Becky und ich erzählten von den jüngsten Ereignissen in unserem Leben, während meine Mutter nur dasaß und zufrieden zuhörte. Als der Nachmittag dem Ende zuging und sie allmählich aufbrechen wollten, sagte ich: »Übrigens möchte ich euch noch sagen, daß ich endlich mein Rezept für AZT bekommen habe. Nach den Feiertagen werde ich damit anfangen.«

»Ich hoffe bloß, du verträgst es«, sagte Becky.

»Mit Sicherheit«, antwortete Mutter mit unbeirrbarer Überzeugung. »Schließlich war er das Wunderbaby.«

Eine Zeitlang schwiegen wir alle. Dann fragte Mutter aus heiterem Himmel: »Wie wär's, wenn ich nach Nashville ziehe?«

»Um hier zu wohnen?« fragte ich.

»Ich könnte mich um den Garten kümmern und für dich kochen, wenn es dir schlechtgeht. In der Blair-Musikschule könnte ich sicher einen Pianisten finden.«

Ich zuckte die Achseln. »Nein, Mama ... du hast dein eigenes Leben. Außerdem kann man nie wissen – vielleicht geht's mir noch eine ganze Weile gut.«

19

Weihnachten 1993.

Ich kaufte eine Fichte im Topf und schmückte die dünnen Zweige mit Ketten winziger elektrischer Weihnachtskerzen. Unter den Baum legte ich meine Geschenke für Dawn, viele kleine Päckchen in goldenem Geschenkpapier, jedes mit einer kleinen Karte; darin befanden sich ein Seidenschal und Schmuck, den ich aus verschiedenen Katalogen bestellt hatte.

An Heiligabend arbeitete ich bis neun Uhr, dann besuchte ich Dawn bei ihren Eltern. Ich hatte Geschenke für sie und Howie mitgebracht, außerdem meine zwei größten Geschenke für Dawn, von denen ich dachte, sie könnte sie am nächsten Morgen zusammen mit ihrer Familie öffnen. Aber als Dawn die sorgfältig eingewickelten Päckchen sah, konnte sie es nicht abwarten und öffnete sie gleich. In dem einen war ein Pullover, im anderen eine Seidenjacke; sie zog sie sofort an und wirbelte begeistert damit durchs Zimmer. Der spontane Entschluß, die Geschenke auszupacken, schien ihrer Mutter zu mißfallen, aber ich dachte nicht weiter darüber nach, bis ich Dawn am nächsten Nachmittag abholte.

Sie war niedergeschlagener, als ich sie je erlebt hatte.

»Meine Mutter war richtig wütend, nachdem du fort warst«, sagte sie. »Sie hat gesagt, ich wär selbstsüchtig und hätte nicht an Howie gedacht.«

»Hat er sich denn beschwert?« fragte ich besorgt.

»Nein, und als ich ihn später gefragt habe, hat er gesagt, es hätte ihm nichts ausgemacht.« Dawn zündete sich eine Zigarette an. »Aber sie hackt ständig auf mir rum. Sie sagte, ich gebe mit deiner Großzügigkeit an ... Sie kann's einfach nicht ertragen, mich glücklich zu sehen. Sie findet, ich hab's nicht verdient.«

»Wirklich? Warum?«

»Komm schon«, sagte Dawn. »Warum wohl?«

»HIV? Bist du sicher?«

Sie zuckte die Achseln. »Ich weiß nicht. Vielleicht lag's auch daran, daß Howies Vater vorbeikommen wollte, und wahrscheinlich kam er sich dann ein bißchen fehl am Platz vor, nachdem du da warst.«

»Das hat mir keiner gesagt.«

»Es ist nicht deine Schuld ...«

»Vielleicht hätte ich dir lieber alle Geschenke heute geben sollen, wenn wir allein sind.«

»Nein, ich fand es nett.« Für einen Moment schienen ihre Gedanken abzuschweifen. »Mein Gott, wenn sie so über mich herfällt, bin ich tagelang deprimiert.«

»Versuch es zu vergessen. Es ist Weihnachten«, sagte ich. »Wir werden's uns schön machen.«

Als wir bei mir zu Hause waren, ließ Dawn sich aufs Sofa fallen, ohne ein Wort über den weihnachtlich geschmückten Baum zu verlieren, zündete sich eine Zigarette an und starrte stumpf aus dem Fenster. Ich hatte schon früher erlebt, wie sie in diesen Zustand davonglitt, und manchmal war es mir gelungen, sie zumindest einigermaßen abzulenken. Ich holte ein paar der Geschenke unter dem Baum hervor und stellte sie auf dem Couchtisch vor ihr auf. »Danke, Mahlon«, sagte sie, machte aber keine Anstalten, die Päckchen zu öffnen.

Was jetzt? dachte ich hilflos. Dann sah ich, daß aus dem Christbaumtopf ein wenig Wasser auf den Holzboden gelaufen war.

»Ich wisch das mal eben auf«, sagte ich.

»Hm?« fragte Dawn, die aus ihrem Dämmer erwachte.

»Die Pfütze.« Ich ging zur Küche, um ein Handtuch zu holen.

»Oh, Mahlon«, rief Dawn mir entnervt nach. »Was macht das schon? Es ist doch nur Wasser.« Als ich ins Wohnzimmer zurückkam, fügte sie mißmutig hinzu: »Du bist immer so ordentlich. Wer könnte je auf die Idee kommen, mit dir zusammenzuleben? Ich könnte es nicht ertragen.«

Ich war sprachlos. Wir hatten noch gar nicht beschlossen zusammenzuziehen, aber Dawn hatte mir wiederholt gesagt, sie träume davon, in einem großen modernen Haus zu leben, das vermutlich ich bereitstellen sollte. Nun schien sie die Aussicht auf eine gemeinsame Zukunft kurzerhand vom Tisch zu wischen. »Ich bin nicht so ordentlich, wie du glaubst«, rechtfertigte ich mich lahm.

»Natürlich bist du das«, fuhr sie mich an. »Sieh dich doch um.«

»Ich wollte es nur für Weihnachten schön machen.«

»Meinetwegen wär das nicht nötig gewesen«, sagte sie. »Mir ist es sowieso egal.«

Verstört brachte ich das Handtuch in die Küche und versuchte, meine Fassung wiederzugewinnen. Als ich zurückkam, saß Dawn auf dem Teppich und spielte lustlos mit ihren Weihnachtsgeschenken herum.

»Machen wir sie auf«, sagte ich in der Hoffnung, sie wieder freundlich zu stimmen. Als sie ein Päckchen auszuwickeln begann, nahm ich dies für ein ermutigendes Zeichen, daß ihre Laune sich besserte. Ich ließ mich neben ihr auf dem Teppich nieder und knabberte an ihrem Ohr.

»Würdest du mich bitte in Frieden lassen?« sagte sie scharf.

Ich zog mich zurück, gekränkt und verlegen. »Entschuldigung, ich wollte dich nur aufheitern.«

Wortlos reichte sie mir eine braune Papiertüte, in der ihre Geschenke für mich waren, zwei unbeholfen eingewickelte, klobige Pakete. Das eine enthielt eine zusammengerollte Jeans, das andere acht Paar weiße Sportsocken. Da ich befürchtete, Dawn könne sich wegen der Bescheidenheit ihrer Geschenke im Vergleich zu den meinen genieren, versuchte ich ihr zu versichern, daß ich mich freute – ich wußte, wie knapp ihr Budget war. Aber die Kälte, die Dawn ausstrahlte, schien undurchdringlich, und mittlerweile stand fest, daß der Tag nicht zu retten war. Wir sagten beide kaum ein Wort, als ich sie heimfuhr.

Als ich wieder zu Hause war, erschien mir der Weihnachtsschmuck, den ich mit so viel Begeisterung aufgehängt hatte, wie ein Hohn. Meine Hoffnungen, Dawn für mich zu gewinnen, durch Zuneigung und Geduld ihre Depression zu überwinden, waren zunichte. Grimmig sammelte ich das zerrissene Geschenkpapier ein und bereute zutiefst, daß ich nicht darauf bestanden hatte, wie sonst den Feiertagsdienst zu übernehmen, womit sich diese katastrophale Sackgasse mit Dawn vielleicht hätte vermeiden lassen. Aber dann fiel mir ein, daß es doch etwas gab, was ich tun konnte, um meine Verzweiflung abzuschütteln. Ich konnte mit AZT anfangen.

»Du solltest dafür sorgen, so viele leere Eimer wie möglich im Haus zu haben«, hatte Carol mir eingeschärft. Kopfschmerzen, Übelkeit und Erbrechen waren nur drei der Nebenwirkungen von AZT. Bei manchen waren diese Begleiterscheinungen weniger ausgeprägt oder ließen innerhalb der ersten Wochen nach, bei anderen hielten sie an. Aber ich wußte, daß die schlimmsten Auswirkungen, sofern sie auftraten, sich frühestens in zwölf Stunden bemerkbar machen würden.

»Fröhliche Weihnachten«, sagte ich, als ich die erste Dosis schluckte.

Zwei Stunden vergingen, dann drei. So weit, so gut.

Am Abend fuhr ich zum Supermarkt, um mich mit den nötigen Vorräten einzudecken. Das Geschäft war menschenleer. Zwei Wochen waren eine lange Zeit, um sie im Bad zu verbringen, deshalb kaufte ich zwei riesige Familienpackungen vom weichsten Toilettenpapier, blau – passend zu den Kacheln im Bad (für den Fall, daß ich auf der Toilette starb und von Fremden gefunden wurde?). Als ich nach Hause kam, hatte ich leichtes Kopfweh; auch dies ist eine verbreitete Nebenwirkung von AZT. Vielleicht wird es nicht so schlimm, sagte ich mir.

Ich irrte mich. Am Morgen hatte mich der Durchfall in den Klauen, eine explosive Sorte von Durchfall, die sich durch ein heftiges Grollen im Darm ankündigte. Manchmal waren die Krämpfe so schlimm, daß ich befürchtete, mein Bauch könnte platzen. Den ganzen Tag hindurch und auch noch den nächsten Morgen hielten diese Eruptionen an, dennoch war ich entschlossen, weiterhin ins Büro zu gehen – glücklicherweise lag mein Zimmer in der Klinik nicht allzuweit von der Toilette entfernt. An Neujahr ließ der Durchfall nach, aber die Übelkeit plagte mich weiterhin, ein beständiger Brechreiz, der es mir unmöglich machte, etwas zu essen.

Sobald der Durchfall sich so weit beruhigt hatte, daß ich mich an die Öffentlichkeit wagen konnte, unternahm ich nächtliche Pilgerfahrten zum Supermarkt – auf der Suche nach Lebensmitteln, bei denen sich mir nicht der Magen umdrehte. Leicht benommen vom Hunger, verbrachte ich Stunden damit, durch die Gänge zu streifen, und häufig kehrte ich mit leeren Händen nach Hause zurück. Nach einer Weile erregten meine Wanderungen die Aufmerksamkeit des Geschäftsführers, der daraufhin begann, mir nachzuschleichen, um zu sehen, ob ich etwas mitgehen ließ. Aber am Ende wurde meine Beharrlichkeit belohnt, denn ich konnte in einen Apfel beißen, ohne daß mein Magen sich auflehnte. Endlich schien meine Verdauung sich wieder zu normalisieren.

Carol hatte Bart erzählt, daß ich AZT einnahm, und er rief mich von unterwegs aus an. »Mir ist zu Ohren gekommen, daß du eine magische Speise gefunden hast«, sagte er. »Herzlichen Glückwünsch. Soll ich dir vielleicht ein paar Weintrauben aus Kalifornien mitbringen?«

»Nicht nötig«, sagte ich. »Äpfel sind das einzige, was ich vertrage.«

»Na, nichts für ungut!« sagte Bart lachend.

Nach ein paar Tagen, als zu Hause wie im Büro jeder Abfalleimer von Kerngehäusen bereits überquoll, ließ die Übelkeit nach.

Sobald ich mich ein bißchen besser fühlte, nahm ich meine Annäherungsversuche bei Dawn wieder auf. Wenn ich anrief, sagte sie unweigerlich, sie liege auf dem Sofa, zu deprimiert, um zur Arbeit zu gehen oder sich auch nur zu duschen; im Hintergrund plärrte der Fernseher.

»Kann ich vorbeikommen?« fragte ich.

»Nein«, antwortete sie.

»Kann ich dir irgend etwas bringen?«

»Nein, Mahlon, ich brauche nichts.«

»Nicht einmal Schokolade?«

»Nein«, sagte sie dann. »Laß mich bitte. Danke für deinen Anruf.«

Immerhin gelang es mir, Dawn zu überreden, daß sie den Psychiater anrief, bei dem sie ein paarmal gewesen war und der ihr weitere Antidepressiva verschrieb. Aber die Medikamente, die sie einnahm, besserten ihre Stimmung kaum, mit Sicherheit verbesserten sie nicht die Art, wie sie mich behandelte. Es war klar, daß sie nichts mehr von mir wollte und ich nichts mehr von ihr zu erwarten hatte.

Dann traf mich ein weiterer großer Verlust. Lottie, die Maklerin, hatte ein Angebot für mein Haus bekommen. Es lag zwar ein wenig unterhalb des Preises, den ich verlangt hatte, aber sie drängte mich einzuschlagen, vor allem weil die Käufer bar bezahlen konnten und man sich über die Finanzierung keine Gedanken machen mußte. »Kommt nicht in Frage«, sagte ich. »Bei allem, was ich in das Haus hineingesteckt habe, wären damit gerade eben meine Kosten gedeckt.«

Das stimmte nicht ganz, aber ich hoffte, die Käufer abzuschrecken, wenn ich auf meinem ursprünglichen Preis beharrte. Ich war noch nicht bereit umzuziehen. Zumal ich erst am Vorabend meine Fichte in den Garten hinausgetragen und mit der heimlichen Hoffnung, sie wachsen zu sehen, eingepflanzt hatte.

Als das Gespräch beendet war, ging ich in den Garten, den ich so hingebungsvoll gepflegt hatte. In den immergrünen Sträuchern, die ich gepflanzt hatte, raschelte der Wind, und ich dachte daran, wie ich in drückendheißen Sommernächten nach Hause gekommen war, um beim Licht der Taschenlampe meine ausgedörrten Pflanzen zu gießen. Vor dem Lichtstrahl flohen Streifenhörnchen und gelegentlich eine Schlange in die Dunkelheit. Ein Kaninchen, das sich im Garten angesiedelt hatte, ließ sich im Mondlicht manchmal blicken. Ich stand dann lautlos in der Dunkelheit, ließ Wasser auf meine Blumen und Büsche herabrieseln und hoffte, es nicht zu stören.

Den ganzen nächsten Tag betete ich insgeheim, daß der Verkauf nicht zustande kam. Zu meiner Erleichterung rief Lottie mich nicht im Büro an. Ich kam nach Hause, erfreut über die Galgenfrist, die mir gewährt wurde – nur um von Lotties Nachricht auf dem Anrufbeantworter überfallen zu werden.

»Herzlichen Glückwunsch«, sagte Lotties Stimme. »Die Käufer sind bereit, Ihren Preis zu bezahlen. In sechs Wochen können wir das Geschäft unter Dach und Fach bringen.«

Meine erste Empfindung war dumpfe Trauer. Zuerst hatte ich Dawn verloren – die auf dem Tiefpunkt ihrer Depression angelangt war und früher oder später in der Psychiatrie landen würde – und nun auch das Haus, und es schien mir, als wären mir damit die Grundpfeiler meines Lebens genommen. Aber dann kam mir der Gedanke, daß diese Verluste vielleicht schicksalhafte, sogar nötige Trennungen waren. Vielleicht mußte ich mich ausschließlich auf meinen Kampf gegen HIV konzentrieren, und die Bindungen, die ich bisher als tröstlich angesehen hatte, dienten nur dazu, mich abzulenken.

20 April 1994.
Durch die mattweiße Jalousie warf die Morgensonne Lichtstreifen ins Untersuchungszimmer und blendete mich, als ich auf die 21st Avenue und die vorbeiziehenden Autos und Studenten hinabschaute. Etwa zehn Jahre war es her, seit ich hier eingetroffen war, um meine Assistenzzeit zu beginnen, beseelt von der naiven Überzeugung, Medizin sei eine Jagd auf Wunder. Wie sehr wünschte ich mir jetzt, diese Einstellung wiederzufinden.

Mein CD4-Wert hatte sich in den vier Monaten, seit ich mit der Einnahme von AZT begonnen hatte, nur geringfügig verändert. Von 550 im Dezember 1993 war die Anzahl der T-Helferzellen Ende Januar auf 430 gesunken. Im Februar und März war sie leicht gestiegen, aber im April waren es wiederum nur 430. AZT schien bei mir nichts zu bewirken.

An Therapien war kaum Neues zu erwarten, abgesehen von einem Präparat namens Delavirdin, das dasselbe HIV-Enzym blockiert wie AZT, nämlich die Reverse Transkriptase, sich in seiner Wirkungsweise jedoch leicht unterscheidet. Mit Jim Stevens' Hilfe wurde ich in den klinischen Versuch zur Erprobung von Delavirdin aufgenommen.

Ehe der Hersteller eines Medikaments bei der Food and Drug Administration (FDA) die Zulassung beantragen kann, muß das neue Präparat einer Drei-Phasen-Studie unterzogen werden. In der ersten Phase wird ein Wirkstoff, der sich an Versuchstieren als vielversprechend erwiesen hat, gesunden Probanden verabreicht, um zu prüfen, wie der menschliche Stoffwechsel darauf reagiert und welche Nebenwirkungen auftreten. In der zweiten Phase wird das Medikament in wenigen Forschungszentren an einer Reihe freiwilliger Versuchsteilnehmer getestet, um festzustellen, ob eine therapeutische Wirkung eintritt, und um verschiedene Dosierungen auszuprobieren. In der dritten Phase wird das Medikament an Universitätskrankenhäuser und Kliniken im ganzen Land ausgegeben und in Versuchsreihen an einer hinreichend großen Anzahl von Patienten geprüft. Normalerweise wird die Studie sowohl in der ersten wie auch in der dritten Phase als sogenannter Doppelblindversuch durchgeführt, das heißt, die Probanden erhalten nach dem Zufallsprinzip entweder das echte Medikament oder ein wirkungsloses Plazebo. Die Zuordnung ist den Versuchsteilnehmern nicht bekannt, denn die Präparate werden vor Verlassen des Labors und der Verteilung an die Krankenhäuser mit Geheimcodes versehen, so daß weder die Ärzte noch die Patienten wissen, wer das Medikament und wer ein Plazebo erhalten hat.

Die Vanderbilt-Klinik ist eines der Universitätskrankenhäuser, die sich an der AIDS Clinical Trials Group (ACTG) beteiligen und während der vergangenen zehn Jahre immer wieder Therapiestudien mit Anti-AIDS-Mitteln durchgeführt haben. Wird eine neue Studie geplant, rufen die Krankenhäuser HIV-infizierte Personen auf, sich zu melden, und aus diesen Freiwilligen werden jene ausgesucht, die den im voraus festgelegten Kriterien entsprechen. Nach diesen Kriterien werden häufig diejenigen Patienten ausgeschlossen, die gleichzeitig andere starke Medikamente wie zum Beispiel AZT einnehmen, gegen die das HI-Virus möglicherweise bereits resistent geworden ist, ferner jene, bei denen medizinische Komplikationen aufgetreten sind, opportunistische Infektionen beispielsweise, die medikamentös behandelt werden müssen, wodurch die Reaktion auf das erprobte Medikament verfälscht werden könnte. Arzneimittelstudien sind größtenteils Experimente, keine Therapieversuche, obwohl viele Probanden von der Behandlung tatsächlich profitieren. Doch um profitieren zu können, muß ein Patient doppelt Glück haben – einmal, um überhaupt in den Versuch aufgenommen zu werden, und ferner, um tatsächlich das Medikament und nicht das Plazebo zu erhalten.

Nachdem ich die erste Hürde genommen hatte, hoffte ich jetzt, mein Glück werde anhalten.

Es klopfte kurz an der Tür, und herein kam ein Pfleger namens Zac. Mittleren Alters, grauhaarig und in einen makellosen weißen Laborkittel gekleidet, war er eine distinguierte Erscheinung, zu der sein freundliches, jungenhaftes Gesicht einen scharfen Kontrast bildete. Ich hatte ihn schon vor dem Alptraum meiner HIV-Infektion im Krankenhaus gesehen und mich gefragt, wer er sein mochte. Schließlich erzählte mir jemand, er sei einst ein erfolgreicher Geschäftsmann gewesen, aber er habe so viele Freunde an AIDS verloren, daß er seine lukrative Stellung aufgab und sich fortan dem Kampf gegen die Krankheit widmete. Jetzt, als Pfleger, kämpfte er an vorderster Front.

Zac kam sofort zur Sache und stellte mehrere Fläschchen mit Tabletten vor mir auf, die wie Pillen für Pferde aussahen, jedes sauber mit einem Code beschriftet. Ich öffnete eines und schüttete eine Handvoll nicht gekennzeichneter Tabletten heraus, die für mich verdächtig nach den gefürchteten Plazebos aussahen.

»Sie müssen dreimal am Tag eine Tablette aus jeder Flasche nehmen«, sagte Zac und zeigte auf die Flaschen, die mit W, X, Y und Z etikettiert waren. »Dann nehmen Sie noch zusätzlich alle acht Stunden zwei AZT.«

»Es gibt also keine Möglichkeit, festzustellen, ob ich Delavirdin oder ein Plazebo einnehme?«

»Leider nein. Das ist ein Doppelblindversuch – wir wissen auch nicht mehr als Sie.«

»Seit meinem Unfall sind eineinhalb Jahre vergangen!« sagte ich gereizt. »Ich hab nicht die Zeit, mich mit Plazebos abzugeben.« Ich hatte gehofft, man werde mich aus Sympathie direkt mit Delavirdin anfangen lassen; statt dessen war ich gezwungen, mitzuwürfeln und mich auf mein Glück zu verlassen.

»Ich weiß. Wir haben darüber gesprochen«, antwortete Zac in beschwichtigendem Ton. »Aber wenn wir Ihren CD4-Wert und eventuelle Nebenwirkungen beobachten, werden wir vermutlich bald sagen können, ob Sie das Medikament einnehmen oder nicht.«

Da AZT meine Blutwerte kaum beeinflußt hatte, würde eine jetzt eintretende Veränderung bedeuten, daß ich Delavirdin einnahm. Aber der Gedanke, untätig abwarten zu müssen, war fast unerträglich.

»Was haben Sie über diese neuen Proteasehemmer gehört?« fragte ich.

»He«, protestierte er. »Immer eins nach dem anderen, ja?«

»Ich weiß, daß sie demnächst in den klinischen Versuch gehen.«

»Also, soweit ich weiß, werden innerhalb der ACTG zur Zeit keine Proteasehemmer getestet. Ich bezweifle sowieso, daß nach den Richtlinien unserer Studie ein Proteasehemmer erlaubt wäre«, warnte er mich.

Ich wollte meine Frustration nicht an Zac auslassen, der mir ein warmherziger Mensch zu sein schien. Aber allmählich hatte ich das Gefühl, als wären wir HIV-positiven Patienten allesamt nichts anderes als Schlachtvieh. Manche von uns wurden in Pferch A getrieben (von dem Versuch ausgeschlossen), andere in Pferch B (AZT und Plazebo) und wieder andere in Pferch C (AZT und Delavirdin), aber zum Tode verurteilt waren wir alle. Die Frage war nur, wie lange jeder von uns durchhalten würde.

Normalerweise pflegte ich schon halb zu schlafen, wenn ich spätabends ins Bad schlurfte, um meine Kontaktlinsen herauszunehmen. Aber als ich an jenem Abend vor dem Spiegel stand, fiel mir eine erschreckende Veränderung auf: kleine rote Beulen, nicht im Gesicht, sondern über den ganzen Hals verteilt – wie ein übler Ausschlag vom Rasieren. Der Delavirdin-Versuch hatte vor vierzehn Tagen begonnen.

Zwei Wochen lang hatte ich gehofft, die namenlosen weißen Pillen enthielten den Wirkstoff Delavirdin und könnten zusammen mit AZT die unaufhaltsame Entwicklung hin zu AIDS vielleicht verlangsamen. Aber ich hatte mich nicht wesentlich anders gefühlt als zuvor, weshalb ich befürchtete, daß ich lediglich Plazebos erhalten hatte. Dieser Ausschlag war der erste Hinweis darauf, daß ich wirklich Delavirdin einnahm, das Medikament, auf das ich meine Hoffnungen setzte, aber ironischerweise konnte eine allergische Reaktion wie dieser Ausschlag mich dazu zwingen, den Versuch abzubrechen. Sorgfältig untersuchte ich die Beulen und betete darum, einen

Hinweis auf ein Kontaktekzem zu finden, verursacht durch ein neues Hemd oder ähnliches, vielleicht auch einen Insektenstich – irgend etwas, nur keine Arnzeimittelallergie. Aber als ich mein Hemd auszog, entdeckte ich weitere Beulen auf meinen Schultern. Daraufhin untersuchte ich mein Gesäß, meine Beine und Füße, die mit dem Hemd nicht in Berührung gekommen waren, und fand auch dort die merkwürdigen roten Flecken. Ich prüfte sogar meinen Penis – dort war nichts, bis jetzt zumindest. Aber ein derart ausgedehnter Ausschlag konnte nur durch Arzneimittel hervorgerufen worden sein.

Am Morgen hatte er sich bereits über Brust und Bauch ausgebreitet. Als Arzt war mir klar, daß es meine Pflicht war, diese Nebenwirkungen zu melden, aber als Patient war ich versucht, sie zu ignorieren und das Medikament weiterzuschlucken. Hin- und hergerissen, beschloß ich, die nächste Dosis auszulassen.

Aber als ich im Krankenhaus eintraf, war ich zu dem Schluß gelangt, daß ich gestehen mußte. Deshalb rief ich Zac in der AIDS-Abteilung an, und er bat mich vorbeizukommen. Später, als ich mit nacktem Oberkörper auf der Untersuchungsliege saß, zerbrach ich mir den Kopf nach einer Möglichkeit, mein Immunsystem so zu desensibilisieren, daß ich Delavirdin weiter einnehmen konnte – hoffend, betend, man würde mich nicht aus der Studie ausschließen.

»Sagen Sie noch mal«, sagte Zac bei der Untersuchung, »wann haben Sie das zum ersten Mal bemerkt?«

»Gestern abend.«

»Juckt es?«

»Nein. Noch nicht.«

»Hm«, brummte er und besah sich meinen Rücken. »Das sieht wirklich sehr nach einer Arzneimittelallergie aus. Ein anderer Patient aus der Versuchsreihe hatte dasselbe.«

Umständlich griff er nach seiner Lesebrille, die ihm an einer Kette um den Hals hing, und setzte sie auf, dann schlug er seine geheiligten »Richtlinien für klinische Erprobungen« auf.

»Aha«, sagte ich. »Die Bibel.«

»Ich weiß, was Sie denken«, sagte Zac teilnahmsvoll. »Irgendeine kleine Vorschrift da drin soll über Ihr Schicksal entscheiden. Das ist natürlich schrecklich.«

»Allerdings.«

»Also«, sagte Zac, »hier steht, daß der Patient bei Auftreten eines Ausschlags das Medikament auf der Stelle absetzen muß. Er kann ein Antipruriginosum erhalten, bis der Ausschlag abklingt, und dann wieder mit der Einnahme von Delavirdin beginnen.«

»Gut! Dann kann ich also dabeibleiben.«

»Wahrscheinlich«, meinte Zac, schon zuversichtlicher. Um sicherzugehen, rief er einen der Infektionsfachärzte an und erhielt die Auskunft, der andere Patient, bei dem ebenfalls ein Ausschlag aufgetreten sei, nehme weiter Delavirdin ein. Bei ihm seien die Beulen innerhalb einer Woche nach und nach verschwunden.

»Es muß fürchterlich gejuckt haben, aber er hat sich nicht unterkriegen lassen«, berichtete Zac, nachdem er aufgelegt hatte. »An Ihrer Stelle würde ich weitermachen und versuchen durchzuhalten.«

So schlimm wird der Juckreiz nicht sein, dachte ich, der andere Patient hat ihn schließlich auch ertragen. Also nahm ich meine nächste Dosis Delavirdin, und am nächsten Morgen war der Ausschlag schlimmer geworden. Rücken und Gesäß juckten so heftig, daß schon das Sitzen am Schreibtisch die reinste Folter war. Zuerst versuchte ich, den Juckreiz zu ignorieren, aber schon die geringste Bewegung schickte eine Schockwelle zum Gehirn und reizte mich unwiderstehlich zum Kratzen. Ich wußte, daß ich dem Drang nicht nachgeben durfte, denn durch Kratzen werden Histamine freigesetzt, die den Juckreiz nur noch schlimmer machen. Trotzdem ließ ich mich eine Weile gehen und verspürte eine unsägliche Erleichterung.

Gerade als ich mich anschickte, mich abermals einer Kratzorgie hinzugeben, kam Carol in mein Büro.

»Was ist denn mit dir passiert?« fragte sie. »Das sieht ja fürchterlich aus. Bist du in Brennesseln gefallen?«

Ich erklärte, was los war, während Carol meine Arme und meinen Hals begutachtete. »Du Ärmster«, kicherte sie. »Deswegen also hab ich dich so lange nicht gesehen.«

»Das ist überhaupt nicht zum Lachen. Inzwischen juckt es wie der Teufel.«

»Tut mir leid, aber du siehst irre komisch aus.«

»Herzlichen Dank.«

Während wir miteinander sprachen, stand ich auf, unauffällig, wie ich glaubte, um meinen brennenden Hintern an der Wand zu reiben. »Was tust du denn da?« rief Carol. »Hör sofort auf zu kratzen.«

Aus ihrer erheiterten Miene schloß ich, daß sie bereits darüber nachdachte, wie sie meine Geschichte für ihre vielen Freunde im Internet ausschlachten konnte. Tatsächlich erhielt ich ein paar Tage später Postkarten von HIV-infizierten Unbekannten im ganzen Land, die mir Ratschläge zum Umgang mit juckenden Hautausschlägen erteilten. Manche von Carols schwulen Computerfreunden boten mir sogar an, vorbeizukommen und mir beim Kratzen zu helfen. Die einzige Frau unter den Absendern wollte wissen, ob es bei einer Erektion schlimmer würde.

Während der nächsten Tage wütete der Ausschlag ärger denn je. Ich hatte den Verdacht, daß der Juckreiz nur noch stärker wurde, wenn ich ruhig am Schreibtisch saß, und deshalb beschloß ich, so elend ich mich auch fühlte, zum Fitneßcenter hinüberzugehen, um mich von meinem Unbehagen so weit wie möglich abzulenken. Kaum hatte ich begonnen, mit Gewichten zu arbeiten, wurde der Drang, mich an bestimmten Stellen zu kratzen, vollends unerträglich, aber das konnte ich unmöglich tun, solange ich von Studentinnen in hautengen Gymnastikshorts umringt war und von Medizinstudenten, die mich als Lehrer kannten. Glücklicherweise gab es mitten im Geräteraum einen quadratischen Stützpfeiler – ein idealer Ort, um zwischen den Übungen auszuruhen.

Nach etwa fünf Tagen begann der Ausschlag sich zurückzubilden, der Juckreiz ließ nach. Unterdessen hatte ich herausgefunden, daß Eisbeutel mir eine große Erleichterung verschafften, denn sie reduzierten den rasenden Juckreiz auf einen weniger nervtötenden Kälteschmerz. Für Delavirdin waren Eisbeutel dasselbe wie Äpfel bei AZT. Unglücklicherweise leckten die Beutel und verursachten peinliche nasse Flecken auf meinen Kleidern. Mindestens einmal am Tag kam Carol in meinem Büro vorbei und beschimpfte mich wegen meiner Unbeherrschtheit – egal, ob ich gekratzt hatte oder nicht.

Nachdem ich einen Monat lang Delavirdin geschluckt hatte, ließ ich routinemäßig meine CD4-Zellen überprüfen. Die Blutprobe wurde direkt ans ACTG-Labor geschickt, so daß ich ärgerlicherweise auf die offizielle Mitteilung warten mußte. Endlich erhielt ich einen Anruf von Zac, und seine Nachricht gab mir enormen Auftrieb. »Herzlichen Glückwunsch«, sagte er. »Ihre CD4-Zellen sind jetzt über 600.«

21

Aber der Triumph war kurzlebig. Im darauffolgenden Monat war mein CD4-Wert wieder in den Bereich um 440 abgesunken. Zac eröffnete mir die schlechte Nachricht eines frühen Morgens. »Könnte das nicht ein Fehler sein – vielleicht ist es das Ergebnis von jemand anderem?« fragte ich verzweifelt, aber Zac war sicher. Niedergeschlagen verließ ich mein Büro, um einen Spaziergang zu machen. Ich hatte einen Artikel über Kombinationen verschiedener neuer AIDS-Medikamente mitgenommen, über die ich mit Jim Stevens sprechen wollte. Als ich auf die Hintertür des Gebäudes zuging, sah ich Madeline am Eingang lehnen und rauchen.

»Was gibt's Neues an der Front?« fragte ich.

Sie lächelte. »Ach, wissen Sie, wir machen hier und da immer wieder kleine Vorstöße, deshalb geben wir die Hoffnung nicht auf. Ich denke ständig, daß wir innerhalb der ersten sechs Monate des nächsten Jahres einfach etwas finden *müssen*, irgendeine neue Therapie, die wirklich hilft. Davon bin ich fest überzeugt, aber ich bin vielleicht auch nur eine unverbesserliche Optimistin.«

»Das müssen Sie auch sein. Genau das ist es, was Ihre Patienten brauchen.«

»Wie geht's Ihnen?« fragte sie.

Ich berichtete von meinem jüngsten CD4-Wert.

»Ich weiß«, sagte sie und nahm einen langen Zug von ihrer Zigarette.

»Dann war Ihre kleine Rede wohl auf mich gemünzt, wie?«

»Zum Teil. Aber ich glaube es wirklich. Wir dürfen die Hoffnung nicht aufgeben. Deswegen bete ich darum, daß Sie den Mut nicht sinken lassen, Mahlon.«

Obwohl ich wußte, daß Madeline nur versuchte, mich aufzumuntern, berührten mich ihre Worte tief. Mittlerweile war klar, daß Delavirdin bei mir anscheinend versagt hatte, weshalb ich von vielen Studien der Klinischen Versuchsgruppe für AIDS über künftige Medikamente ausgeschlossen sein würde, denn in der Regel wurden nur »therapienaive« Patienten akzeptiert, die noch keine medikamentöse Behandlung erhalten hatten und entweder einen niedrigen CD4-Wert aufwiesen oder bereits im fortgeschrittenen Stadium der Erkrankung waren. Mir wurde klar, daß ich von den klinischen Versuchen wohl nichts mehr zu erwarten hatte, wenn ich neue Therapien ausprobieren wollte. Deshalb mußte ich von jetzt an nicht nur sämtliche Online-Dienste nach Informationen über vielversprechende Therapien abfragen, sondern auch mit den Leuten reden, mich an Arzneimittelhersteller wenden, die neue Medikamente testeten. Zu jenem Zeitpunkt dachte ich sogar daran, Präparate auszuprobieren, die zwar theoretisch vielversprechend waren, aber noch gar keine Erprobung hinter sich hatten.

Ich würde keineswegs der erste Arzt sein, der an sich selbst experimentierte. Schon 1777 hatte Dr. James Nooth, der Wundarzt des Herzogs von Kent, durch einen kleinen Einschnitt Krebsgewebe in seinen Arm eingebracht, um herauszufinden, ob die Krankheit übertragbar war. Zum Glück geschah gar nichts. Louis Pasteur injizierte sich selbst den ersten experimentellen Impfstoff gegen Tollwut. Und hier in Vanderbilt hatte zu Anfang des Jahrhunderts der Arzt Thomas E. Brittingham die Hypothese aufgestellt, zwischen den Antigenen, die auf normalen weißen Blutkörperchen, und jenen, die auf Leukämiezellen erzeugt werden, bestehe möglicherweise ein Unterschied. Um sich zu vergewissern, injizierte er sich Leukämiezellen und löste damit eine so heftige Reaktion in seinem Körper aus, daß er beinahe gestorben wäre. Das Ergebnis sprach allerdings für seine Theorie.

Seit Brittingham hatte die Behandlung der Leukämie große Fortschritte gemacht, vor allem nachdem man entdeckt hatte, daß die gleichzeitige Verabreichung verschiedener Antikrebsmittel bessere Ergebnisse zeitigte als der Einsatz eines einzigen Medikaments. Der Gedanke einer Synergie von Substanzen brachte mich wieder auf die Vermutung zurück, daß HIV von mehreren Seiten angegriffen werden mußte. Wenn ich einen Proteasehemmer bekäme, der das HIV-Enzym Protease attakkierte, und ihn in Kombination mit einem AZT-ähnlichen Medikament einsetzen konnte, das gegen die Reverse Transkriptase des Virus vorging, brächte ich vielleicht eine bessere Wirkung zustande.

Ich verdoppelte also meine Anstrengungen, mit Hoffmann-La Roche in Kontakt zu treten, dem Pharmaunternehmen, das den ersten Proteasehemmer,Saquinavir, herstellte. Damals, im Frühjahr 1994, hieß es, Saquinavir habe sich in kleinen klinischen Versuchen als sehr vielversprechend erwiesen. Kaum hatte ich von dem Medikament gehört, rief ich einmal in der Woche bei Hoffmann-La Roche an, aber ich wurde immer höflich abgewimmelt. Nach einer Weile warf ich alle Rücksicht über Bord und begann, die Firma zweimal täglich zu belästigen, bis ich endlich mit einem Dr. Danzo verbunden wurde, einem der Spitzenpharmakologen des Unternehmens. Ich stellte mich ihm als »AIDS-Forscher in Vanderbilt« vor und erklärte, in der Klinik gebe es einen »ungewöhnlichen Patienten«, der auf AZT und Delavirdin schlecht anspreche. Nachdem er diese Präparate eingenommen habe, komme er jetzt für viele andere Studien nicht mehr in Frage, hoffe jedoch, es mit Saquinavir versuchen zu können. Dann fragte ich, ob Hoffmann-La Roche bereit sei, den Proteasehemmer »auf Kulanzbasis« herauszugeben.

»Nein«, antwortete Dr. Danzo kurz angebunden, als habe er diese Bitte schon viele Male gehört.

»Aber er gehört zum Klinikpersonal und hat sich bei seiner Arbeit infiziert«, sagte ich. »Haben wir wirklich nicht die Möglichkeit, wenigstens eine kleine Menge Saquinavir zu bekommen, nur für einen Versuch?«

Er erklärte, die Substanz sei außerordentlich schwierig herzustellen und das Unternehmen habe kaum genug für klinische Studien. »Wir machen keine Ausnahmen«, sagte er. »Wenn wir einmal damit anfangen, müssen wir für alle Welt Ausnahmen machen.«

»Aber der Mann ist selber Arzt«, wandte ich ein, um ihn damit vielleicht umzustimmen. Ich war verzweifelt.

»Hören Sie, ich muß mit unserem Forschungsdirektor reden, dann rufe ich Sie zurück.«

Eine Woche wartete ich auf seine Antwort, und als sie nicht kam, rief ich wieder an. Dr. Danzo war nicht zu sprechen. Während der nächsten drei Wochen rief ich wiederholt an, aber es gelang mir nie, ihn zu erreichen.

Mittlerweile war es Juni, und Stevens war zur zehnten Internationalen AIDS-Konferenz nach Yokohama in Japan gereist. Während seiner Abwesenheit bestand mein tägliches Ritual in einem – fruchtlosen – Anruf bei Hoffmann-La Roche und dem anschließenden Gang zum Faxgerät der Pathologie, wo ich nachsah, ob Stevens mir aus Yokohama eine Nachricht geschickt hatte; auch diese Hoffnung war vergebens. Zunehmend demoralisiert, klapperte ich weiterhin die Online-Dienste ab und durchforstete Pressemitteilungen, aber alle Berichte, die ich las, beklagten nur die erbärmlich geringe Zahl an neuen therapeutischen Möglichkeiten. In der Tat war der Juni 1994 eine trübe Zeit in der Geschichte der AIDS-Epidemie.

Als Stevens aus Yokohama zurückkehrte, hielt er ein Seminar ab, um seinen Kollegen aus der Abteilung Infektionskrankheiten von der Konferenz zu berichten. Ich fragte, ob ich zuhören dürfe; Stevens war einverstanden. Die Konferenz hatte Berichte über einige neue Therapien für opportunistische Infektionen gebracht und einen echten Hoffnungsschimmer: Eine Reihe von Untersuchungen deutete darauf hin, daß die Verabreichung von AZT an HIV-infizierte Frauen während der Schwangerschaft das Risiko einer Übertragung des Virus auf den Fötus signifikant verringerte.

Und dann verkündete Stevens eine Neuigkeit, die – für mich – wie eine Bombe einschlug: Es waren die vorläufigen Ergebnisse eines völlig neuen Ansatzes in der AIDS-Behandlung, einer Studie, die Dr. Clifford Lane an den National Institutes of Health (NIH) an einer kleinen Zahl von Patienten durchgeführt hatte. Dabei ging es um Interleukin-2 (IL-2, wie es in Onkologenkreisen genannt wird).

IL-2 ist ein von den T-Lymphozyten erzeugtes Protein, das die Vermehrung und Reifung von T-Lymphozyten (insbesondere CD4-Zellen), B-Lymphozyten und anderen Angreiferzellen des Immunsystems anregt. Ursprünglich war IL-2 zur Mobilisierung des Immunsystems gegen metastasierenden Nierenkrebs und Melanome eingesetzt worden. Jetzt benutzte Lane es dazu, das Immunsystem aufrechtzuerhalten beziehungsweise wiederherzustellen, während er seine Patienten gleichzeitig mit Virostatika wie AZT oder DDI behandelte, um die Vermehrung von HIV zu hemmen. Die Studie ergab eine beeindruckende Zunahme der Anzahl von T-Helferzellen bei den Patienten, die mit einem Wert über 250 begonnen hatten. Der Nachteil waren allerdings ziemlich heftige Nebenwirkungen, und am beunruhigendsten war die Erkenntnis, daß IL-2 das HI-Virus zur Replikation anregen kann.

Dennoch, dies war der neueste therapeutische Ansatz, von dem ich gehört hatte, und ich konnte das Ende des Seminars kaum abwarten. Ich lief sofort in mein Büro und begann mich über IL-2 zu informieren.

Ich rief eine von Vanderbilts Krebsspezialistinnen an, eine angesehene Onkologin namens Dr. Weinberg, die viele Patienten mit Melanomen und Nierenkarzinomen behandelt hatte, den Krankheiten, für die IL-2 von der Arzneimittelbehörde zugelassen ist. Ich erfuhr, daß sie nicht in ihrem Zimmer war, und so ließ ich sie, wenn auch ungern, über Lautsprecher ausrufen. Als sie sich meldete, klang sie sehr beschäftigt und ein wenig ungehalten, weil ein Fremder sie so dreist aus ihrer Arbeit riß. Ich entschuldigte mich und flehte sie an, mir fünf Minuten ihrer Zeit zu schenken.

»Wir setzen IL-2 nicht mehr sehr oft ein«, erklärte sie, nachdem sie sich meine Fragen angehört hatte. »Die Nebenwirkungen sind zu hart.«

Ihre Patienten, sagte sie, hätten Kapillarhämangiome entwickelt, verursacht durch Flüssigkeit, die aus den Blutgefäßen ins Gewebe eingedrungen sei. Bei manchen seien derart schwere Lungenödeme aufgetreten, daß es zu Herzinsuffizienzen gekommen sei. »Ein Patient, der sowieso schon ziemlich krank war, ist sogar gestorben«, fügte sie hinzu, offensichtlich immer noch entsetzt bei der Erinnerung.

Ich erkundigte mich nach der Dosierung, die sie verwendet hatte, und erfuhr, daß sie ziemlich hoch gewesen war: um die vierzig Millionen Einheiten am Tag. Da ich wußte, daß die Dosierung bei Dr. Lanes Studie nur bei einem Drittel dieses Werts gelegen hatte, fragte ich, ob die Nebenwirkungen bei niedrigeren Dosen geringer seien. Höchstwahrscheinlich ja, antwortete Dr. Weinberg.

»Kennen Sie jemanden, der IL-2 bei AIDS einsetzt?« fragte ich.

»AIDS? Nein, das verfolge ich nicht.«

Ich dankte Dr. Weinberg für ihre Auskünfte und fing sofort an, bei den NIH anzurufen. Es kostete mich einen Tag, bis ich mit einem Mitarbeiter in der Gruppe von Dr. Lane verbunden wurde, einem gewissen Dr. Jones, der so freundlich war, meinen Anruf entgegenzunehmen. Auf meine ersten Fragen antwortete er vorsichtig, aber als ich ihm von meiner Infektion und meiner Suche nach einer Therapie berichtet hatte, wurde er sehr teilnahmsvoll und entgegenkommend.

Ich fragte ihn, ob den Patienten IL-2 auch ambulant verabreicht würde.

»Ja, aber erst nach einer gewissen Zeit. Für die ersten Versuche nehmen wir die Patienten immer stationär auf.«

»Wegen der Nebenwirkungen?«

»Sie können hart sein. Normalerweise bleiben die Patienten mindestens fünf Tage im Krankenhaus. Und wir überwachen sie sorgfältig.«

Wie die Patienten von Dr. Weinberg nahmen auch die Teilnehmer an der NIH-Studie aufgrund von Ödemen zehn bis fünfzehn Pfund zu. Ferner litten sie unter Hautausschlägen, Durchfall, schwerer Dehydratisierung und niedrigem Blutdruck, und es bestand die Gefahr einer Nieren- und Lebervergiftung.

»Und am meisten ist zu bedenken«, warnte mich Jones, »daß sich das Virus nach IL-2 unter Umständen schlagartig vermehrt. Sie sollten also wenigstens AZT und DDI einnehmen … und zweimal einen bDNS-Test durchführen lassen, vor und nach IL-2, um sicherzugehen, daß Sie die Sache nicht schlimmer machen.«

»Ich nehme zur Zeit AZT und Delavirdin«, sagte ich. Jones' Bereitschaft, mir zu helfen, mir nichtveröffentlichte Ergebnisse mitzuteilen und mit mir zu erörtern wie unter Kollegen, freute mich sehr. Während er sprach, schrieb ich fieberhaft mit: »Sofort DDI« notierte ich mir.

»Ich kann Ihnen gar nicht genug danken«, sagte ich.

»Wenn Sie erst mal angefangen haben, werden Sie Ihre Meinung vielleicht noch ändern«, gab Jones lachend zurück. »Jedenfalls viel Glück.«

Und so entschloß ich mich, IL-2 zu versuchen. Ich mußte Stevens dazu bringen, mich zu überwachen – ich brauchte ihn zur objektiven Beurteilung etwaiger Fortschritte; abgesehen davon wäre es dumm gewesen, ohne seine Aufsicht zu experimentieren, dennoch beschloß ich, mir das Präparat zu beschaffen, noch ehe ich mich mit ihm geeinigt hatte. Das war mir als Wissenschaftler möglich. Mit meiner zunehmend aggressiven Jagd nach neuen Behandlungsmethoden hatte er sich zwar abgefunden, aber angesichts einer derart kühnen und nicht erprobten Therapie würde er wahrscheinlich zögern – wie jeder verantwortungsbewußte Arzt. Ich wollte ihn nicht in die Verlegenheit bringen, mir IL-2 verschreiben zu müssen, womit er mir stillschweigend seinen Segen gegeben hätte.

Als ich mir aus der Onkologie die beiden durchsichtigen Fläschchen IL-2 abholte, geriet ich in Hochstimmung: Endlich hatte ich die Sache in der Hand und wurde zum gleichberechtigten Partner bei meiner eigenen Behandlung.

Ich steckte die beiden wertvollen Fläschchen vorsichtig in die Tasche meines Laborkittels und ging direkt in Stevens' Büro. Dort nahm ich sie heraus und hielt sie ihm hin. »Schauen Sie, was ich da habe.«

»Brrr, Mahlon!«

»Ich habe auch die Protokolle mitgebracht. Ich habe sie gerade von den NIH bekommen. Ich würde gern sofort damit anfangen.«

Stevens schwieg nachdenklich.

»Jim, Sie wissen, daß ich's sowieso tun werde«, sagte ich, was, zugegeben, ein kleiner Bluff war.

»Es ist verrückt, daß Sie die Verantwortung selbst übernehmen wollen.«

»Ich weiß. Und deswegen brauche ich Ihre Hilfe. Ich werde Ihnen einen Brief schreiben, für meine Patientenakte, einen Brief, in dem ich meinen Entschluß erkläre und Sie von jeder Verantwortung freispreche, falls etwas schiefgeht. Ich weiß, daß ich viel verlange. Ich bringe Sie in eine unangenehme Lage. Aber es ist mein Leben, das ich zu retten versuche, und ich werde nach jeder Chance greifen, die ich kriegen kann.«

Jim blinzelte. Was ich gesagt hatte, bewegte ihn offensichtlich. Und für einen kurzen Augenblick hörten wir auf, zwei Ärzte zu sein oder Arzt und Patient – wir waren zwei Männer, die einer unsicheren, vielleicht gefährlichen Zukunft entgegengingen. »Gut, wer wollte es Ihnen verdenken?« sagte Jim schließlich. »Eines sollten wir aber sofort tun, nämlich Sie auf DDI setzen.«

»Das war mein nächster Programmpunkt.«

Und so überprüften wir gemeinsam das Therapieprotokoll und entwarfen eine Strategie, wieviel IL-2 ich in welchem Zeitraum einnehmen sollte. Ich wolle die Behandlung ambulant durchführen, sagte ich – falls ich den ganzen Tag Durchfall haben sollte, zöge ich es vor, zu Hause, in meiner Privatsphäre, zu sein. Und was mir noch wichtiger war: Falls IL-2 zu einem festen Bestandteil meines Lebens werden sollte, wollte ich eine Dosierung finden, die hoch genug war, um effizient zu sein, aber nicht so kräftezehrend, daß ich nicht mehr arbeiten konnte. Jim war einverstanden, mich die Behandlung zu Hause durchführen zu lassen, allerdings unter der Bedingung, daß ich mich täglich in der Klinik meldete.

Und so war ich bereit anzufangen. Ich verspürte bereits die erste signifikante Begleiterscheinung: Hoffnung

22

Ich hatte vor, mir die ersten beiden IL-2-Injektionen in der Klinik geben zu lassen, damit Madeline die Ausgangswerte für Gewicht und Blutdruck festhalten konnte. Die restlichen Injektionen wollte ich mir zu Hause selbst verabreichen. Am ersten Behandlungstag erschien ich schon frühmorgens in der Klinik. Madeline erschrak, als sie hereinkam.

»Bin ich zu spät?« fragte sie.

»Nein, ich bin zu früh. Ich bin Frühaufsteher.«

Madeline winkte mich ins Untersuchungszimmer, warf ihren Mantel ab und holte sofort eine Spritze, mit der sie den Inhalt des einen Fläschchens aufzog. »Ich bete, daß es Ihnen hilft«, sagte sie.

»Ich auch.« Ich sah zu, wie die Nadel in meine Haut eindrang.

»Die Stelle wird vielleicht ein paar Tage wund sein.«

»Das macht nichts.«

»Haben Sie sich je eine subkutane Injektion gesetzt, Dr. Johnson?« fragte sie mich mit gespieltem Ernst.

»Nicht mehr seit meinem Studium.«

»Also, versuchen Sie lieber nicht, sich in den Arm zu spritzen. Ich würde Ihnen den Oberschenkel empfehlen.«

Die ersten achtundvierzig Stunden verliefen ohne Zwischenfälle, ich verspürte lediglich leichte ziehende Schmerzen. Am dritten Tag fühlte ich mich schlechter, so als hätte ich eine Grippe, und nahm an, daß mir der Ansturm der Symptome jetzt unmittelbar bevorstand. Da ich wußte, daß ich vermutlich für mindestens ein paar Tage flachliegen würde, beschloß ich, bei Davis Kidd vorbeizufahren, einer Buchhandlung in der Nähe meiner Wohnung, um mich mit Lesestoff einzudecken. Ein Buch hatte mir meine Mutter empfohlen: Es hatte den Titel *My Own Country* und war der Bericht eines Arztes über die Ausbreitung des AIDS-Virus in Ost-Tennessee.

Als ich nach Hause kam, war ich erschöpft und hatte Gliederschmerzen. Ich bereitete mir eine leichte, eiweißreiche Mahlzeit zu, dann legte ich mit einer gewissen Nervosität mein Arsenal an Spritzen und IL-2-Fläschchen zurecht, ein wenig beklommen vor den zu erwartenden Nebenwirkungen. Halb wünschte ich, ich hätte jemanden gebeten vorbeizuschauen, aber ich hatte niemanden damit behelligen wollen. Also injizierte ich mir nach kurzem Zögern die Spritze in den rechten Oberschenkel, dann ließ ich mich mit meinem neuen Buch auf der Couch nieder.

Die Geschichte, die dieser Arzt erzählte, war für mich tief bewegend. Es ging um das Elend, in das HIV-infizierte Menschen und ihre Familien in den ersten Jahren der Seuche gerieten, als sie nicht nur mit der Krankheit, sondern auch mit den kleinstädtischen Vorurteilen des in mancher Hinsicht engstirnigen Südens zu kämpfen hatten. Bei der Pflege seiner Patienten hatte der Arzt, Abraham Verghese, eine bewegende Verwandlung erfahren: aus einem medizinischen Techniker war ein echter Heiler geworden.

Eine der Personen, die in seinem Buch vorkamen, beeindruckte mich besonders – eine bemerkenswerte Frau namens Vickie McCray, die sich unwissentlich durch ihren Ehemann infiziert hatte und es dennoch über sich brachte, ihm zu verzeihen und ihn bis zu seinem Tod aufopferungsvoll zu pflegen. Über ihrer Geschichte schlief ich ein und erwachte mitten in der Nacht mit Fieber und heftigem Schüttelfrost. Meine Muskeln schmerzten, allein der Gedanke, mich zu bewegen, war schmerzhaft – schon das Daunenkissen unter meinem Kopf war eine Qual für meinen Nacken. Jetzt wußte ich, was »motorische Lähmung« bedeutet – ein Syndrom, das die Opfer eines Schlaganfalls erleben, wenn sie außer den Augen keinen einzigen Körperteil mehr bewegen können. Ich konnte nur noch denken, und deshalb grübelte ich über Vickies Geschichte nach, voller Ungeduld weiterzulesen.

Der nächste Tag – der vierte – war noch schlimmer. Nur mit Mühe schaffte ich es, mich aus dem Bett zu wälzen und mich anzuziehen. Meine Gelenke waren steif und geschwollen, trotzdem wollte ich – mehr aus Gründen der Disziplin als der Fitneß – versuchen, etwas Sport zu treiben. Vielleicht war etwas Training ja doch hilfreich, vor allem aber wollte ich mir beweisen, daß ich genügend Durchhaltevermögen besaß, um die Härten der Nebenwirkungen zu ertragen. Trotz meiner Erschöpfung brachte ich ein leichtes Training zustande, dann duschte ich und fuhr die kurze Strecke zur AIDS-Abteilung, um mich einer freundlichen Musterung durch Stevens und Madeline zu unterziehen.

»Anscheinend geht es Ihnen ganz gut«, sagte Stevens. »Wie fühlen Sie sich denn?«

»Mir tut alles weh«, antwortete ich. »Aber es ist erträglich.«

»Steigen Sie mal auf die Waage. Nur der Neugier halber – ich möchte wissen, wieviel Sie zugenommen haben.«

Ich trat auf die Waage und rief verblüfft aus: »Es sind fünf Pfund!«

»Fünf Pfund in vier Tagen!« staunte Stevens. »Nicht schlecht. Dann können wir wohl davon ausgehen, daß das Medikament wirkt.«

An diesem Abend nahm ich eine Extradosis Tylenol und Motrin ein, um das Fieber zu senken. Am folgenden Morgen nahm Madeline mir entsprechend der Empfehlung des NIH-Protokolls Blut ab, um festzustellen, inwieweit die Injektionen sich auf die Anzahl der CD4-Zellen und die Viruslast in meinem Blut auswirkten. Vierundzwanzig Stunden nach meiner letzten IL-2-Spritze hatte ich mich so weit erholt, daß ich die Tylenol-Dosis verringern – und mir wieder *My Own Country* vornehmen konnte, um Vickie McCrays Geschichte weiterzulesen.

Als Tochter eines Alkoholikers und einer strengen Mutter war sie in dem düsteren Sozialwohnungskomplex Greystone in der Nähe von Johnson City in Tennessee aufgewachsen. Als sie fünf war, verschwand ihr Vater, und deshalb mußte Vickie schon in sehr jungen Jahren arbeiten, um zum Unterhalt der Familie – sie hatte noch eine jüngere Schwester – beizutragen. Trotzdem waren ihre Leistungen in der High-School ausgezeichnet, und sie träumte sogar vom College. Aber als sie in der zehnten Klasse war, erkrankte ihre Mutter an Krebs, und Vickie mußte die Schule verlassen, um zu arbeiten und sich um den Haushalt zu kümmern. Die Mutter starb, als Vickie siebzehn war.

Nicht lange nach dem Tod ihrer Mutter heiratete Vickie einen gutaussehenden Mann namens Clyde McCray und lebte mit ihm in bescheidenen Verhältnissen in Tester Hollow, am Stadtrand von Johnson City. Ihre Ehe war nie besonders glücklich, dennoch war es ein grausamer Schock, als Vickie während ihrer zweiten Schwangerschaft erfuhr, daß Clyde ein Verhältnis mit ihrer Schwester hatte, die schließlich ebenfalls von ihm schwanger wurde. Vickie fand die Kraft, beiden zu verzeihen, doch dann begann Clyde aus unerklärlichen Gründen abzumagern. Eine genaue Ursache wurde nicht diagnostiziert, bis Vickie endlich darauf bestand, daß er ins Krankenhaus ging und sich untersuchen ließ – unter anderen von einem Neurologen, der im Rahmen einer gründlichen Untersuchung auch einen HIV-Test anordnete. Zu Vickies Entsetzen fiel der Test positiv aus. Clyde hatte AIDS. Als die Diagnose feststand, bekannte Clyde, er habe ein Verhältnis mit einem Mann gehabt. Und in der darauffolgenden Hektik diverser Tests stellte sich heraus, daß Clyde sowohl Vickie als auch ihre Schwester infiziert hatte.

An dem Tag, an dem sie ihr Testergebnis erhielt, hätte Vickie zum ersten Mal in ihrem Leben beinahe aufgegeben. Die Kinder waren zu Besuch bei einem Freund der Familie, und als sie allein in ihrem Wohnwagen war, holte sie Clydes Gewehr hervor, um sich umzubringen. Als sie versuchte, das Gewehr zu laden, fiel ihr die Munition zu Boden, und während sie die Patronen einsammelte, hörte sie die Stimmen ihrer Kinder, die nach ihr riefen. Aber sie waren nicht da, als Vickie draußen nachsah. Ihr wurde klar, daß sie sich die Stimmen nur einbildete, und als sie daran dachte, wieviel Kummer sie ihren Kindern verursachen würde, wenn sie sich das Leben nahm, begann sie zu weinen.

Und so erging es auch mir. Ich ließ das Buch sinken und weinte.

Doch trotz allem, was geschehen war, weigerte sie sich, ihren

Mann aus ihrem Haus zu verbannen. Sie begrub allen Groll und ermöglichte es ihm, im Kreis seiner Familie zu sterben. 1988, als bei Clyde die ersten Symptome von Demenz auftraten, kam AZT in Ost-Tennessee gerade erst in Gebrauch. Es gab nichts, was seinen raschen, unerbittlichen Verfall aufhalten konnte.

Und so erlebte sie den Alptraum ihrer Kindheit zum zweiten Mal. Zwei Jahre lang mühte Vickie sich ab und arbeitete nachts in einer Fabrik, um tagsüber den zunehmend geistesgestörten und inkontinenten Clyde und ihre zwei Kinder zu versorgen. Clyde starb 1990.

Um Mitternacht legte ich das Buch beiseite, zu aufgewühlt von Vickies Geschichte, um Schlaf zu finden. Ich fragte mich, wie jemand fähig sein konnte, derart schwere Schicksalsschläge ohne Bitterkeit hinzunehmen und, was noch bewundernswerter war, sich dabei ein so hohes Maß an Mitleid zu bewahren. Vickies Mut erschien mir beinahe übermenschlich und gab mir enormen Auftrieb. Ich konnte der Versuchung nicht widerstehen und durchblätterte den Rest des Buches, um herauszufinden, wie es ihr weiter ergangen war. Am Ende stellte ich mit Erleichterung fest, daß sie noch am Leben war.

Immer noch beflügelt von Vickies Vorbild, ging ich am nächsten Morgen zur Untersuchung, um meinen CD4-Wert feststellen zu lassen. Dr. Jones hatte mich zwar darauf hingewiesen, daß die Anzahl der Helferzellen nach der Behandlung mit IL-2 kurzfristig abnehmen konnte, aber um wieviel, wußte ich nicht. Mit erschreckender Nüchternheit erschien die Zahl auf dem Bildschirm: 270! Ich schauderte. Das war der niedrigste Wert, den ich je gehabt hatte: von AIDS trennte mich jetzt nur noch eine Differenz von 70 – eine bedrückende Mahnung (als hätte ich derlei nötig), was bei diesem Experiment auf dem Spiel stand. Glücklicherweise hatte ich noch einen Monat bis zu dem aufschlußreicheren Bluttest, der die Wirkung von IL-2 auf meinen CD4-Wert genauer widerspiegeln würde. Innerhalb von zwei Tagen waren Gliederschmerzen und Erschöpfung abgeklungen, und ich wußte nun, daß ich die Begleiterscheinungen von IL-2 aushalten konnte. Die große Frage war, ob das Medikament Wirkung zeigte.

Knapp fünf Wochen später ließ ich mir wieder Blut abnehmen, und am nächsten Tag zählte ich die Minuten bis zur Mittagszeit, da ich mich dann ins Sekretariat der Neuropathologie schleichen und mich in den Laborcomputer einloggen konnte. Mit zitternden Fingern gab ich meine Patientennummer ein.

Wie Weihnachtslichter blinkten die Zahlen auf dem Bildschirm auf:

T-Helferzellen CD4 – Prozent	45
T-Helferzellen CD4 – Anzahl/ml	720*

720! Ich war sprachlos. Anscheinend war es mir endlich gelungen, den Verfall aufzuhalten. Erst jetzt, im ersten Triumphgefühl, konnte ich mir offen eingestehen, wie entsetzt ich während jener Monate gewesen war, als mein Wert immer weiter gesunken war. Die Tränen stiegen mir in die Augen, Tränen der Erleichterung und der Dankbarkeit für die Gnadenfrist, die mir gewährt wurde.

Auf die Bestimmung der Viruslast in meinem Blut, die nun mittels des empfindlichen Verfahrens namens Branched Chain DNA Amplification (bDNS) erfolgte, mußte ich noch warten. Noch ein Jahr zuvor waren lediglich die fortschrittlichsten Labors imstande gewesen, einen bDNS-Test durchzuführen. Als ich das letzte Mal bei Mike Saag an der Universität Alabama die Viruslast in meinem Körper hatte bestimmen lassen, war eine weniger empfindliche Methode angewandt worden. Der bDNS-Test ist in der Lage, selbst so niedrige Konzentrationen wie 1000 Viren pro Milliliter Blut nachzuweisen – was eine geringe Anzahl ist, wenn man bedenkt, daß manche HIV-Patienten eine Viruslast von mehreren Millionen pro Milliliter aufweisen. Es lohnte sich also, die sechs Wochen auf das Testergebnis zu warten.

* Einen Monat nach meiner zweiten IL-2-Behandlung stieg mein CD4-Wert sprunghaft auf 910 (45%) und bewegt sich seither im Bereich um 1000.

Endlich rief Stevens mich an.

»Ich habe gute Nachrichten«, sagte er.

Ich weiß noch, daß ich die Augen schloß und ein stummes Stoßgebet sprach.

»Beide bDNS-Tests, vor und nach IL-2, haben kein Virus nachgewiesen«, sagte er.

Ich war vom Donner gerührt. Zumindest mit einer geringen nachweisbaren Viruslast hatte ich gerechnet, nachdem ich seit mehr als zwei Jahren infiziert war und erlebt hatte, wie mein CD4-Wert von 821 auf 320 gesunken war. »Und was hat das zu bedeuten?« fragte ich.

»Also, einmal bedeutet es, daß IL-2 Ihnen nicht geschadet hat. Abgesehen davon habe ich keine Ahnung. Eine Viruslast unterhalb der Nachweisgrenze bei jemandem, der AZT und DDI einnimmt – ich weiß wirklich nicht, was ich dazu sagen soll.«*

»Könnte es sein, daß die Medikamente die Viruslast unter die Nachweisgrenze gedrückt haben?«

»Anzunehmen, aber wir wissen einfach noch nicht genug über Präparatkombinationen, um sicher zu sein. Ich kann wohl nur sagen: herzlichen Glückwunsch. Bis jetzt läuft es hervorragend.«

Ich dankte ihm und legte auf. Ich war begeistert. Bereits ohne weitere IL-2-Behandlungen – dafür hatten wir erst die bDNS-Ergebnisse abwarten müssen – betrug mein CD4-Wert nach wie vor 720, bei einem Verhältnis von 45 Prozent, ein für mich geradezu himmlisches Ergebnis. Und der bDNS-Test, was immer er letztlich bedeuten mochte, konnte nur als positive Neuigkeit gewertet werden. Während der nächsten Tage sagte ich mir immer wieder, dies sei nur ein momentaner Triumph, der keine konkreten Anhaltspunkte für eine günstige Prognose bot. Schon des öfteren hatten sich vielversprechende »Wunder-

* Die Ergebnisse diverser Studien (zum Beispiel ACTG 175) über den kombinierten Einsatz von AZT und DDI, die im September 1995 vorgelegt wurden, deuten darauf hin, daß die beiden Medikamente gemeinsam eine stärkere Wirkung zeigen als jede Substanz allein.

mittel« als Pyrrhussiege erwiesen, nachdem das Virus gegen sie resistent geworden war, und zu jenem Zeitpunkt lagen keine Untersuchungen vor, die für einen Langzeiterfolg bei IL-2 sprachen. Deshalb ermahnte ich mich immer wieder, realistisch zu bleiben – und das hieß pessimistisch. Aber ich konnte nicht verhindern, daß sich gegen meinen Willen eine irrationale Hoffnung in mir erhob.

23

Während der Wochen, in denen ich auf die Testergebnisse wartete, dachte ich immer wieder über Vickie McCray nach. Manchmal, wenn ich besonders niedergeschlagen war, nahm ich mir *My Own Country* vor und las noch einmal ihre Geschichte, als wäre sie ein biblisches Gleichnis. Vor allem ein Abschnitt ging mir zu Herzen: »Es ist fast, als würde ich Clyde immer noch suchen. Ich brauche nur im Auto zu sitzen und einen dunkelhaarigen Mann mit Schnauzbart zu sehen, schon fährt mein Kopf herum.« Ich konnte den Gedanken kaum ertragen, daß dieser großartigen Frau, die eine so große Liebesfähigkeit besaß, Krankheit und sogar der Tod bevorstanden, und ich betete darum, daß ihr CD4-Wert stabil war und sie die bestmögliche medizinische Versorgung erhielt.

Eines Tages las ich zufällig in der Zeitung, daß der Autor von *My Own Country*, Dr. Abraham Verghese, im Rahmen einer regionalen Buchmesse in Nashville auftreten würde. Ich wollte ihn unbedingt sprechen und wartete, bis er einen Moment allein war. Dann sagte ich ihm, wie ergreifend ich sein Buch gefunden hatte, besonders die Geschichte von Vickie McCray. Ich fragte ihn, ob ich ihr schreiben könne, und obwohl er verständlicherweise darauf bedacht war, ihre Anonymität zu wahren, spürte er, daß er mir vertrauen konnte, und gab mir ihre Adresse. Ich entwarf einen kurzen Brief:

20. Oktober 1994

Liebe Ms. McCray,
jeder Einsatz, jeder Kampf gegen menschliches Leiden bringt Helden hervor, die uns Mut geben und Hoffnung machen. Im Kampf gegen AIDS ist Vickie McCray eine solche Heldin. Wir alle in Vanderbilt, die Ihre Geschichte kennen, danken Ihnen für die Inspiration und beten darum, daß Sie gesund bleiben.
Mahlon Johnson, M.D. (durch eine Autopsie infiziert)

Darunter setzte ich ein PS mit meiner Telefonnummer und fügte hinzu: »Bitte rufen Sie mich an, wenn ich etwas für Sie tun kann.«

Wochen vergingen, ohne daß ich von Vickie hörte. Ich hätte sie angerufen, hätte ich ihre Telefonnummer gehabt, aber ich wußte ja nicht einmal ihren wirklichen Namen. »Vickie McCray« war natürlich ein Pseudonym.

Aber eines Abends Anfang Januar, als ich meine Wohnungstür aufsperrte, hörte ich drinnen das Telefon läuten. Während ich den Schlüssel aus dem Schloß zog, hörte ich aus dem Anrufbeantworter eine tiefe weibliche Stimme. »Dr. Johnson? Ich wette, Sie ahnen nicht, wer ich bin.«

Die Stimme klang zögernd und nachdenklich. Sie stockte, als wüßte die Anruferin aufgrund irgendeiner telepathischen Kraft, daß ich im dunklen Zimmer stand und zuhörte – als forderte sie mich heraus, den Hörer abzunehmen.

»Hier ist Vickie ... Sie wissen schon ... Vickie McCray!« fuhr sie fort und klang leicht belustigt über ihre neue Berühmtheit. »Ihr Brief war sehr nett. Ich hätte Sie früher angerufen, aber ich wußte nicht, wer Sie sind, und da Abraham in Indien war, konnte ich ihn nicht fragen.« Sie verstummte kurz, aber ich brachte es immer noch nicht über mich, ans Telefon zu gehen – als hätte ich Angst, der Frau, die mir zum Vorbild geworden war, leibhaftig zu begegnen.

»Ich hoffe, Sie irgendwann mal kennenzulernen«, sagte Vickie. »Und falls Sie je nach Kingsport kommen sollten, hoffe ich, Sie schauen bei mir vorbei.« Sie nannte noch ihre Telefonnummer, und jetzt fürchtete ich auf einmal, die Verbindung zu verlieren, stürzte zum Telefon – und kam zu spät. Sie war weg, das Gerät klickte nur noch hämisch und spulte das Band zurück.

Ein paar Minuten lang stand ich da wie gelähmt. Irgendwo auf einer tiefen, unbewußten Ebene war ich überzeugt, daß Vickie mein Leben verändern würde, wenn ich sie zurückrief. Endlich nahm ich meinen Mut zusammen und wählte ihre Nummer.

»Na, so was, Sie haben wohl die ganze Zeit zugehört, wie ich einen Narren aus mir gemacht habe«, sagte sie.

»Ich bin gerade hereingekommen, als der Anrufbeantworter

sich eingeschaltet hat. Ich kann's kaum glauben, daß Sie tatsächlich anrufen. Wie geht es Ihnen?«

»Mir geht's gut«, sagte sie. »Fred der Bär* ist im September gestorben, also bin ich die letzte Überlebende aus dem Buch – Sie wissen schon.«

Ein wenig unsicher, was ich als nächstes sagen sollte, begab ich mich auf das vertraute Gelände der Medizin. »Ist Ihr Wert okay?« fragte ich.

»Einmal ist er auf 180 gesunken, aber im Moment ist er wieder auf 280«, sagte sie stolz. »Ich glaube, es ist alles eine Frage der Einstellung.«

Mir sank das Herz bei dem Gedanken, daß ihr Wert bereits in dem Bereich war, in dem sie klinisch als AIDS-krank diagnostiziert werden konnte. Sie habe keine größeren opportunistischen Infektionen gehabt, sagte sie, im vergangenen Herbst allerdings sei sie einmal wegen einer Bronchitis im Krankenhaus gewesen. Nach dem Klang ihrer Stimme zu urteilen, vermutete ich, daß sie rauchte, was ihre Lunge für die Pneumonien, unter denen immungeschwächte Patienten häufig leiden, natürlich anfälliger machte. Sie nehme den RT-Hemmer DDC ein, fuhr sie fort, und habe es auch mit AZT versucht, aber diese Substanz vertrage sie nicht. Dann sprach sie offenbar auf wenigstens ein virusblockierendes Mittel an, dachte ich erleichtert.

Ich erkundigte mich nach ihren Kindern.

»Clyde junior ist jetzt zehn. Er ist der größte Bastler aller Zeiten«, sagte Vickie lachend. »Er muß immer irgend etwas auseinandernehmen. Das Problem ist, daß es nicht immer kaputt ist. Danielle ist achtzehn und hat nur noch ein halbes Jahr bis zum College, Gott sei Dank.«

Ich versuchte mir ihr Leben als alleinstehende Mutter vorzustellen, die für zwei Kinder zu sorgen hatte, während sie selbst in der Ausbildung war. »Und gehen Sie zur Schwesternschule?« fragte ich – in dem Buch war erwähnt worden, daß sie dies versuchen wollte.

* Eine Person aus *My Own Country.*

»Nur zeitweise. Mehr schaffe ich nicht mit den Kindern. Und Sie?« fragte Vickie nach einer Pause. »Was ist mit Ihnen?«

Ich sagte, ich sei gesund und könne arbeiten, und ich hätte mit verschiedenen Medikamenten experimentiert, vor allem mit IL-2, das ich mir alle zwei Monate injiziert hätte, woraufhin mein CD4-Wert rapide von 320 auf 920 gestiegen sei. Beinahe hätte ich ihr auch die verblüffendste und verwirrendste Neuigkeit erzählt – daß im Moment die Tests zum Nachweis von HIV in meinem Blut kein Virus aufspüren konnten –, aber ich fürchtete, ihr damit das Gefühl zu geben, daß zwischen uns eine zu große Kluft bestand.

Es trat eine überraschte Pause ein. »Das ist erstaunlich«, sagte Vickie leise. »So was hab ich noch nie gehört. Wie heißt das Zeug, das Sie sich gespritzt haben?«

Ich erklärte ihr, was IL-2 war und welche Rolle es in der Krebstherapie gespielt hatte.

»Ich dachte, ich bin auf dem laufenden, aber davon hab ich noch nie gehört«, sagte sie.

»Na ja, es ist ziemlich neu«, sagte ich. »Und es ist ein bißchen umstritten.« Nachdem Vickies CD4-Wert bereits so weit gesunken war, fürchtete ich, ihr Immunsystem könnte bereits zu sehr in Mitleidenschaft gezogen sein, um auf IL-2 anzusprechen. Aber ich wollte nicht entmutigend klingen. »Wir sollten darüber reden«, sagte ich. »Vielleicht ist das etwas, was auch für Sie in Frage kommt.«

»Da muß ich meinen Arzt fragen.«

Wir unterhielten uns noch eine Stunde mit einer so selbstverständlichen Vertrautheit, als hätten wir schon oft miteinander gesprochen. Sie stellte mir viele Fragen, aber meine Neugier war so groß, daß ich nur kurz von mir erzählte.

»Hören Sie«, sagte ich, »ich habe seit meinem Unfall Tagebuch geführt. Wenn Sie Lust haben, können Sie es ja lesen.«

»Ja, unbedingt. Schicken Sie's mir bitte«, sagte sie.

»Ich weiß nicht, wie ich es ausdrücken soll«, sagte ich, »aber was Ihnen passiert ist, tut mir unendlich leid. Und ich würde Ihnen gern helfen, wenn ich kann.«

Nachdem wir unser Gespräch beendet hatten, machte ich es mir auf dem Sofa bequem, legte ein Klavierkonzert auf und fühlte mich so ruhig und heiter wie schon seit langem nicht mehr. Meine Gelassenheit hielt den ganzen nächsten Tag an. Und ich schickte ihr tatsächlich mein Tagebuch mit ein paar Zeilen:

Liebe Vickie,
ich habe Ihre Geschichte wie die Bibel gelesen und versucht, mir vorzustellen, was Sie in den letzten acht Jahren durchgemacht haben, wieviel Sie verloren haben. Meine Geschichte ist zu lang und zu verworren, um sie am Telefon zu erklären. Das Ganze ist im Laufe endloser Wochenenden entstanden und noch etwas schwerfällig. Aber zumindest wissen wir dann gleich viel voneinander. Ich rufe heute abend an. Alles Gute.

Aber als ich spätabends von der Arbeit nach Hause kam, läutete das Telefon bereits.

»He, wie geht's?« fragte die nun schon vertraute tiefe Stimme.

»Vickie!«

»Ich wollte nur kurz hallo sagen. Ich habe Ihren netten Brief noch mal gelesen.«

Sie fragte mich, wie mein Tag verlaufen sei, aber darauf antwortete ich nur kurz und versuchte, das Gespräch wieder auf sie zu lenken.

»Mahlon«, sagte sie. »Ich habe gestern abend genug von mir geredet. Heute möchte ich über Sie reden.«

»Aber ich hab Ihnen mein Tagebuch geschickt, da steht alles drin – mehr als Sie wahrscheinlich wissen wollen. Um die Wahrheit zu sagen, mein Tag war ziemlich anstrengend. Ich habe gerade einen AIDS-Toten obduziert. Sein Gehirn war völlig zerstört.«

Es trat eine vielsagende Pause ein, dann sagte sie: »Davor hab ich am meisten Angst – den Verstand zu verlieren.«

»Ja, das muß furchtbar sein«, stimmte ich zu.

»Kann ich Sie was fragen?« sagte sie.

»Natürlich.«

»Wie ertragen Sie es, Autopsien zu machen – nach allem, was passiert ist? Macht Ihnen das nichts aus?«

Beinahe hätte ich meine Standardantwort gegeben – es gehöre eben zu meinem Beruf –, aber in dem Augenblick kam mir eine jähe Erkenntnis. »Wissen Sie, Vickie«, sagte ich und wußte, daß ich auf eine Wahrheit gestoßen war, »ich mache sie sogar gern, weil ich das Gefühl habe, mich zu rächen. Du nimmst dieses Gehirn raus, das von Viren nur so strotzt, du legst es in Formalin und bringst das Virus ein für allemal um.«

Vickie zögerte kurz, dann sagte sie: »Mein Gott, ich dachte, ich rufe einfach mal an, um ein bißchen zu plaudern.«

Ich lachte. »Ja, das klingt hart. Aber der Kampf gegen diese Krankheit ist praktisch zu meinem Lebenszweck geworden. Übrigens habe ich über unser Gespräch gestern abend nachgedacht, über die Medikamente, die Sie nehmen. Ich denke, Sie sollten es noch mal mit AZT versuchen, diesmal in Kombination mit DDC.«

»Glauben Sie wirklich, das macht einen Unterschied?«

Ich erläuterte ihr kurz die Idee einer multimedikamentösen Behandlung.

»Okay, ich rede mit meinem Arzt«, sagte sie. »Aber nur, wenn Sie mir versprechen. mir genau zu erklären, was ich sagen soll.«

»Versprochen.«

Am nächsten Tag fand ich in der Post einen Umschlag mit einer Karte und einem Foto. Vickie sah süß darauf aus – so warmherzig wie der Klang ihrer Stimme am Telefon; auf die Rückseite des Fotos hatte sie geschrieben: »Das bin ich mit meinem boshaften Grinsen.« Ich war völlig hingerissen. Aus meinem Schreibtisch fischte ich einen Schnappschuß von mir, den Alexis im Garten gemacht hatte. In der Hoffnung, daß sie das Foto halbwegs ansprechend fand, schickte ich es ihr zusammen mit einer kleinen Bemerkung.

Auf meinen Rat hin sprach Vickie tatsächlich mit ihrem

AIDS-Arzt über das Thema AZT. Dr. Armstrong, der Vickie seit dem Umzug von Abraham Verghese nach Iowa behandelte, war ursprünglich Arzt für Allgemeinmedizin gewesen, aber im Lauf der Zeit zwangsläufig zu einem Facharzt für Infektionskrankheiten geworden, einer der wenigen Spezialisten, die in Ost-Tennessee praktizierten. Er war damit einverstanden, Vickie auf AZT zu setzen.

»Das ist großartig«, sagte ich.

»Aber wie viele Wochen dauert es, bis ich mich daran gewöhnt habe?«

»Na ja, das hängt von Ihnen ab. Ich würde allerdings sagen, mindestens zwei oder drei Wochen. Für mich war danach das Schlimmste überstanden, obwohl mir die Übelkeit noch Monate zu schaffen gemacht hat. Aber für die ersten ein, zwei Tage sollten Sie dafür sorgen, daß Sie immer eine Toilette in der Nähe haben.«

»Sagen Sie das mal den Kindern. Sie erwarten von mir, daß ich sie ständig herumkutschiere«, antwortete sie lachend.

Etwa vierundzwanzig Stunden nach der ersten Dosis AZT berichtete Vickie von Durchfällen und Übelkeit, aber es sei nicht sehr schlimm, behauptete sie. Ich rief sie jeden Abend an, um ihr Mut zuzusprechen, und schickte ihr eine Genesungskarte mit einem verloren dreinschauenden Bassett. Am selben Tag, an dem sie meine Post erhielt, antwortete sie mir mit einer witzigen Karte. Und so begann sie mit dem Brauch, mir allwöchentlich etwas zu schicken, wobei sie dafür sorgte, daß es am Samstag eintraf. In den Umschlag legte sie Cartoons oder Karikaturen oder schilderte mir Anekdoten aus dem McCrayschen Familienleben, die mich immer zum Lachen brachten. Ich schrieb ihr zurück, erzählte ihr vom Klinikalltag oder von den Mätzchen der Hunde meiner Mutter. Mit der Zeit wurden unsere Briefe ernster, Vickie dankte mir, daß ich mich um sie kümmerte, mich um ihre Gesundheit sorgte. Nein, protestierte ich, ich sei es, der zu danken hätte, denn durch sie fände ich einen Ausweg aus meiner Isolation.

Und jeden Abend telefonierten wir miteinander – es waren

herzliche, lange, lebhafte Gespräche, die für mich bald den Höhepunkt des Tages bildeten. Ich stellte mir vor, wir seien über die Entfernung hinweg miteinander verbunden wie zwei Kinder, die zwei Blechdosen mit einem Draht verknüpfen und sich ans Ohr halten.

Manchmal stellten wir amüsiert fest, daß wir uns regelrecht darum stritten, wem das Vorrecht zustand, sich um den anderen zu kümmern. »Ich möchte, daß du mir was versprichst«, sagte sie bei einem dieser Gespräche.

»Ich verspreche es.«

»Du weißt ja nicht mal, was es ist.«

»Spielt keine Rolle.«

»Wenn ich dich besuche, möchte ich dir was kochen.«

»Nein, ich möchte dich zum Essen ausführen.«

»Kommt nicht in Frage ... außerdem hast du's schon versprochen.«

»Dann werde ich wortbrüchig. Ich möchte dich ausführen. Du hast doch sonst nie Gelegenheit, essen zu gehen.«

Wie sich später erwies, hatte in diesem Fall ich gewonnen.

Tagsüber sprach Vickie mir manchmal Nachrichten auf Band, die mich begrüßten, wenn ich abends nach Hause kam. »Es wird Zeit, daß dieses AZT endlich mal was bewirkt«, sagte sie einmal. »Noch ein paar Wochen, und ich bin nur noch Haut und Knochen.« Das meinte sie durchaus wörtlich – außer Äpfeln konnte sie nichts essen. Seit Erscheinen von *My Own Country* hatte Vickie abgenommen, »damit ich für meine Fans schön bin«, wie sie im Scherz sagte. Aber eines Abends, als ich nach Hause kam, fand ich eine besonders entmutigte Nachricht vor. »Mahlon«, sagte Vickie. »Ich muß mit dir über ein Prickeln und Taubheitsgefühl in meinen Händen reden. Bitte ruf mich an, wenn du dazu kommst.«

Prickeln und Taubheitsgefühl in den Händen oder Füßen sind Symptome einer Neuropathie oder Erkrankung der peripheren Nerven, einer bekannten Nebenwirkung von DDC und DDI. Beunruhigt rief ich sie sofort zurück und fragte sie, wie lange sie das schon habe.

»Es geht schon eine Weile.«

»Was heißt das? Wieso hast du nichts gesagt?«

»Weil ich dachte, es hört wieder auf. Zuerst sah es auch so aus. Aber in den letzten paar Tagen ist es schlimmer geworden.«

Vickie war, wie ich schon bald bemerkt hatte, das Gegenteil von Dawn – sie war die Art von Person, die automatisch alle körperlichen Beschwerden bagatellisiert. Es gehörte zu ihrem stoischen Charakter, zu ihrer Überzeugung, daß eine positive Einstellung der Schlüssel zum Überleben ist. Aber diese Symptome waren zu ernst, als daß man sie hätte herunterspielen können: die Toxizität mancher Anti-AIDS-Mittel kann bleibende Nervenschäden verursachen. Um das zu verhindern, würde Vickie sofort mit der Einnahme von DDC aufhören müssen – was sie natürlich anfälliger für HIV machte.

Das war eine erschreckende Aussicht, denn Vickie war seit mindestens acht oder neun Jahren infiziert, und ihr CD4-Wert war bereits stark gesunken. AZT allein ist weniger in der Lage, die Ausbreitung des Virus zu hemmen. Es gab zwar Antibiotika, die ihr einen gewissen Schutz vor Pneumocystis-carinii-Pneumonie und anderen opportunistischen Infektionen bieten konnten, wie sie häufig auftreten, wenn die Anzahl der T-Helferzellen im Blut in den Bereich um 200 absinkt. Aber ich hatte schon Menschen erlebt, deren Wert höher war als der von Vickie und die dennoch Lymphomen oder Cryptococcus-Mykosen erlagen, und daß sie eine langjährige Raucherin war, machte die Sache nicht besser. Ich begann zu fürchten, daß meine liebe neue Freundin, meine unschätzbare Vertraute, womöglich auf das Stadium zuging, in dem sie erkranken und sich nie wieder erholen würde. An diesen Verlust konnte ich nicht einmal denken.

Ich drängte sie, sofort einen Termin mit ihrem Arzt zu vereinbaren. Nachdem sie in der Praxis gewesen war, rief ich alle fünfzehn Minuten bei ihr zu Hause an, inständig hoffend, Dr. Armstrong habe eine andere Erklärung für das Taubheitsgefühl gefunden. Erst um sechs Uhr abends läutete in meinem Büro das Telefon.

»Dr. Armstrong hat DDC abgesetzt«, stieß Vickie hervor, zu verängstigt, um auch nur »Hallo« zu sagen.

»Was hat er statt dessen vor?« fragte ich.

»Mich einfach auf AZT lassen, nehme ich an. Weißt du, es ging mir doch jahrelang gut, ohne daß ich irgendwas eingenommen habe.«

Ich hatte ein gewisses Schuldgefühl, weil ich Vickie die Idee eingeredet hatte, mit einer Kombinationstherapie könnte sie Zeit gewinnen – weil ich in ihr eine Überlebenshoffnung geweckt hatte und sie nun erleben mußte, wie sie gleich darauf zunichte wurde. Enttäuschte Hoffnungen sind viel schlimmer als gar keine Hoffnung, sie sind der Keim der Resignation.

»Hör mal, Mahlon«, fuhr Vickie fort. »Ich hab keine Angst vor dem Sterben, aber ich fürchte mich vor dem Gedanken, was dann aus meinen Kindern wird. Es gibt niemanden in meinem Leben, der sich wirklich um sie kümmern kann.«

»Sag das nicht«, entgegnete ich, während ich versuchte, mir Alternativen auszudenken, aber selbst schon in Panik geriet.

»Okay«, sagte sie leise.

»Es gibt etwas anderes, das bald herauskommt«, erinnerte ich mich. »Ein Medikament namens 3TC. Es ist, ähnlich wie AZT und DDI, ein Reverse-Transkriptase-Hemmer. Aber in Kombination mit AZT scheint es recht wirksam zu sein.«

Der Pharmahersteller Glaxo hatte einige Monate zuvor, kurz nachdem ich mit IL-2 begonnen hatte, einen sogenannten »offenen« klinischen Versuch mit 3TC begonnen, was bedeutete, daß die Patienten das aktive Medikament erhielten und nicht auf die blinde Hoffnung angewiesen waren, das Plazebo bleibe ihnen erspart. Vor der AIDS-Seuche hatte es solche direkten, aus Mitleid motivierten Therapieversuche kaum je gegeben, doch dank der unermüdlichen Agitation der AIDS-Aktivisten wurde die »Schlachtvieh«-Mentalität bei klinischen Versuchen anscheinend allmählich unterhöhlt.

Im vorigen Monat hatte ich die 3TC-Protokolle studiert, weil ich die Hoffnung hatte, das Medikament selbst ausprobieren zu können. Ich hatte freilich keinen Anspruch darauf, denn die

Studie war auf Patienten beschränkt, deren CD4-Wert unter 300 lag. Vickie jedoch konnte dafür in Frage kommen.

»Frag doch Dr. Armstrong morgen nach 3TC«, schlug ich vor. »Ich bin sicher, daß seine Klinik an der Studie teilnehmen kann.«

Dr. Armstrong, dachte ich, würde sicher sofort die Chance ergreifen, sich an einer neuen Studie zu beteiligen, zumal wenn seine Patienten dabei direkten Zugang zu einer potentiell wirksamen Behandlung erhielten.

Ihr Arzt sei zwar interessiert, teilte Vickie mir einige Tage später mit, behaupte jedoch, die Zulassung seiner Klinik zur Teilnahme an der Therapiestudie durch den internen Prüfungsausschuß des Unternehmens könne mehrere Monate in Anspruch nehmen.

»Aber das ist lächerlich!« schnaubte ich. »Solche Zulassungen dauern allenfalls einen Monat.«

»Das müßte er doch wissen, oder? Vielleicht läuft es bei privaten Kliniken anders«, sagte Vickie.

»Das glaube ich nicht«, gab ich frustriert zurück.

Im Lauf der nächsten Wochen rief Vickie auf mein Drängen immer wieder bei Dr. Armstrong an, um sich zu erkundigen, wie weit die Bewerbung zur Teilnahme an der 3TC-Studie gediehen sei. Der Arzt war immer zu beschäftigt, um selbst ans Telefon zu kommen, aber seine Sprechstundenhilfe versicherte Vickie, das Verfahren sei angelaufen.

Ein Monat verstrich, dann erhielt ich einen Brief von Glaxo, in dem man mir mitteilte, daß angesichts der enormen Nachfrage nach dem 1. Mai 1995 nur noch Patienten mit einem CD4-Wert unter 100 zur Therapiestudie zugelassen würden. Also war es dringend nötig, Vickie noch vor diesem Stichtag anzumelden, damit sie nicht disqualifiziert wurde. Mit ihrer Erlaubnis rief ich jetzt Dr. Armstrong selbst an.

»Hallo, hier spricht Mahlon Johnson«, sagte ich und verzichtete bewußt auf die Nennung meines Titels. »Ich bin ein Freund von Vickie McCray.«

»Ich weiß, wer Sie sind«, versicherte mir Dr. Armstrong.

Ich erkundigte mich nach der Zulassung zur 3TC-Studie und erhielt den Bescheid, sie sei »in Arbeit«.

»Hören Sie, einer der Gründe, weshalb ich Sie anrufe, ist ein Brief des Versuchsleiters, den ich gerade erhalten habe«, sagte ich und erklärte die Situation. »Wenn Vickie also nicht rechtzeitig aufgenommen wird, steht sie im Regen.«

»Dr. Johnson«, antwortete Armstrong, »das liegt nicht in meiner Hand, wie ich Ihnen bereits gesagt habe. Wir müssen auf die Zulassung warten.«

Ich drang nicht zu ihm durch. Er war sehr förmlich, nahm mir vermutlich meine Einmischung in seine Praxis übel – die Einmischung eines Pathologen. Ich weigerte mich, in Betracht zu ziehen, daß Dr. Armstrongs Ego seinem Urteil und seiner Professionalität im Weg stand. Und zu diesem Zeitpunkt wäre es zu verunsichernd gewesen, Vickie zu einem Arztwechsel zu überreden, vor allem weil Dr. Armstrong zu den wenigen Ärzten der Gegend gehörte, die Erfahrung mit AIDS hatten.

Vickie stand vor einem Dilemma, darin stimmte sie mir zu. »Ich will Dr. Armstrong nicht verärgern«, sagte sie. »Deswegen bedränge ich ihn nicht. Man hat mir beigebracht, zu glauben, was Ärzte einem sagen.«

»Wahrscheinlich dürfen wir einfach nicht lockerlassen.«

»Er hält dich wohl für eine Art Fanatiker«, zog Vickie mich auf.

»Hat er das gesagt?« fragte ich argwöhnisch.

»Nein, natürlich nicht.«

»Kann sein, daß ich ein bißchen fanatisch bin«, sagte ich. »Aber bisher hat es sich ausgezahlt.«

»Das weiß ich«, antwortete Vickie. »Und deswegen glaub ich dir, wenn du sagst, dieses Medikament könnte mir helfen.«

Also warteten wir darauf, daß das Pharmaunternehmen Dr. Armstrongs Klinik zu seiner Studie zuließ. Aber in der dritten Aprilwoche, einige Tage vor dem letzten möglichen Anmeldetermin, hatten wir noch immer nichts gehört.

Inzwischen war ich verzweifelt. Ich fürchtete, Vickies CD4-Wert würde immer weiter sinken, wenn sie nicht bald einen wirkungsvollen Schutz bekam. Bei einem unserer abendlichen Gespräche sagte ich: »Anscheinend passiert da überhaupt nichts. Aber wenn wir uns beeilen, könnten wir dich vielleicht hier in Vanderbilt über die AIDS-Abteilung aufnehmen lassen.«

»Ja, in Kingsport jedenfalls tut sich wirklich nichts«, antwortete Vickie traurig.

»Es ist deine Entscheidung, Vickie. Ich hab schon genug Unruhe gestiftet. Jetzt mußt du sagen, was du willst.«

»Ich hab mich entschieden«, sagte sie. »Versuchen wir's über Vanderbilt. Ich sag's Dr. Armstrong morgen.«

Am nächsten Morgen, nach einer schlaflosen Nacht, rief ich als erstes Jim Stevens an, um ihn zu fragen, ob er Vickie als Patientin akzeptieren würde. Ich schilderte ihm kurz die medizinische Vorgeschichte und sprach dann von meinem Plan, Vickie nach Nashville zu holen und sie in das 3TC-Programm an der Vanderbilt-Klinik aufnehmen zu lassen.

»Ich weiß nicht recht.«

»Jim, diese Frau ist mir sehr wichtig. Sie müssen mir helfen.«

»Ich versteh schon. Aber sie müßte alle drei Monate untersucht werden. Kann sie so oft kommen? Warum will sie sich nicht dort aufnehmen lassen, wo sie wohnt? Es nimmt doch sicher auch in Ost-Tennessee jemand an der Studie teil.«

»Nein, bis jetzt nicht.«

Als AIDS-Arzt, der jahrelang an der Front gekämpft hatte, wußte Stevens nur zu gut, was Vickie erwartete, wenn ihr CD4-Wert absackte. Deshalb erklärte er sich einverstanden, sie als Patientin zu übernehmen, sofern Dr. Armstrong ihre Teilnahme an der Studie befürwortete und die Ergebnisse ihrer letzten Blutproben nach Vanderbilt geschickt würden, denn Stevens mußte dem Pharmaunternehmen mindestens zwei CD4-Werte unter 300 aus den vergangenen drei Monaten vorlegen, damit Vickie in die klinische Studie mit 3TC aufgenommen wurde.

»Vergessen Sie nicht«, sagte Jim. »Der 1. Mai ist Stichtag, also brauchen wir Vickies Daten sofort.«

Ich war begeistert – und Vickie war regelrecht aufgeregt –, daß Jim bereit war, ihr zu helfen. Wir hatten nur noch eine Woche, um Vickies Laborergebnisse aus Kingsport anzufordern und zur Anmeldung nach New Jersey zu schicken. Jetzt brauchten wir nur noch Dr. Armstrongs Kooperationsbereitschaft.

Vickie rief ihn sofort an.

»Was hat er gesagt?« fragte ich.

»Nicht viel ... aber er ist einverstanden. Das ist wahrscheinlich die Hauptsache.«

»Wie war sein Ton? Klang er resigniert, ärgerlich, erleichtert – irgendwas?«

»Er klang sehr beschäftigt«, antwortete Vickie. »Aber er sagte okay.«

Am Nachmittag des 27. April, der ein Donnerstag war, glaubte ich, alle Schritte unternommen zu haben, damit Vickie zur 3TC-Studie zugelassen wurde. Aber ein Anruf in der AIDS-Abteilung belehrte mich eines Besseren.

»Nein, Mahlon«, sagte Madeline. »Wir haben nichts aus Kingsport bekommen.«

»Sind Sie sicher?«

»Natürlich, glauben Sie etwa nicht, daß ich besonders darauf geachtet habe?«

»Tut mir leid, es ist nur so, daß sie es per Kurier schicken wollten.«

»Wahrscheinlich haben sie's vergessen.«

Unmittelbar nach dem Gespräch mit Madeline rief ich in Dr. Armstrongs Praxis an. Er sei beschäftigt, hieß es. »Hier ist Dr. Mahlon Johnson«, sagte ich. »Ich rufe an, weil hier in Vanderbilt ein paar Unterlagen von Vickie McCray eintreffen sollten, aber das ist nicht der Fall.«

»Ich denke nicht, daß sie schon abgeschickt wurden, Dr. Johnson.«

»Sie hätten heute eintreffen sollen!« sagte ich.

»Verstehe. Aber wir hatten einen personellen Engpaß.«

»Mein Problem ist, daß wir die Unterlagen morgen brauchen, wenn Vickie bis zum 1. Mai, also Montag, aufgenommen werden soll. Das ist der letzte Termin für die Anmeldung zur Studie.«

»Okay, wir schicken's heute mit Kurier.«

Aber am Freitag nachmittag um drei Uhr waren die Unterlagen noch immer nicht eingetroffen. Ich rief erneut in Dr. Armstrongs Praxis an und bekam eine andere Sprechstundenhilfe an den Apparat, die sagte, sie habe keinen Vermerk, daß die Unterlagen abgeschickt worden seien. Sie versprach mir, das Material mit Federal Express am Samstag zu schicken. Aber auch am Samstag abend kam kein Päckchen.

Ich mußte Vickie anrufen und ihr die schlechte Nachricht mitteilen. »Was ist denn da los?« fragte sie. »Ich verstehe das nicht.«

Daß uns die Praxis trotz der offenkundigen Dringlichkeit der Lage und trotz unserer hartnäckigen Anrufe einen Strich durch die Rechnung gemacht hatte, war zum Wahnsinnigwerden. Man mußte geradezu auf den Gedanken kommen, daß die wiederholten Versäumnisse Ausdruck einer Art von passivem Widerstand waren.

Am Montag morgen rief ich wieder in Kingsport an, nur um zu erfahren, es habe ein Mißverständnis gegeben und Vickies Unterlagen seien mit normaler Post geschickt worden. Daraufhin rief ich in New Jersey an und flehte um einen Tag Gnadenfrist, doch das erwies sich als sinnlos. Wenn man für eine Person eine Ausnahme mache, hieß es, müsse man für jeden Ausnahmen machen. Vickies Laborunterlagen trafen erst am Dienstag morgen ein, am 2. Mai. Um einen einzigen Tag hatten wir ihre Aufnahme in die 3TC-Studie versäumt.

Ich wußte, wie niedergeschlagen Vickie sein würde, und warf mir erneut vor, ihr Hoffnungen gemacht zu haben, die sich nun als trügerisch erwiesen. Aber in Vanderbilt wurden noch weitere Studien vorbereitet, vor allem sollte demnächst eine Studie mit einem der neuen Proteasehemmer beginnen. Wenn es mir gelang, Vickie dort unterzubringen, konnte ich die Enttäuschung über die verpaßte 3TC-Studie dämpfen. Also ging ich zur AIDS-Abteilung hinüber, um die Protokolle zu prüfen und herauszufinden, ob ich sie dort unterbringen konnte.

Im Aufenthaltsraum fand ich Madeline, die gerade ein Sandwich auswickelte: ein hastiges Mittagessen zwischen Sprechstunden. Sie sagte, um für die Studie in Frage zu kommen, müsse Vickies CD4-Wert unter 500 liegen, und die vorhergehende AZT-Behandlung dürfe nicht länger als zwei Wochen gedauert haben. (Ich selbst wäre natürlich nach beiden Kriterien ausgeschlossen gewesen.)

Madeline fragte mich, wie lange Vickie AZT eingenommen habe, und ich drückte mich um eine Antwort – ich wisse es nicht genau, sagte ich. In Madelines Blick lag nur Mitleid, dennoch fragte ich mich, ob sie ahnte, daß ich nicht völlig arglos war. Viele Pfleger und Krankenschwestern in ihrer Position waren verständnisvoll genug, um ein Auge zuzudrücken, wenn das bedeutete, daß jemand eine lebensverlängernde Behandlung erhielt. Aber da ich Madeline nicht in Verlegenheit bringen wollte, vereinbarte ich einen Termin für Vickie und versprach, mich zu erkundigen, wie lange die AZT-Behandlung gedauert habe.

Abends rief ich Vickie an, um ihr zu sagen, daß die Laborunterlagen zu spät eingetroffen waren. Dann schwenkte ich sofort um und berichtete ihr von der Studie mit dem Proteasehemmer.

»Aber wir müssen uns genau überlegen, was du einträgst, wenn du die Formulare ausfüllst«, sagte ich, »du darfst AZT höchstens zwei Wochen eingenommen haben.«

»Aber es war doch länger.«

»Sag ihnen einfach, du erinnerst dich nicht so genau, aber es sei ungefähr so lang gewesen.«

Zugegeben, mein Rat war nicht unbedingt im Interesse der Forschung, aber Vickies Leben war mir wichtiger als die Einhaltung der willkürlichen Regeln einer klinischen Studie.

Vickie seufzte. »Mahlon, du weißt, wie sehr ich schätze, was du alles für mich tust, aber lügen fällt mir wirklich schwer ...«

»Auch wenn es dein Leben rettet?« rief ich aus.

»Ich finde es einfach falsch zu lügen. Ich hab in meinem ganzen Leben nicht gelogen. So bin ich erzogen worden. Und bei einem Arzt würde mir das Lügen noch schwerer fallen.«

»Darüber reden wir später noch. Überlaß die Formulare einstweilen einfach mir. Proteasehemmer sind die vielversprechendsten neuen Medikamente, die jetzt entwickelt werden, sogar noch aussichtsreicher als 3TC. Wenn du sie bekommst, gewinnst du vielleicht Zeit. Vickie, abgesehen von IL-2 ist das unsere einzige Hoffnung. Und dein Immunsystem ist vielleicht schon zu angegriffen, um auf IL-2, anzusprechen. Denk doch an … ich weiß nicht – an Clyde junior, um Himmels willen!«

»Kommst du mit mir?« fragte sie besorgt. »Ich bin wirklich nicht gut im Schwindeln.«

»Ich versprech's dir, ich gehe mit.«

24

Nun begannen Vickie und ich Pläne für den Tag zu schmieden, an dem wir uns zum erstenmal von Angesicht zu Angesicht begegnen würden. Während der Monate unserer abendlichen Telefonate hatte ich mich beinahe davor gefürchtet, sie persönlich zu treffen – ich wollte die Haltbarkeit dieser Verbindung, die zu einem so starken und ermutigenden Band geworden war, nicht auf die Probe stellen müssen.

In den ersten Phasen unserer Beziehung wäre ich am Boden zerstört gewesen, wenn sich bei der ersten Begegnung gezeigt hätte, daß wir einander doch nicht so nahe waren, wie ich glaubte. Und ich konnte das Risiko nicht eingehen, meine inzwischen engste emotionale Bindung zu verlieren. Jetzt aber war ich mir ihrer Gefühle sicherer; außerdem kam Vickie nicht einfach, um mich zu treffen, sondern wegen einer möglichen Behandlung, was den Druck erheblich verringerte.

Ich schlug ihr vor, nach Nashville zu fliegen, aber sie beharrte sanft darauf, sie wolle mit dem Auto fahren. Dann war eines Tages, als ich anrief, ihre Tochter Danielle am Apparat und klärte mich über den wahren Grund auf. »Ma will es dir nicht sagen, aber sie hat noch nie im Flugzeug gesessen. Ich glaub, sie hat ein bißchen Angst vor dem Fliegen.«

»Und was ist mit dir? Bist du je geflogen?«

»Nein, aber ich hab keine Angst. Ich würde gern fliegen.«

Also schlug ich Danielle vor, ihre Mutter zu begleiten. Auf meinen Konferenzreisen quer durch das Land hatte ich als Vielflieger so viele Meilengutschriften angehäuft, daß ich Danielle ohne weiteres einen Freiflug abtreten konnte.

Zuerst herrschte Schweigen am anderen Ende der Leitung. Dann sagte Danielle: »Das muß aber nicht sein, sie kann auch allein kommen.«

»Nein. Es wäre doch ganz einfach, es sei denn, du hast mehr Angst vor dem Fliegen, als du zugibst.«

»Absolut nicht«, sagte Danielle. »Aber wahrscheinlich sollte ich Mom vorher fragen.«

Später am Abend rief Vickie an. »Wie ich höre, hast du unsere Reise bereits organisiert.« Sie klang verwirrt.

»Das hab ich getan, weil Danielle mir gesagt hat, du hast Angst vorm Fliegen.«

»Das sollte sie dir nicht erzählen!«

»Sie fand auch, daß du vielleicht eine Anstandsdame brauchst«, neckte ich sie.

»Nicht sehr wahrscheinlich.«

Ich versicherte ihr, daß ich mehr Freiflugtickets angesammelt hätte, als ich je verbrauchen könne, und so war sie schließlich einverstanden. Ich buchte den Flug, und als ich am nächsten Tag anrief, um Vickie die Abflugszeit mitzuteilen, war wieder Danielle am Telefon – diesmal ganz außer Atem.

»Danielle? Ist alles in Ordnung?«

»Wieso?« Sie klang gehetzt.

»Du hörst dich an, als wäre bei euch etwas schiefgegangen.«

»Ich bin in dem Moment erst zur Tür reingekommen, ich hatte draußen was zu tun.«

»Du hast doch nicht etwa Moms Wagen ruiniert, oder?« fragte ich im Scherz.

»Woher weißt du das?« stieß Danielle voller Entsetzen hervor.

»Oh, Mann.« Vickie hatte ihren geliebten Camaro so lange für tabu erklärt, bis Danielle verantwortungsbewußter war und sich ihre eigene Versicherung leisten konnte.

»Mahlon, bitte hilf mir. Sie bringt mich um. Das ist das einzige Auto, das sie je hatte. Ihr erstes.«

»Aber mit dir ist wenigstens alles in Ordnung?«

»Bis Ma nach Hause kommt …«

»Was ist passiert?«

»Ach, ich weiß nicht. Wir haben nur eine kleine Runde auf dem Parkplatz vor der Kirche gedreht, und auf einmal ist ein riesiger Felsblock auf uns zugesprungen.«

»Wir – meinst du dich und Clyde junior?«

»Nein. Freunde.«

In dem Moment hörte ich einen Tumult an der Tür. Jemand hatte Vickie zu Hause abgesetzt, früher als geplant und direkt vor ihrem verunstalteten Camaro.

»Danielle!« hörte ich sie schreien.

»Hier, sprich du mit ihr«, sagte Danielle. Mit einem dumpfen Knall ließ sie den Hörer fallen und machte sich aus dem Staub.

Vickie kam an den Apparat.

»Hallo. Ich bin's.«

»Verdammt, du wirst nicht glauben, was Danielle getan hat.«

»Ich habe gehört, daß sie Schwierigkeiten mit springenden Felsen hatte.«

»Wie bitte?«

Trotz Vickies Kummer mußte ich über das Bild lachen.

»Du findest das wohl komisch«, sagte sie schon nicht mehr ganz so ärgerlich. »Du solltest das Auto sehen. Sie hat einen Scheinwerfer zertrümmert und die ganze Stoßstange abgerissen. Dieses Kind ...«

»Schau, sieh's mal anders«, sagte ich, um sie aufzumuntern. »Es ist doch besser, daß sie ein kleines Unglück auf dem Parkplatz erlebt hat und daraus was lernt, als daß ihr erster Unfall auf der Autobahn passiert. Außerdem hast du jetzt einen guten Grund, nein zu sagen, wenn sie anfängt, dich um dein Auto anzubetteln.«

»Mann, das ist allerdings wahr!« Vickies Tonfall wurde ein wenig sanfter.

»Ma, laß es dir erklären«, hörte ich Danielle rufen. »Es ist nicht so schlimm, wie du denkst.«

»Ich will's nicht hören!« sagte Vickie. Aber im Telefon war ein kleines, verzeihendes Lachen zu hören.

Vickie und ich hatten oft über ihren Umgang mit den Kindern gesprochen. Sie wußte, daß ihre Krankheit ihnen angst machte und daß sie fürchteten, nach dem Vater nun auch die Mutter zu verlieren. Deshalb fiel es ihr schwer, streng zu sein. Besondere Sorgen machte ihr Clyde junior, der in der Schule stark nachgelassen hatte.

»Hast du's mal mit Bestechung versucht?« fragte ich.

»Was meinst du mit Bestechung?«

»Du weißt schon: zwanzig Dollar für jeden Einser, zehn für jeden Zweier.«

»Dann kriegt er wahrscheinlich lauter Einser, und ich bin pleite«, antwortete Vickie.

Ich hatte mir immer mehr Kontakt zu Vickies Familie gewünscht, besonders zu Clyde junior, denn ich wußte ja, wie schwierig es für einen Jungen sein kann, ohne Vater aufzuwachsen. Deshalb bot ich Vickie an, die Bestechung für sie zu übernehmen.

»Aber, Mahlon, das ist doch Unsinn.«

»Würde es dich sehr stören, wenn ich einen kleinen Deal mit ihm mache?« fragte ich.

Vickie protestierte, sie wollte nicht, daß ich einen finanziellen Beitrag zu ihrem Haushalt leistete, aber ich beharrte darauf und sagte, das Experiment würde mir Vergnügen machen. Schließlich gab sie nach und sagte: »Na gut, was soll's, wenn du drauf bestehst. Es ist dein Geld.«

»Es ist für einen guten Zweck«, sagte ich.

Also machte ich Clyde junior ein Angebot, als ich ihn das nächste Mal am Telefon hatte. »Für jeden Einser kriegst du von mir zwanzig Dollar, für jeden Zweier zehn und bei einer Drei fünf.«

»Und für eine Vier?« erkundigte er sich.

»Nichts. Ein Vierer ist nicht gut genug.«

»Hm«, sagte Clyde nachdenklich. Das Angebot reizte ihn zwar, aber es war ihm sicher auch peinlich, daß seine Mutter mit mir über seine schlechten Noten gesprochen hatte.

»Was hast du zu verlieren?« fragte ich.

»Eigentlich nichts.«

»Also gilt unser Abkommen?«

»Klar.«

Ich bat ihn, Vickie ans Telefon zu holen.

»Ma«, brüllte er herausfordernd. »Rate mal, wer mit dir reden will! Jetzt wird sie wieder rumkichern wie ein Huhn«, sagte er im vertraulichen Ton, sozusagen von Mann zu Mann. Ich war amüsiert und auch ein wenig gerührt. Ich hatte das Gefühl, daß wir vielleicht eine Art Durchbruch geschafft hatten, und darüber freute ich mich.

Der Tag, an dem Vickie nach Nashville kommen sollte, rückte rasch näher. Deshalb war ich verblüfft, als Zac mich anrief und sagte, die AIDS-Abteilung wolle Vickie die Fragen im Zusammenhang mit der Proteasehemmer-Studie telefonisch stellen. Da ich einen persönlichen Termin für sie vereinbart hatte, war mir dieser plötzliche Kurswechsel nicht recht verständlich. Was noch schlimmer war, er durchkreuzte meinen Plan, bei dem Interview anwesend zu sein, um Vickie zu helfen.

»Wollen Sie nicht lieber einfach abwarten, bis sie da ist? Es sind doch nur noch zwei Tage«, sagte ich.

»Nein, Dr. Johnson, das wollen wir nicht.« Wenn Zac mich Dr. Johnson nannte, war nichts zu machen. »Teilen Sie ihr einfach mit, daß wir sie anrufen werden.«

Sofort nachdem ich aufgelegt hatte, wählte ich Vickies Nummer, inständig hoffend, daß sie zu Hause war. Aber es meldete sich nur ihr Anrufbeantworter. Ich erklärte, die Klinik habe ihre Pläne geändert und wolle sie nun telefonisch befragen, und schärfte Vickie ein, sie habe AZT offiziell nur zwei Wochen lang eingenommen. Meine Nachricht kam nicht an – die Kinder hörten sie zwar ab, vergaßen aber, sie zu übermitteln. Vickie hörte jedoch, was Zac ihr auf Band gesprochen hatte, und rief ihn zurück. Später am selben Abend meldete sie sich bei mir.

»Mahlon, hoffentlich bist du nicht wütend auf mich«, sagte sie und klang untröstlich. »Ich glaube, ich hab's verpfuscht.«

»O nein«, sagte ich.

»Ich wußte nicht, daß sie anrufen, um das Interview telefonisch zu machen, und deswegen war ich nicht vorbereitet. Ich hab mich vertan und ihnen die Wahrheit gesagt ... daß ich AZT länger als zwei Wochen genommen habe.«

Ich unterdrückte ein Seufzen. Ich wollte nichts sagen, was sie noch mehr belastet hätte.

»Ich war so nervös«, sagte Vickie mit tränenerstickter Stimme. »Ich konnte mich nicht erinnern, ob es zwei oder drei Wochen waren. Ich konnte einfach nicht lügen.«

»Und sie haben dir mitgeteilt, daß du von der Proteasehemmer-Studie ausgeschlossen wirst, weil du AZT einnimmst?«

»Ja, von dieser und von jeder anderen Studie, sogar von dem Medikament, das du bekommen hast – Delavirdin. Ich hab ihnen auch gesagt, daß ich DDC genommen habe.«

»O nein!«

»Es tut mir leid, ich wußte nicht, was ich nicht sagen durfte.«

»Schon gut, schon gut«, tröstete ich sie. »Du hast nichts Falsches getan. Du hast nur die Wahrheit gesagt. Irgendwie werden wir schon was für dich bekommen.«

Wir schwiegen einen Moment, dann sagte Vickie: »Ich nehm an, jetzt brauchen wir nicht nach Nashville zu kommen.«

»Was soll denn das heißen? Natürlich kommt ihr. Ich möchte dich auf jeden Fall sehen ... nach so langer Zeit.«

»Bist du sicher?« fragte Vickie.

»Da ist nur noch eines. Meine Wohnung ist ziemlich klein. Deswegen habe ich ein Hotelzimmer für dich und Danielle reserviert.«

»Mahlon, das ist doch lächerlich. Ich kann auf dem Sofa schlafen. Meine Güte – von mir aus auch auf dem Boden.«

»Nein, ich möchte, daß ihr es bequem habt.«

»Aber du verstehst nicht«, sagte Vickie. »Wir sind so viele Umstände nicht gewöhnt.«

»Sag das nicht. Bitte, laß es mich für euch beide tun. Es macht mir Freude.«

Am Tag ihrer Ankunft war ich schon frühzeitig am Flughafen und setzte mich in eine der Wartehallen, die auf die Rollbahn hinausgehen, so daß ich beobachten konnte, wie aus den Maschinen von American Eagle die Passagiere ausstiegen und vom Bus zum Flughafengebäude gebracht wurden. Aber die Flugzeuge waren zu weit entfernt, als daß ich Vickie hätte entdecken können. Als ich hörte, daß ihre Maschine gelandet war, wartete ich am Gate. Endlich kam Danielle heraus; sie stolperte auf der letzten Stufe, als sie sich ihren Rucksack über die Schulter schwang. Dank meiner Fotos erkannte sie mich zuerst und winkte mir zu, während sie in den Terminal kam. »Ma kommt gleich«, sagte sie. Dann entdeckte ich hinter ihr eine Frau mit braunen Locken und Sonnenbrille. Sie nahm die Brille ab und musterte mich aus sehr hellen blaugrauen Augen. Und ohne ein Wort breiteten wir die Arme zu der langerwarteten Umarmung aus. Und der kurze Moment, in dem wir einander fremd waren, ging rasch vorüber.

»Wie ich sehe, hast du den Flug gut überstanden«, sagte ich.

»*Gut* geht's mir in einer Minute«, sagte Vickie und fächelte sich Luft zu. »Mir ist noch ein bißchen mulmig zumute.«

»Hat der Flug dich nervös gemacht?« fragte ich.

»Eigentlich nicht«, antwortete Vickie.

»Ach komm!« warf Danielle ein. »Du warst noch schlimmer als ich.«

Vickie lachte verlegen. »Sagen wir's so. Es tut mir leid wegen der armen Frau, die neben mir saß. Ich bin sicher, sie hat mich für verrückt gehalten. Ich hab die Finger so fest in die Armlehnen gekrallt, daß es ein Wunder ist, daß die Nägel noch dran sind.«

Auf dem Weg zu meinem Wagen warfen wir einander immer wieder verstohlene Blicke zu. Schließlich nahm ich sie bei der Hand. Sie hob meine Hand vor ihr Gesicht und sagte: »Du hast schöne Hände, Mahlon. Und damit machst du wirklich Autopsien? Sie sehen eher aus wie die Hände eines Musikers oder Künstlers.«

Als Kind, erzählte ich ihr, sei es eine große Enttäuschung für mich gewesen, als man mir sagte, meine Hände seien zu klein, als daß ich je ein erfolgreicher Cellist oder Pianist werden könnte.

Im Wagen füllte Danielle das Schweigen mit aufgeregtem Geplapper, bis wir vor dem Vanderbilt Holiday Inn eintrafen. Ich wartete in der Lobby, während sie auf ihr Zimmer gingen und sich umzogen. Vickie tauchte in einem schönen roten Hosenanzug wieder auf, der ihr allerbester sei, wie Danielle nachdrücklich bemerkte, nur um ihre Mutter zu necken. Ich führte sie zum Abendessen ins Sunset Grill, eines von Nashvilles besseren Restaurants, und beim Anblick des Innenhofs, der von einer geometrischen Konstruktion aus Glas und Metall überdacht war, geriet Danielle in Entzücken. Ich freute mich über ihre Begeisterung und fragte, ob sie schon mal in der »großen Stadt« gewesen sei.

»Ja«, sagte sie, ein wenig zögernd, mit einem Seitenblick auf ihre Mutter. »Wir waren schon mal hier ... als mein Dad noch lebte.«

Vickie nickte. »Einer von Clydes letzten Wünschen war, Opryland noch zu sehen.« Dann seufzte sie. »Das war so ungefähr das Schwerste, was ich je getan habe.«

Clyde hatte sein ganzes Leben in Tennessee verbracht, aber das Ausstellungsgelände mit Museum und Konzerthalle, in der sich die Grand Old Opry befand, die Kathedrale der Country Music, hatte er nie gesehen. Ehe der Verfall zu weit fortgeschritten war, brachte Vickie Clyde junior zu ihrer Tante und lud Clyde, Danielle und Clydes Rollstuhl in den Camaro. Bei drückender Augusthitze fuhr sie sechs Stunden von Ost-Tennessee nach Nashville und mußte wegen der Inkontinenz ihres Mannes mehrmals anhalten. Für Clyde erwies sich schon die Fahrt als extrem anstrengend, und als sie Nashville näher kamen, hatte er Fieber und Schwindelanfälle.

Doch er wollte nicht aufgeben. Vickie half Clyde in den Rollstuhl, aber während sie ihn über das Gelände von Opryland schob, fiel er in tiefen Schlaf. Und Danielle, die ihren Vater liebte, erfand immer wieder Ausreden, um auf eigene Faust umherzustreifen, weil sie den Anblick dieses verwirrten und an Inkontinenz leidenden Mannes in der Öffentlichkeit nicht ertragen konnte. Die Reise war ein einziger Alptraum.

»Das tut mir leid«, murmelte ich und ergriff Vickies Hand. Wenn es irgend jemanden auf der Welt gab, dachte ich, der eine Portion Glück wirklich verdient hatte, dann war es Vickie; und insgeheim schwor ich mir, sie für die Härte ihres Lebens auf jede Weise zu entschädigen, die mir möglich war.

Am nächsten Morgen führte ich Vickie und Danielle zum Brunch ins Cakewalk Café, ein elegantes und trotzdem gemütliches Restaurant, an dessen Wänden moderne Aquarelle von örtlichen Künstlern hingen. Unsere Bedienung erschien, der Mode entsprechend ganz in Schwarz gekleidet, und als ich ihr Gesicht sah, muß ich merklich zusammengezuckt sein. Sie sah exakt so aus wie Dawn.

Ich wandte sofort den Blick ab, bestürzt über die Erkenntnis, daß mir Dawn nach so langer Zeit und trotz unserer katastrophalen Beziehung noch immer im Kopf herumspukte. Vickie spürte etwas und sah mich fragend an. Ich lächelte ihr zu.

»Warum bist du so still?« fragte ich nach einer Weile.

»Oh, einfach so«, antwortete Vickie.

»Was ist los, sag?«

»Es ist wirklich nichts.«

»Wenn ich's errate, sagst du's mir dann?«

»Okay.«

»Du hast meine Reaktion auf die Kellnerin gesehen, war es das?«

»Na ja ...«

»Ich sag dir, warum. Ich kenne die Frau gar nicht, aber sie sieht Dawn dermaßen ähnlich, daß ich ein wenig erschrocken bin.«

Vickie nickte, aber sie wirkte immer noch bedrückt. Ich versicherte ihr, ich hätte seit fast einem Jahr nicht mehr mit Dawn gesprochen.

»Du mußt mir das alles nicht erklären«, sagte Vickie. »Es ist nur so, daß ich in der Nacht, bevor wir nach Nashville kamen, einen Alptraum hatte. Ich hatte ihn eigentlich schon so gut wie verdrängt, bis eben. In dem Traum fuhr ich hierher, um dich zu besuchen, und parkte hinter dem Haus, in dem du wohnst. Dann merkte ich, daß du alle Karten, die ich dir geschickt hatte, in den Mülleimer geworfen hattest. Ich schaute hinauf zu deinem Fenster und sah das Gesicht einer Frau, einer sehr hübschen Frau. Ich weiß nicht, wie Dawn aussieht, aber irgendwoher wußte ich, daß es Dawn war.«

»Vickie, du bist auch hübsch. Du hast wunderschöne Augen. Und ich habe noch sämtliche Karten von dir, jede einzelne. Sie sind mir lieb und teuer.«

Die Bedienung kam zurück und unterbrach unser Gespräch, und diesmal achtete ich darauf, sie nicht anzusehen. Als sie wieder weg war, setzte ich zu weiteren Beschwichtigungen an.

»Schon gut, Mahlon, ich will nicht darüber reden«, sagte Vickie. »Es war bloß ein Traum. Lassen wir's uns schmecken.«

Mir fiel ein, daß Vickie solche Dinge vermutlich nicht vor Danielle erörtern wollte. Deshalb wechselte ich das Thema.

»Weißt du, ich habe darüber nachgedacht, daß du vielleicht IL-2 ausprobieren solltest«, sagte ich, »denn die anderen Medikamente, die es im Moment gibt, sind wahrscheinlich wegen der hochkomplizierten Versuchskriterien unerreichbar.«

»Meinst du, das kann ich?« fragte sie.

»Ich könnte Dr. Jones von den NIH anrufen und ihn fragen, was er von der Idee hält«, antwortete ich. »Ich sag ihm deinen CD4-Wert und erkundige mich, wie lang die Warteliste für ihr Programm ist. Es wäre natürlich einfacher, wenn du's hier am Klinikum mit IL-2 versuchst, aber Dr. Stevens und ein paar andere haben schon gesagt, daß sie das Präparat nicht bei Patienten einsetzen werden, solange es für HIV nicht amtlich zugelassen ist. Es sind möglicherweise ein paar schwerwiegende Nebenwirkungen damit verbunden.«

»Warum war er dann bei dir einverstanden?«

»Er hatte Bedenken, aber er wußte, daß ich mir IL-2 beschaffen und mich selbst behandeln konnte. Wenn er mir erlaubte, es zu versuchen, konnte er zumindest den Verlauf überwachen. Außerdem war ich in einer besseren Position, die Risiken zu verstehen und die Sache vorsichtig anzugehen.«

»Von dir kann ich's wohl nicht kriegen, oder?«

»Vickie, glaub mir, das wirst du nicht wollen. Mit deiner Bronchitis-Geschichte und deinem niedrigen CD4-Wert ist eine IL-2-Behandlung vielleicht nicht so einfach. Ich kann für mich selber die Verantwortung übernehmen, aber es wäre Wahnsinn – und moralisch nicht vertretbar –, wenn ich dir das Medikament beschaffe, ohne daß ein AIDS-Experte daran beteiligt ist.«

»Was sollen wir dann machen?« fragte sie.

»Meinst du, wir können Dr. Armstrong überreden, dir IL-2 zu verschreiben?«

Vickie zuckte die Achseln. »Seit dem ganzen Durcheinander mit dem 3TC habe ich eigentlich nicht mehr mit ihm gesprochen.«

»Aber fragen kann nicht schaden. Ich meine, ich könnte ihn noch mal anrufen.«

»Okay.«

Ein verlegenes Schweigen trat ein, dann sah sie mich an. »Warum bemühst du dich so, mir zu helfen?« fragte sie rundheraus.

Ich war sprachlos vor Erstaunen, daß Vickie nach vier Monaten allabendlicher Telefongespräche und wöchentlicher Postkarten nicht bemerkt hatte, daß sie der Mittelpunkt meines Lebens geworden war. Zugegeben, unsere Beziehung war ungewöhnlich; aber wenn ich an mein früheres Unbehagen zurückdachte, das mir Dawns Ebenbild von neuem in Erinnerung gerufen hatte, erkannte ich, wieviel mehr Kraft mir die Verbindung mit Vickie selbst über die weite Entfernung hinweg gab. In dem Moment sah ich, reumütig, meine Geschichte mit Dawn beinahe wie ein Klischee – natürlich hatte mich ihre Schönheit betört, aber ich hatte mich auch von ihrer Zurückweisung und ihrer Unfähigkeit zu lieben anstacheln lassen. Im Gegensatz dazu hatte Vickie mich von Anfang an akzeptiert. Um ihre Zuneigung zu gewinnen, waren keine Verrenkungen nötig gewesen. Aber wie konnte ich ausdrücken, was Vickie mir inzwischen bedeutete?

»Schau, mir geht es im Moment gut«, fing ich an. »Mein CD4-Wert ist hoch, und ich habe das Gefühl, ich kann mich gegen das Virus behaupten. Für mich selber habe ich alles getan, was möglich ist, und deshalb kann ich es mir leisten, mich auf dich zu konzentrieren, ich kann dir helfen zu kämpfen, wenn du es willst.«

»Das will ich bestimmt, und ich bin dir dankbar dafür, Mahlon.«

»Ich tu's nicht nur für dich«, sagte ich, »sondern auch für mich. Du bist … also, du bist mir sehr wichtig geworden.«

»Aber warum?«

»Aus vielen Gründen.« Ich stotterte beinahe. »Erstens bewundere ich deinen Mut, deinen Willen weiterzukämpfen, nach allem, was du durchgemacht hast. Du bist für mich wirklich ein Vorbild.«

»Aber ich hab doch gar nichts Besonderes getan«, sagte Vickie.

»Doch, für mich hast du was Besonderes getan … Jeden Abend bei unseren Telefongesprächen hast du mir irgendwas Lustiges erzählt – von Clyde junior, deinen Hunden, dem Stinktier hinter dem Haus. Du hast mich zum Lachen gebracht.«

Sie lächelte.

Dann fuhr ich fort, ein wenig verlegen, denn ich fürchtete, zu geschraubt und nicht ernsthaft zu klingen: »Auf die Dauer ist es schwer durchzuhalten, wenn man nur für sich allein kämpft. Sicher, ich habe meine Eltern und meine Schwester, aber es gibt niemanden, mit dem ich meinen Alltag teile. Seit ich diese Krankheit habe, ist mir zum ersten Mal klargeworden, daß der eigentliche Zweck unseres Lebens die anderen sind – unsere Zugehörigkeit zu anderen Menschen. Drück ich mich verständlich aus?«

»Ja«, sagte Vickie, »durchaus.«

»Mehr als Dawn, sogar mehr als Alexis, die Frau, die ich mal heiraten wollte, hast du mir das Gefühl gegeben, daß ich zu jemandem gehöre – daß dir wirklich was an mir liegt.«

»Ja, Mahlon, das ist so«, sagte Vickie und nahm meine Hand.

»Deswegen bist du so wichtig für mich geworden.« Zu Tränen gerührt, mußte ich einen Moment innehalten, denn mir wurde auf einmal bewußt, daß Danielle uns beobachtete.

Am nächsten Tag mußten Vickie und Danielle wieder abreisen. Ein wenig befangen hatte ich gefragt, ob Vickie auf dem Weg zum Flughafen mein ehemaliges Haus sehen wolle, das »Cottage«, von dem sie so viel gehört hatte. Es war schon ein Jahr her, seit ich das Haus verkauft hatte, aber es war immer noch ein mächtiges Symbol für mich: der Inbegriff einer Zukunft, die ich vielleicht nie haben würde. Vickie, die wußte, wie sehr ich an dem Haus gehangen hatte, war sehr gespannt darauf.

Während wir nach Green Hills fuhren, beschrieb ich, wie sorgfältig der Garten angelegt worden war und wieviel Vergnügen mir die Gartenarbeit gemacht hatte. Bald waren wir in meiner alten, vertrauten Straße, und ich sah, daß die Zufahrt leer war. Die Bewohner – Mieter, wie ich inzwischen wußte – waren nicht zu Hause, und deshalb parkte ich den Wagen neben der Reihe von Schierlingstannen, die ich gepflanzt hatte. Die meisten waren inzwischen verdorrt, eingegangen aus Mangel an Wasser und Pflege.

Ich stieg aus dem Wagen, ging hinüber zur Beifahrerseite und öffnete Vickie und Danielle die Türen. »Kommt mit«, sagte ich. »Ich will euch die Sachen zeigen, die ich gepflanzt habe, zumindest das, was davon noch übrig ist.«

»Geht nur. Ich bleib hier«, sagte Danielle, die spürte, daß ihre Mutter und ich eine Weile miteinander allein sein wollten.

Zwischen zwei braunen, nadellosen Tannen hindurch führte ich Vickie in den Garten hinter dem Haus. Ich vergewisserte mich noch einmal, daß niemand anwesend war, dann spähten wir durch die Fenster. Soweit wir sehen konnten, war das Haus spärlich möbliert und wirkte jetzt eher wie eine Studentenbude.

Vickie legte mir den Arm um die Schulter. »Das also war der letzte Ort, an dem du glücklich warst.«

»Ja, und deswegen wollte ich ihn dir zeigen ... Ich kann einfach nicht glauben, daß es sich die Käufer auf einmal anders überlegt und das Haus an Leute vermietet haben, die sich den Teufel darum scheren«, sagte ich. »Wenn ich gewußt hätte, daß es so weit kommt, hätte ich es nie verkauft. Sieh dir bloß den Garten an.«

Ich zeigte auf ein Blumenbeet, das jetzt eine Ansammlung welker Stengel war, erstickt von Unkraut, dann auf ein anderes, das völlig kahl dalag. »Du wirst es nicht glauben, aber im Frühjahr 92 und 93 war dieser Garten von einer Mauer zur anderen ein Tulpenmeer. Und normalerweise würden um diese Jahreszeit sämtliche Rhododendren blühen wie verrückt.« Ich sah mich um und hielt Ausschau nach wenigstens einer einzigen rosafarbenen Blüte. »Vor ein paar Monaten war ich zuletzt hier, und schon damals sah es aus, als ob sich kein Mensch die Mühe macht, die Pflanzen zu gießen. Und jetzt ist alles langsam vor sich hin gestorben.«

Vickie drehte sich zu mir um. »Vielleicht hättest du anrufen und sie daran erinnern sollen?«

»Was hätte ich sagen sollen? ›Ich bin der Typ, dem das Haus gehört hat. Leute, ihr ruiniert den Garten!‹«

»Ja, vielleicht«, antwortete Vickie.

Ich lachte. »Lieber nicht. Ich hätte geklungen wie ein Irrer.«

»Nein, hättest du nicht. Nur wie jemand, der sich Sorgen macht.«

»Und dann hätten sie gesagt: ›Wenn Sie so besorgt sind, wieso haben Sie dann das Haus überhaupt verkauft?‹«

»Und?«

»Was hätte ich ihnen darauf gesagt?«

Vickie blieb stumm, während ich mit dem Fuß ein paar Ranken und Blätterhaufen zur Seite schob in der Hoffnung, wenigstens eine blaue Aster zu entdecken.

Dann drückte sie meine Hand. »Das tut mir sehr leid, Mahlon. Es muß hier wunderschön gewesen sein. Ich bin sicher, daß du irgendwann wieder einen Garten haben wirst.«

»Wünsch mir das lieber nicht«, sagte ich. »Sonst verschleppe ich dich, und du mußt mir helfen, Bäume und Knollen zu pflanzen.«

»Ich komme«, sagte Vickie lachend. »Verlaß dich drauf.«

»Ich nehm dich beim Wort«, gab ich zurück, obwohl wir beide keinen Grund hatten, auf diesen Tag zu hoffen.

25

Am nächsten Morgen rief ich bei den NIH an, um mich nach der Möglichkeit einer IL-2-Behandlung für Vickie zu erkundigen.

»Tut mir wirklich leid, Dr. Johnson«, sagte die Forschungsassistentin, nachdem sie meiner Schilderung von Vickies Situation aufmerksam zugehört hatte. »Aber für diese Studie haben wir eine Wartezeit von fast sechs Monaten.«

»Und es gibt keine andere Möglichkeit, an IL-2 zu kommen?« fragte ich.

»Sie werden sicher verstehen, daß wir uns streng an die Regeln halten müssen«, antwortete sie, womit sie auf die Tatsache anspielte, daß die National Institutes of Health ständig im Blickpunkt aller Arten von Überwachungsorganisationen standen. »Aber nach dem, was Sie mir erzählt haben, wüßte ich nicht, weshalb Ihre Freundin sich nicht von einem ortsansässigen Arzt IL-2 verschreiben lassen sollte, der dann auch die Behandlung überwacht.«

»Es ist nicht leicht, jemanden zu finden, der dazu bereit ist«, erklärte ich.

»Wenn Sie's trotzdem schaffen, helfen wir Ihnen gern.«

Voller düsterer Ahnungen rief ich daraufhin bei Dr. Armstrong in Kingsport an. Es war immer noch Vickies Arzt, er war hervorragend ausgebildet, und er war unsere größte Hoffnung, in Tennessee an eine IL-2-Behandlung heranzukommen. Es dauerte zwei Tage fast ständiger Anrufe, bis ich ihn endlich am Apparat hatte.

Nachdem ich mich noch einmal vorgestellt hatte, erklärte ich, wie sehr mir Vickies Wohl am Herzen lag, und wies ihn freundlich darauf hin, daß Vickie aufgrund gewisser Verzögerungen sowie der Tatsache, daß sie bereits andere Medikamente eingenommen hatte, nicht in der Lage gewesen sei, an der 3TC-Studie oder irgendeinem anderen ACTG-Versuch in Vanderbilt teilzunehmen, weshalb ihr nur noch sehr wenige therapeutische Möglichkeiten offenstünden. Ich berichtete von meinen eigenen Erfahrungen mit IL-2 – der Zunahme von T-Helferzellen und dem Ergebnis des PCR-Tests, dem zufolge meine Viruslast jetzt unterhalb der Nachweisgrenze lag. Ich schilderte die Nebenwirkungen von IL-2, mit denen Vickie vermutlich rechnen mußte, einschließlich einer plötzlichen Virusvermehrung, und fügte hinzu, Dr. Jones von den NIH sei sicher bereit, Ratschläge zu erteilen. Dann drückte ich fest den Daumen und stellte die entscheidende Frage: »Wären Sie einverstanden, es Vickie mit IL-2 versuchen zu lassen?«

Dr. Armstrong schwieg lange. Dann sagte er: »Dr. Johnson, ich will für Vickie ebenfalls das Beste. Ich hoffe, sie mit einem der Proteasehemmer behandeln zu können, wenn sie endlich zugelassen sind.«

»Aber bis dahin kann es noch ein Jahr dauern. Sie ist seit fast zehn Jahren infiziert, und ihr CD4-Wert geht schon gegen 200.«

»Das weiß ich, und es tut mir leid. Aber ich kann kein Medikament einsetzen, das für HIV nicht amtlich zugelassen ist. Die Verantwortung müßte ich tragen, und wer soll das überhaupt bezahlen? Die Krankenversicherung von Tennessee ganz bestimmt nicht.«

»Sicher ist es teuer, aber darüber brauchen Sie sich keine Sorgen zu machen. Für die Kosten komme ich auf, wenn sie das einzige Problem sind.«

»Und was ist, wenn Vickies Zustand sich verschlimmert? Wenn Komplikationen an der Lunge auftreten?«

Ich versicherte ihm, ich hätte Vickies Krankengeschichte, einschließlich ihrer Gewohnheit zu rauchen und ihrer wenigen Bronchitisanfälle, mit den Mitarbeitern von Dr. Jones in den NIH, außerdem mit einer Onkologin, die IL-2-Versuche bei Krebspatienten durchgeführt habe, besprochen und dabei erfahren, daß IL-2 in der Dosierung, wie sie an den NIH eingesetzt werde, selbst bei einer starken Raucherin keine großen Probleme mit sich bringen dürfte. Beim ersten Anzeichen einer Bronchitis, sagte ich, könne Vickie die Behandlung immer noch abbrechen.

»Dr. Johnson«, sagte Armstrong mit einem Seufzer – ob entnervt oder resigniert, konnte ich nicht sagen, »ich habe Vickie seit Jahren beobachtet. Ihre Lungenfunktion ist miserabel. Es braucht nicht viel, um ihr den Rest zu geben. Ich würde ihr nichts dergleichen geben, solange sie nicht aufhört zu rauchen!«

»Aber ...«

»Dr. Johnson, was würden Sie sagen, wenn Vickie IL-2 nimmt und auf der Intensivstation landet, mit künstlicher Beatmung?«

»Das halten weder die Onkologin noch das Team von Dr. Jones für wahrscheinlich«, wiederholte ich. »Abgesehen davon, frage ich Sie ja nur, ob Sie bereit wären, es zu versuchen. Wenn Sie wollen, können Sie Vickie für den Anfang eine noch geringere als die empfohlene Dosis geben.«

Mit dem Vorschlag einer Dosierung war ich zu weit gegangen, und jetzt wurde mir schmerzhaft bewußt, wie anmaßend ich mich anhören mußte. An dem schroffen Ton, in dem Armstrong antwortete, erkannte ich, daß er mit seiner Geduld am Ende war.

»Dr. Johnson«, sagte er mit brutaler Offenheit, »Vickie ist eine Frau vom Land, die seit langem infiziert ist. Sie hat sich damit abgefunden, an AIDS zu sterben. Ihr Hoffnungen zu machen ist falsch, sehr falsch. Warum geben Sie nicht auf und lassen sie in Frieden sterben?«

Einen Moment lang konnte ich nicht antworten, denn bei der Vorstellung von Vickies Tod packte mich ein tiefer Schmerz. Ich hatte sie gerade erst gesehen, so warmherzig und lebendig, und jetzt hatte ich die Vision, wie sie langsam dahinsiechte, dann wegen einer Lungenentzündung an ein Sauerstoffgerät angeschlossen wurde, dreihundert Meilen entfernt und unfähig zu hören, wie ich sie telefonisch anflehte, am Leben zu bleiben, bis ich bei ihr wäre. Ich hielt den Hörer von meinem Mund weg, damit Dr. Armstrong mein plötzliches stummes Schluchzen nicht hörte. Endlich hatte ich meine Stimme wieder so weit im Griff, daß ich ihm für das Gespräch danken und mich verabschieden konnte.

Hatte Dr. Armstrong recht? Ging ich fahrlässig mit Vickies Leben um? Mir hatte IL-2 geholfen, aber diese Therapie war immer noch ein Experiment. Niemand wußte, was die Langzeitwirkungen waren oder ob Vickie und ich bei dem Versuch, ein Virus auszumerzen, das bislang allen Angriffen widerstanden hatte, unsere Körper zerstörten. Sosehr ich innerlich gegen Dr. Armstrongs Rat, Vickie »in Frieden sterben zu lassen«, Sturm lief, so gut konnte ich doch den Zustand tiefster Hoffnungslosigkeit begreifen, in den manche AIDS-Ärzte gerieten, die erlebt hatten, wie vielversprechende Therapien immer wieder versagten. Aber anders als Vickie und ich saß Armstrong nicht in der Todeszelle. Um auch nur die geringste Überlebenshoffnung zu haben – sofern es überhaupt möglich war, von der Aufhebung unseres Todesurteils zu träumen –, mußten wir alles mobilisieren, was uns zur Verfügung stand, egal, wie gefährlich es war.

Mir wurde klar, daß ich nicht länger der passive Überbringer therapeutischer Neuigkeiten sein konnte. Von nun an würde ich die Zügel selbst in die Hand nehmen und mich um Vickies Behandlung kümmern müssen wie zuvor um meine eigene. Zu dem Zweck mußte ich einen Arzt finden, der noch nicht von der Schlacht zermürbt war, jemanden, der die Energie hatte, Vickie bei ihrem Kampf zu helfen.

Aber da die NIH, Vanderbilt und Dr. Armstrong ausschieden, gab es nicht mehr viele Optionen. Meine letzte Hoffnung war Beth Ann Jamison, die jetzt am St. Thomas Hospital, einer Zweigstelle der Vanderbilt-Klinik, eine Privatpraxis für Innere Medizin und AIDS betrieb. Mich an sie zu wenden statt an unsere Kollegen von der AIDS-Abteilung war eine politisch heikle Angelegenheit, aber mir blieb keine andere Wahl. Vickie war von sämtlichen klinischen Versuchen, die zu der Zeit in Vanderbilt liefen, ausgeschlossen worden, und es war noch nicht einmal annähernd klar, wann andere Behandlungsmöglichkeiten zur Verfügung stehen würden. IL-2, dessen Einsatz Vanderbilt ablehnte, solange es von der Arzneimittelbehörde nicht zugelassen war, blieb ihre einzige Hoffnung.

Nachdem ich den Text meines Plädoyers einstudiert hatte, rief ich Beth Ann in ihrer Praxis an. Seit fast einem Jahr hatten wir nicht mehr miteinander gesprochen, aber sie hatte sich über meine weitere Entwicklung auf dem laufenden gehalten und beglückwünschte mich jetzt zu meinen Fortschritten.

Ich dankte ihr; aber deshalb riefe ich nicht an, sagte ich und begann, Vickies Geschichte zu erzählen, von dem Alptraum, den sie durchgemacht hatte, den Kindern, die als Waisen zurückbleiben würden, falls sie starb, meiner Besorgnis wegen ihrer Neuropathie bei der Einnahme von DDC, von unseren Bemühungen, irgendeine Therapie für sie zu finden, ehe ihr Immunsystem ganz zusammenbrach.

Beth Ann fragte, warum ich nicht Jim Stevens gebeten hätte, Vickie zu behandeln, und ich erklärte ihr seine Vorbehalte. »Verstehe«, sagte sie. »Dann schick mir doch per Fax die Protokolle und alle neuen Artikel, die du hast. Ich verspreche dir nichts, solange ich die Therapie nicht genau geprüft habe. Aber sollte ich Vickie tatsächlich IL-2 geben, will ich's im Krankenhaus machen, damit wir sie ständig beobachten können. Wäre sie dazu bereit?«

»Sicher, zu allem«, sagte ich, denn ich wußte, daß ich Vickie überzeugen konnte. Ich faxte ihr sofort die gewünschten Informationen. Am nächsten Morgen rief Beth Ann mich wieder an; sie klang sehr zuversichtlich. Sie wollte sich zwar noch mit den NIH in Verbindung setzen und weitere Kollegen zu Rate ziehen, aber sie war bereit, Vickie eine Chance zu geben.

Vickie war begeistert, als sie die Neuigkeit hörte, aber beim Gedanken an die möglichen Gefahren und Nebenwirkungen wurde sie ein wenig nervös.

»Muß ich wirklich ins Krankenhaus?«

»Leider ja. Aber es wird nicht so schlimm. Ich komme und bleibe bei dir.«

»Es wird vielleicht eine Zeitlang dauern, bis ich jemand gefunden habe, der sich um die Kinder kümmert.«

»Beth Ann sagt, du kannst jederzeit kommen.«

»Gut«, sagte Vickie, und eine neue Hoffnung lag in ihrer Stimme. »Dann packen wir's also an!«

26

Meine treuen Freunde, die Erzengel, hatten meine Beziehung zu Vickie begrüßt, denn sie merkten, daß ich durch die Fürsorge für sie und die Zuwendung, die ich von ihr erhielt, weniger introvertiert und wieder umgänglicher und selbstsicherer wurde, ja sogar etwas Lebensfreude zurückgewann.

Wie Carol zu sagen pflegte: »Nichts lenkt dich besser von dir selber ab, als wenn du dich um jemanden kümmerst. Um jemanden, der es verdient«, fügte sie hinzu und wandte den Blick ab, um nicht die Erinnerung an unsere Auseinandersetzung wegen Dawn heraufzubeschwören.

Sie und Shannon und Bart hatten mich bei meinen frustrierenden Verhandlungen mit Dr. Armstrong ermutigt. Jetzt wären sie sicher glücklich gewesen, daß es mir gelungen war, für Vickie eine Therapie zu bekommen. Aber in diesem Frühling und Frühsommer wurden sowohl Carol als auch Shannon von eigenen schrecklichen Tragödien getroffen.

An einem frühen Morgen im Mai hatte Carol mich weinend angerufen: »Mahlon, oh, Mahlon, Craig ist tot – er hatte einen Autounfall!« Sie hatte schon einmal einen Sohn verloren, ihren Ältesten; um so grausamer und ungerechter schien es, daß die Geschichte sich wiederholte. Sogar noch schlimmer, denn Craig war ihr Lieblingssohn, der ihr nicht nur besonders ähnlich sah, sondern ihr auch im Wesen am nächsten stand. Es war ein unvorstellbarer Verlust. Carol schluchzte, rang nach Atem und stieß immer wieder hervor: »Ich kann's nicht glauben, ich kann's einfach nicht glauben, daß es schon wieder passiert.«

»Was kann ich tun? Kann ich dir helfen? Möchtest du, daß ich vorbeikomme?« fragte ich.

»Nein«, sagte sie. »Danke. Wir fahren gleich nach Georgia, wo Craig gestorben ist, um die Formalitäten zu erledigen. Aber könntest du's Shannon sagen und auch Bart, wenn er wieder da ist? Ich weiß nicht, wann ich dazu komme, mit ihnen zu reden.«

»Das tu ich, keine Sorge. Wir werden alle in Gedanken bei dir sein«, sagte ich, und dann hatte sie aufgelegt, nur noch das Summen des Freizeichens war zu hören.

Ich versuchte Shannon anzurufen, aber sie war nicht da, und ich wußte auch nicht, wo Bart zu erreichen war. Ich versuchte es immer wieder, denn die Nachricht von Carol hatte mich tief erschüttert. Ich hatte mir ausgemalt, wie ich Vickie und mich vor dem Tod retten würde, als wäre das etwas, was in meiner Macht stand; und nun schien mir dieser Unfall, dieses erschreckend willkürliche Ereignis – ein Blitzschlag, der zweimal ein und dieselbe Familie traf – meine Hilflosigkeit und meinen Hochmut deutlich vor Augen zu führen.

Jetzt quälten mich die Zweifel, ob es wirklich richtig war, so darauf zu dringen, unsere Therapie selbst in die Hand zu nehmen, und ich fragte mich, ob mein blinder Glaube, Vickie und ich könnten am Leben bleiben, nicht bloße Selbsttäuschung war. Ich hatte meinen CD4-Wert in die Höhe getrieben, und meine Viruslast fiel anscheinend nicht mehr ins Gewicht, aber vielleicht waren diese ermutigenden Anzeichen nur das Auge des Sturms? Nach bisherigem Kenntnisstand war HIV in praktisch allen Fällen tödlich. Ließen Stevens und die anderen mich bloß deshalb in dem Glauben, ich könnte unser beider Leben retten, weil sie einem Sterbenden nicht die letzte Hoffnung rauben wollten? Sahen meine Kollegen mich als Einzelgänger und Spinner, der bereit war, alles zu versuchen, was auch nur einen Funken Hoffnung versprach? Schreckten sie davor zurück, mir von neuen Therapien zu erzählen, aus Angst, ich könnte unerprobte Substanzen einnehmen, die mich womöglich umbrachten? Oder hielten sie mich inzwischen für eine arrogante Nervensäge und potentielle Bedrohung – ein Pathologe, der sich einbildete, er könne genausoviel über die Frühbehandlung von HIV lernen, wie sie selbst wußten? Und wozu? Der Tod von Carols Sohn war ein Beweis für die Ungewißheit des Lebens, eine Realität, die ich bisher nach Kräften geleugnet hatte.

Du bist einfach nur deprimiert über das, was Carol passiert ist, sagte ich mir. Trotzdem schlug ich mich immer noch mit düsteren Gedanken herum, als ich an diesem Abend mit Vickie telefonierte. Die Tragödie bedrückte sie, und es tat ihr leid, daß es mir unmöglich war, Carol auf irgendeine Weise zu trösten.

»Ich weiß nicht, ob Carol je in der Lage sein wird, über den Tod von zwei Söhnen hinwegzukommen«, sagte ich. »Aber schau dich an – was du alles durchgemacht hast. Du bist nicht mal verbittert.«

»Früher war ich bitter«, sagte Vickie. »Ich hab oft gedacht, daß ich im Leben mehr abgekriegt hab, als recht und billig ist. Aber dann hab ich damit aufgehört.«

»Aber *wie* hast du aufgehört?« Ich wollte es um Carols willen genauso wie um meinetwillen wissen.

»Ich hab begriffen, daß ich mich irgendwie auf die Zukunft konzentrieren muß, damit ich's für meine Kinder besser mache, jedenfalls solange ich kann. Und wenn meine Zeit um ist, dann ist es eben vorbei.«

»Ach, Vickie ...«

»Wirklich. Wir wissen nicht, wie schrecklich der Tod ist, weil wir nicht wissen, was danach kommt. Aber daß Leiden schrecklich ist, das wissen wir. Clyde hat gelitten. Und wenn Carols Junge sterben mußte, dann bin ich zumindest froh, daß er schnell sterben konnte und sich nicht lange quälen mußte. Das ist das schlimmste, wenn du zusehen mußt, wie jemand, den du liebst, so lange Zeit so schrecklich leidet, und du bist nicht in der Lage, ihm sein Elend zu erleichtern. Ein schneller Tod ist eine Gnade. Und wenn ich sterben könnte, ohne zu leiden – und wenn ich für die Kinder und für dich alles getan habe, was ich kann –, dann ist es vielleicht nicht so schlimm.«

Mehr noch als ihre Worte tröstete mich Vickies unbeirrbare Ruhe. Wieviel näherliegend wäre es gewesen, wenn sie, die Clydes Leiden miterlebt hatte, in Panik geraten wäre. Wieder staunte ich über ihre Fähigkeit, sich auch dann noch auf die positive Seite zu konzentrieren, wenn sie in ein nahezu unentwirrbares Netz von Problemen verstrickt war. Als wir einander gute Nacht wünschten, hatte meine düstere Stimmung sich gehoben.

Eine Minute nachdem ich aufgelegt hatte, läutete das Telefon erneut, und ich dachte, es sei noch einmal Vickie. Aber es war Shannon, die soeben von einem Besuch bei ihrer Mutter in Ost-Tennessee zurückgekehrt war.

»Hast du meine Nachricht im Büro bekommen?« fragte ich.

»Nein, noch nicht. Ich ruf dich aus einem anderen Grund an. Ich mache mir große Sorgen um meine Mutter.«

Shannons Mutter hatte merklich abgenommen, und ein Besuch beim Hausarzt hatte eine leichte Blähung des Unterleibs aufgrund von Flüssigkeitsansammlung ergeben. Daraufhin wurde eine Ultraschalluntersuchung durchgeführt, die Anomalien am Eierstock und an der Leber aufdeckten – die untrüglichen Anzeichen eines Ovarialkarzinoms.

»Oh, Shannon«, sagte ich. »Du wirst sie doch zur Behandlung nach Nashville holen, oder? Sie sollte sofort kommen.«

»Ich möchte gern«, sagte sie mit bebender Stimme. »Aber ich kenne fast keinen Onkologen persönlich. Kannst du mir helfen, einen wirklich guten Arzt für meine Mutter zu finden?«

»Natürlich«, versicherte ich ihr und bot ihr an, die verschiedenen verfügbaren Therapien zu erkunden.

»Wieso hast du mich angerufen?« fragte Shannon jetzt. Es widerstrebte mir sehr, sie mit weiteren schlechten Nachrichten zu belasten, aber ich hatte es Carol versprochen. Also berichtete ich von Carols Sohn. Shannon war tief getroffen und begann zu weinen.

Bart hatte die Nachricht inzwischen auch bekommen und plante, aus Texas, wo er gerade zu tun hatte, nach Nashville zu fahren, um bei ihr zu sein, wenn Carol aus Georgia zurückkehrte. Aber als er hörte, daß Shannons Mutter in Nashville sein würde – und aus welchem Grund –, besorgte er sich einen Ersatzmann, der seine Route übernahm, und kam ein paar Tage früher. Er und Jo, Shannons Mutter, hatten ein besonderes Verhältnis zueinander. Wann immer er unterwegs war und in ihre Nähe kam, machte er einen Abstecher zu ihr nach Hause, um bei ihr zu essen und amüsante Anekdoten aus Shannons Kindheit auszugraben, die er strategisch günstig dann einzusetzen pflegte, wenn sie Shannon am meisten in Verlegenheit brachten.

Bart wollte Shannons Mutter unbedingt im Krankenhaus besuchen, aber sein Pick-up sprang nicht an, und deshalb fragte er mich, ob ich ihn hinfahren könne. Ich tat ihm gern den Gefallen, schon allein deshalb, weil ich gespannt war auf die witzigen Wortgefechte, die sich Bart und Jo zu liefern pflegten.

Als wir zu Jos Zimmer kamen, streckte Bart den Kopf durch die Tür und stieß sein heiseres Lachen aus.

»Mom, dein Freund ist da«, sagte Shannon.

»Ein schöner Freund bin ich«, gab Bart zurück, als wir eintraten. »Ich komm dich so selten besuchen.«

»Von mir wirst du keine Klagen hören«, scherzte Jo matt aus ihrem Bett. Shannon hatte mir des öfteren erzählt, wie zäh ihre Mutter war, eine stoische Kämpferin, die sich niemals beklagte, was auch immer geschah.

»Mom, das ist Mahlon«, sagte Shannon. »Ich hab dir von ihm erzählt.«

»O ja.« Sie streckte eine warme knochige Hand zur Begrüßung aus. »Freut mich, Sie kennenzulernen.« Mit einer Kopfbewegung deutete sie auf den Stuhl neben dem Bett, und ich setzte mich.

Jo war zwar sehr mitgenommen von ihrer Krankheit, aber immer noch eine gutaussehende Frau mit riesigen braunen, gefühlvollen Augen und einem verträumten Lächeln. In ihrem Gesicht konnte ich die Verwüstungen des Krebses erkennen, der mehr Kalorien verbrauchte, als ihr zierlicher Körper zu liefern vermochte. Da ich sie früher nie gesehen hatte, wußte ich nicht, was ich hätte erwarten sollen, aber Bart war über ihr verändertes Aussehen sichtlich erschüttert. Untypisch für ihn, verlor er seine Gelassenheit, begann herumzualbern und ließ sich neben Jo aufs Bett plumpsen. Sein Gesicht verzerrte sich zu einer Grimasse, als er versuchte, ein Schluchzen zu unterdrücken. »Du siehst so schön aus wie immer«, sagte er zu Jo, aber eine Träne rann ihm über die Wange. Jo lächelte, wie um ihn zu beruhigen, woraufhin er ihr dünnes graues Haar streichelte.

»Paß lieber auf. Auf die Weise bin ich mal in Schwierigkeiten geraten«, sagte Shannon, um die traurige Stimmung aufzulockern.

»Und wieso?« fragte ich.

Shannon hatte einen AIDS-Patienten, einen von vielen, mit

denen sie sich angefreundet hatte, für den sie einkaufte und den sie in ihrer freien Zeit besuchte. Eines Abends, als sie vorbeikam, um Lebensmittel abzuliefern, fand sie den Mann im Bett, seine Glieder schmerzten, und er brauchte eine Massage. Also kletterte sie aufs Bett und begann, seinen Nacken zu massieren, und ausgerechnet in dem Moment erschien seine Großmutter. »Noch nie habe ich jemanden so verlegen und gleichzeitig so aufgeregt erlebt«, sagte Shannon lachend. »Ich bin sicher, sie dachte, der Typ sei am Ende seines Lebens doch noch hetero geworden.«

Bart und Jo brachen in Gelächter aus, Shannon und ich fielen mit ein. »Das darf nicht wahr sein, daß du mir die Geschichte nie erzählt hast, Shannon«, sagte Bart empört.

Ich nahm Jos Hand und fragte sie, welche therapeutischen Maßnahmen ihr Onkologe vorhabe. Shannon zählte die Möglichkeiten auf: Cisplatin und vielleicht Taxol mit Marinol, ein Marihuana-Derivat, das gegen Übelkeit verabreicht wird.

»Junge, Junge, da werden wir alle vorbeikommen, um ein bißchen zu kosten«, sagte Bart.

»Aber nur wenn ihr früh genug kommt«, antwortete Jo. »Ich erwarte noch mehr Besuch.«

»Wirklich?« fragte Bart. »Wen zum Beispiel?«

Shannon grinste. »Diesen Maler, der sie öfter besucht hat – er kommt doch, oder?«

»Weiß ich nicht. Gesagt hat er es jedenfalls.«

»Ach, der!« sagte Bart mit gespieltem Abscheu. »Der Typ ist viel zu jung für dich.«

»Bah, er ist nicht mal annähernd so jung wie der wilde Kerl, den du letztes Mal dabeihattest, als du bei mir warst«, gab Jo zurück.

Alle Augen richteten sich auf Bart. »Wer mag das wohl sein?« erkundigte sich Shannon.

»Ich weiß nicht, wovon sie redet«, protestierte Bart mit unschuldiger Miene.

»Ist das derselbe, der dich umarmt und dir dabei aus Versehen die Rippen gequetscht hat?« fragte ich arglos.

»Was?« krähte Shannon, entzückt, wieder etwas gegen Bart in der Hand zu haben.

Entgeistert starrte er mich an. »Wer hat dir das denn erzählt?«

»Vielleicht war ich's«, neckte ihn Jo.

Wieder brachen wir alle in Gelächter aus, und nachdem wir uns beruhigt hatten, wandte Jo sich noch einmal an mich. »Shannon sagt, es geht Ihnen wirklich gut. Sie glaubt, Sie könnten durchkommen.«

»Ich tu, was ich kann.«

»Wenn sie funktioniert, Ihre Therapie, sind Sie dann der erste Mensch auf der Welt, der es geschafft hat?«

Um sie zu ermutigen, antwortete ich, ich könne nichts anderes tun als zu kämpfen und mir um die Zukunft keine Sorgen zu machen. Sie nickte. Ich nahm ein Stofftier in die Hand, das jemand ihr geschickt hatte, einen Frosch, und sagte: »Auch solche Sachen können therapeutisch sein, wissen Sie.«

»Das ist mir klar«, gab sie zurück. »Aber ich hab ihn geküßt, und es nichts passiert.«

»Ich würde es weiter versuchen«, sagte ich. »Man kann nie wissen.«

Jo lachte, aber sie war offensichtlich erschöpft. Bart und ich verständigten uns mit einem Blick, daß es Zeit war zu gehen. »Ich setze auf Sie«, sagte ich Jo zum Abschied.

»Ich fürchte, bei mir wird es schon ein Wunder brauchen«, flüsterte sie. »Also wette ich lieber auf Sie.«

Tief erschüttert über den Zustand von Shannons Mutter verließ ich das Krankenhaus. In diesem Stadium war ein Ovarialkarzinom häufig tödlich. Immer noch niedergeschlagen kam ich nach Hause. Zu meiner Überraschung fand ich dort eine Nachricht von Carol vor. Ich wußte, daß sie Shannon angerufen und ihr Mitgefühl wegen Jo ausgedrückt hatte, aber sie hatte auch gebeten, einstweilen niemandem zu sagen, daß sie wieder zu Hause war. Sie brauchte noch ein paar Tage für sich.

Ich rief sofort zurück, und die Ehrfurcht, die in ihrem Ton mitschwang, ermutigte mich. »Ich muß dir was erzählen, Mahlon«, sagte sie.

»Was ist los?« Einen Moment lang hoffte ich, es sei ein Mißverständnis passiert und ihr Sohn noch am Leben.

»Etwas ganz Erstaunliches. Du wirst es nicht glauben.«

Auf die Nachricht vom Tod ihres Sohnes hin hatte Carol eine Botschaft an sämtliche AIDS-Kranke geschickt, die sie im Internet beriet, um allen Bescheid zu geben, daß sie für eine Weile nicht erreichbar sei: Sie müsse nach Georgia, um die Leiche ihres Sohnes abzuholen. Ihre Korrespondenten reagierten sofort und überwältigend.

Als Carol zurückkam, quoll ihr Briefkasten über von Briefen und teilnahmsvollen Beileidskarten, auf dem Anrufbeantworter waren zahlreiche Nachrichten von Blumenhändlern, die telefonische Bestellungen auszuliefern hatten, und ihre E-Mail-Box war überschwemmt von guten Wünschen. Und dann erschienen aus heiterem Himmel vor ihrer Tür zwei AIDS-kranke Männer aus Texas, die sie im Internet beraten, aber nie getroffen hatte. Sie waren die ganze Strecke nach Nashville gefahren, um sie persönlich kennenzulernen und alles zu tun, was sie konnten, um zu helfen. Sie bestanden darauf, ihr Haus zu putzen, für sie einzukaufen und zu kochen. »Ich hab jetzt soviel Essen im Kühlschrank und in der Tiefkühltruhe, daß wir alle ein Jahr davon leben könnten!« rief sie aus. »Und glaub mir, mein Haus ist noch nie so sauber gewesen!«

»Unglaublich!« sagte ich, gerührt über die Vorstellung von zwei ausgezehrten Männern, die Carols Fußböden schrubbten.

»Und weißt du was, Mahlon?« sagte Carol. »Wenn das nicht passiert wäre, wenn Craig nicht gestorben wäre, hätte ich nie geglaubt, daß Menschen zu einer derartigen Großzügigkeit fähig sind – daß es möglich ist, von Fremden mit so viel Liebe überschüttet zu werden.«

27

Vickies Fahrt nach Nashville zu ihrer ersten IL-2-Behandlung schien vom Pech verfolgt. Am Tag vor ihrer Abreise wurde ihre Babysitterin bei einem Autounfall verletzt, und Vickie mußte ihre vierundzwanzigjährige Nichte bitten, einzuspringen. Aber da ihre Nichte zur selben Zeit von der Arbeit kam, wie die Schule zu Ende war, würde Vickie sich sorgen müssen, ob sie wohl rechtzeitig zu Hause wäre, ehe zwischen der rechthaberischen Danielle und dem eigensinnigen Clyde junior Streit ausbrach.

»Versuch das mal eine Weile zu vergessen«, sagte ich, als wir in Beth Anns Wartezimmer saßen und uns dem neugierigen Starren einer mit schweren Goldarmbändern behängten Frau zu entziehen versuchten. Sie schien hin- und hergerissen zwischen den Bildern in ihrem *People*-Magazin und uns, dem echten, lebenden Tableau. »Du bist jetzt hier und brauchst nur daran zu denken, wie sehr dir das helfen wird.«

Ich hatte Wert darauf gelegt, mit Clyde junior und Danielle offen über Vickies Risiko einer Lungenerkrankung zu sprechen, während ich gleichzeitig den potentiell lebensrettenden Nutzen von IL-2 betonte. Dennoch erriet ich aus ihren höflichen, aber unbeteiligten Anworten, daß nichts von dem, was ich sagte, ihre Ängste beschwichtigen konnte. Ihnen erschien ihre Mutter schließlich völlig gesund. Warum, fragten sie, unterzog sie sich einer Therapie, bei der die Gefahr bestand, daß sie richtig krank wurde?

Die Tür zum Untersuchungszimmer ging auf, und auf der Schwelle stand Beth Ann mit strahlendem Lächeln. Sie trug ihr Haar kürzer, seit ich sie zuletzt gesehen hatte, und es waren mehr graue Strähnen darin. Mit ausgestreckter Hand ging sie auf Vickie zu, noch ehe sie mich begrüßte.

»Ich freue mich sehr, Sie kennenzulernen«, sagte Beth Ann. »Ich habe *My Own Country* gelesen, gleich nachdem es erschienen ist, deswegen habe ich jetzt fast das Gefühl, Sie schon zu kennen.« Vickie lachte verlegen.

Beth Ann klopfte mir auf die Schulter und begrüßte mich herzlich, dann nahm sie Vickie bei der Hand. »Kommen Sie mit«, sagte sie. »Mahlon, laß Vickie und mich kurz allein miteinander reden.«

Es verging eine Ewigkeit von fünfzehn Minuten. Ich hoffte inständig, daß Vickie nichts sagte, was die Behandlung in Frage stellen könnte. Schließlich kam Beth Ann allein zurück, um nach ein paar Unterlagen zu fragen, die wir mitgebracht hatten. Mittlerweile war die reifenklimpernde Frau aufgerufen worden, so daß wir offen über meine Erfahrung mit IL-2 reden konnten. »Das ist wirklich großartig«, sagte Beth Ann, als ich ihr berichtete, daß es mir gelungen war, während der vergangenen neun Monate einen durchschnittlichen CD4-Wert von weit über 1000 zu halten.

Beth Ann nahm mich mit ins Sprechzimmer, wo Vickie nervös dasaß und sich mit den Fingern durchs Haar fuhr. »Ich dachte, ich sag's euch beiden zusammen«, sagte Beth Ann. »Ich denke, wir können mit der Behandlung anfangen.« Vickie und ich grinsten uns bloß erleichtert an.

»Aber ich möchte die Sache sehr vorsichtig angehen«, fuhr Beth Ann fort. »Wir fangen mit einer mittleren Dosis an und verabreichen sie, statt wie üblich fünf, nur vier Tage lang. Ich werde Sie sehr genau beobachten, Vickie, um sicherzugehen, daß Sie das Medikament auch wirklich vertragen. Dann können wir die Dosierung gegen Ende der Behandlung erhöhen. Also, sind Sie bereit für den Krankenhausaufenthalt?«

»Klar!« antwortete Vickie.

Sehr zu Vickies Kummer herrschte im St. Thomas Hospital die Regel, daß Patienten, die auf Einweisung eines Arztes kamen, im Rollstuhl befördert werden mußten. Vickie weigerte sich zuerst, aber schließlich ließ sie sich von mir zu ihrem Zimmer schieben.

»Verdammt noch mal, ich bin gesünder als die meisten Leute, die hier rumlaufen«, sagte sie, als sie in der Metallkonstruktion Platz nahm und ich das Gefährt in Bewegung setzte.

»Pst«, mahnte ich. »Das Krankenhaus untersteht den Nonnen, und die schmeißen uns raus, wenn sie dich fluchen hören.«

Vickie tastete nach meiner Hand und drückte sie.

Ein kleines Holzkreuz hing an der Wand in Vickies Zimmer, dessen große Ähnlichkeit mit Jos Raum mir sofort auffiel. Jo lag jetzt im Sterben, sie verfiel zusehends, hingerafft von einer Krankheit, gegen die unsere besten Medikamente machtlos waren, und mir kam der bittere Gedanke, daß wir ja nicht einmal fähig waren, Krebs aufzuhalten – wie konnten wir je hoffen, AIDS zu besiegen? Ärgerlich über mich selbst, verdrängte ich diese Frage und dachte statt dessen daran, daß Vickie und ich dieses Krankenhaus in einer Mission der Hoffnung aufgesucht hatten.

Ich drehte mich um und stellte fest, daß Vickie gedankenverloren den Infusionsständer anstarrte. »Was überlegst du?« fragte ich.

Sie grinste mich schief an. »Ich hab mich gefragt, wo die Hintertür sein mag.«

»Hast du Angst?«

Sie zuckte die Achseln. »Ich weiß nicht, was auf mich zukommt. Also, ja.«

»Immerhin bist du im Krankenhaus, falls es Komplikationen gibt.«

»Wenn sie mir bloß nicht das falsche Medikament geben.«

»Das tun sie bestimmt nicht, keine Sorge. Ich bin ja da und werde aufpassen.«

In dem Augenblick kam die Schwester mit einem Beutel Kochsalzlösung und einem durchsichtigen Beutel IL-2. Freundlich forderte sie Vickie auf, ihr Nachthemd anzuziehen und sich ins Bett zu legen, bevor sie die Infusion legte. Vickie ging ins Bad, um sich umzuziehen, und als sie wiederkam, sagte ich: »Weißt du, du mußt das nicht durchziehen. Du kannst immer noch zurück, wenn du willst.«

Verwirrt sah mich Vickie an. »Mahlon, ich bin den ganzen Weg hierhergekommen. Warum soll ich jetzt einen Rückzieher machen?«

»Ich wollte dir nur sagen, daß du's kannst. Du enttäuschst weder mich noch Beth Ann noch sonst irgend jemand, wenn du's dir anders überlegst.«

»Danke, daß du mir das sagst, Mahlon«, antwortete sie. Und zur Schwester sagte sie: »Er ist aufgeregter als ich.« Sie krempelte den Ärmel auf. »Ich bin soweit, fangen wir an.«

Vickies Unterarm war zuerst eine Herausforderung für die Schwester, die Mühe hatte, eine Vene zu finden. »Vielleicht sollte ich das als Vorzeichen nehmen, was meinen Sie?« witzelte Vickie nach dem dritten mißlungenen Versuch. Ich war jedesmal zusammengezuckt, aber Vickie, die die Verlegenheit der Schwester ahnte, blieb ruhig. »Schauen Sie«, sagte sie schließlich. »Ich war schon einmal am Tropf, und es war schon beim letzten Mal ein Problem. Aber keine Sorge, irgendwann klappt es.«

Beim nächsten Versuch schaffte es die Schwester, eine Vene zu finden, legte die Kanüle und befestigte sie mit einem Pflaster. »Dann mal los«, sagte Vickie, als die Schwester die IL-2-Lösung an der Injektionskanüle befestigte.

»Was soll ich eigentlich spüren?« fragte sie mich.

»Du wirst schon sehen. Ich kann nur sagen, daß ich mich irgendwann zwischen vierundzwanzig und achtundvierzig Stunden nachher wirklich mies gefühlt habe. Und nach zweiundsiebzig Stunden wollte ich nicht mehr aus dem Bett aufstehen. Wir müssen häufig deinen Blutdruck kontrollieren, bei IL-2 kann er leicht sinken. Und wir müssen deine Lunge beobachten, um sicherzugehen, daß sich keine Flüssigkeit ansammelt. Das ist das größte Risiko. Aber keine Angst. Ich stehe bereit, mich beim ersten Anzeichen einer Reaktion auf die Stopptaste zu stürzen.«

Vickie lachte. Ich saß auf dem Stuhl neben ihr und hielt ihre Hand, während die IL-2-Lösung in ihre Vene tropfte. Ich fragte, ob ich den Fernsehapparat einschalten sollte, aber sie schüttelte den Kopf. »Um Gottes willen, ich hab genug von dieser idiotischen Kiste. Bei mir zu Hause läuft sie permanent.«

»Kannst du die Kinder nicht überreden, daß sie mal abschalten?«

»Wenn sie nicht fernsehen, klatschen sie sich gegenseitig an die Wand. Ich hasse den Fernsehlärm, aber er ist mir immer noch lieber als Geschrei.« Sie verstummte einen Moment, dann sagte sie: »Weißt du, diese Ruhe ist wahnsinnig schön. Was für ein Pech, daß ich erst ins Krankenhaus mußte, um das zu erleben.«

Vier Stunden nach Beginn der Infusion klopfte ein Pfleger an die Tür, dann stieß er sie langsam auf und warf einen argwöhnischen Blick auf das Warnschild »Infektiös«, das draußen hing. Er streifte sich Latexhandschuhe über und verkündete, er werde jetzt Blutdruck und Puls der Patientin messen und die Infusionsleitung prüfen. Nachdem er sich vergewissert hatte, daß die Infusion gleichmäßig lief, maß er feierlich Vickies Temperatur, ihren Puls, ihren Blutdruck. »Hmmm«, sagte er, »Ihr Blutdruck ist ...«, dann verstummte er, wahrscheinlich in der Annahme, wir würden ohnehin nichts verstehen. »Ja?« fragte ich, und er nannte die Werte. Zu meiner Erleichterung hatte sich nichts verändert. Wir konnten es kaum erwarten, bis er fort war, um über seine Wichtigtuerei in Gelächter auszubrechen.

Auf einmal läutete das Telefon, ein schrilles, mißtönendes Klingeln. In der Hoffnung, es sei Beth Ann, sprang ich auf, um den Anruf entgegenzunehmen.

»Laß mich mit Ma reden!« brüllte Danielle.

»Was ist denn los?« fragte ich in ruhigem Ton. Aber Danielle verlangte ihre Mutter.

Vickie verdrehte die Augen und streckte die Hand nach dem Hörer aus. Mit ihrer tiefen, geduldigen Stimme fragte sie Danielle aus und versuchte herauszubekommen, was passiert war.

»Geh und hol Clyde. Ich will auch hören, was er zu sagen hat ... Nein, Danielle, geh und hol Clyde«, sagte Vickie mit einer Bestimmtheit, die zu funktionieren schien. Dann legte sie die Hand über den Hörer und sah zu mir auf. »Du wirst es nicht glauben, aber sie versuchen, sich gegenseitig umzubringen. Danielle hat Clyde verrückt gemacht. Dann hat sie versucht, ihn ins Haus zu zerren, und ihn dabei halb erwürgt. Jetzt droht er davonzulaufen.«

»Wo ist deine Nichte?«

»Sie hat die Polizei gerufen – kannst du dir das vorstellen? Jetzt ist sie draußen und wartet, daß eine Streife kommt und den Streit beendet.«

»Warum denn die Polizei?«

»Das weiß der Himmel ... wahrscheinlich kommt sie mit den Kindern nicht klar. Oh, Mahlon, es darf doch nicht wahr sein, daß das ausgerechnet jetzt passiert!« Vickie hatte Tränen der Wut in den Augen. »Natürlich weiß ich, warum sie sich so aufspielen. Sie haben einfach Angst, daß mir was passiert.«

»Laß mich versuchen, mit Clyde zu reden«, sagte ich und nahm den Hörer. »Du mußt dich entspannen, das ist wichtig.« Im Hintergrund hörte ich Lärm, die strenge Stimme eines Mannes und Danielle, die Clyde zum Telefon befahl.

»He, Clyde«, sagte ich, als er sich endlich meldete. »Was ist denn da bei euch los? Ist mit dir alles in Ordnung?«

»Danielle hat versucht, mich zu erwürgen«, tobte er. »Wo ist meine Mama?«

»Sie ist neben mir.«

»Ist sie okay?«

»Es geht ihr gut, wirklich. Jetzt sag, was ist das für eine Geschichte?«

Clyde begann, seine Beschwerden über seine Schwester aufzuzählen, und ich hörte aufmerksam zu, gelegentlich schob ich ein »Mhm« ein. Als er eine Pause machte, sagte ich vorsichtig: »Clyde, es gibt eines, was deine Mutter im Augenblick wirklich braucht. Du mußt jetzt der Mann im Haus sein.«

»Ach ja?«

»Ja. Du mußt dich um alles kümmern, bis sie wieder heimkommt. Sonst macht sie sich Sorgen, und die Behandlung läuft nicht so gut, wie sie sollte.«

»Hat sie schon angefangen?«

»Ja, und sie macht es hervorragend, viel besser als ich damals.«

»Geht's ihr wirklich gut?«

Ich beruhigte ihn noch einmal, dann gab ich den Hörer an Vickie weiter, damit er sich selbst vergewissern konnte. Vickie beschwichtigte ihn, dann bat sie ihn, ihre Nichte ans Telefon zu holen, die sie anwies, sich bei den Polizisten zu entschuldigen und sie wieder fortzuschicken.

Nachdem sie aufgelegt hatte, legte sie sich zurück und seufzte erschöpft.

»So ist das, wenn man Kinder hat. Wünschst du dir immer noch welche?«

»Manchmal.«

»Komm für ein paar Wochen zu mir, dann bist du endgültig davon kuriert. Andererseits, weißt du«, sagte sie, »es ist das erste Mal, daß ich so weit fort bin. Ich kann's ihnen nicht übelnehmen, daß sie aufgeregt sind.«

»Aber du machst schließlich nicht Urlaub. Du bist im Krankenhaus wegen einer Behandlung, die dich länger gesund erhalten kann – gesund für sie.«

»Ich weiß, und ich muß es machen, ob sie es verstehen oder nicht. Ich hab einfach keine andere Wahl.«

Ich blieb noch eine halbe Stunde bei Vickie, dann gab ich ihr einen Gutenachtkuß. Auf dem Weg aus dem Krankenhaus fand ich ein öffentliches Telefon und sprach mit Clyde junior, um ihm noch einmal zu versichern, daß es seiner Mutter gutging, und um mich selbst zu überzeugen, daß in Kingsport alles ruhig war.

Am Donnerstag, dem zweiten Tag von Vickies Behandlung, rief ich sie um sieben Uhr morgens an, denn ich war mir sicher, daß sie bereits wach war. Sie hatte friedlich geschlafen und war nur durch eine Kontrolle der Schwestern um vier Uhr kurz geweckt worden; das Fieber und die Schmerzen, die IL-2 verursacht, hatten noch nicht eingesetzt. »Bis jetzt ist alles okay«, beruhigte sie mich.

»Warte nur«, sagte ich.

Ich hatte mir den Nachmittag freigenommen und arbeitete den Vormittag hindurch; um die Mittagszeit fuhr ich dann zum St. Thomas Hospital hinüber. Vickie hatte inzwischen schon zu Hause angerufen und mit Erleichterung gehört, daß die Kinder sich beruhigt hatten. »Ich mag gar nicht dran denken, was sie uns zum Mittagessen servieren«, sagte sie. »Nach dem, was ich bisher erlebt habe, mach ich mir wirklich nichts aus diesem Krankenhausessen.«

»Es wird alles von Nonnen gekocht«, versicherte ich ihr.

»Glaub ich dir nicht.«

»Gott sei Dank brauchen wir's nicht zu essen. Ich bin vorbereitet«, sagte ich und schloß die Tür von Vickies Zimmer. Entgegen den Krankenhausregeln hatte ich unterwegs bei einem guten Feinkostladen gehalten und zwei üppig garnierte Rindfleischsandwiches und ein paar Dosen Cola gekauft.

Ich öffnete meine Aktentasche und zeigte Vickie mein Schmuggelgut. »Ach du meine Güte, das ist genau das, was ich wollte. Woher weißt du das? Du bist ein Engel!« rief sie aus.

Zunächst schien Vickie einen guten Appetit zu haben, aber nachdem sie ihr Sandwich aufgegessen hatte, wurde sie bleich, und ihre Augen waren glasig. »Mir ist auf einmal gar nicht mehr so gut«, sagte sie.

»Du siehst auch nicht so gut aus«, antwortete ich.

»Vielleicht hab ich das Sandwich zu schnell gegessen. Oder vielleicht ist es das Medikament. Meinst du, das könnte es sein?«

Dann fing sie an zu husten. Ich fragte, ob alles in Ordnung sei, und sie konnte nicht antworten, sondern nickte nur. Ich setzte sie aufrechter hin und begann, ihren Rücken zu reiben. Als sie immer noch nicht zu husten aufhörte, läutete ich nach der Schwester, dann suchte ich Beth Anns Nummer heraus. Als die Schwester kam, war der Hustenanfall vorüber. »Was ist los?« fragte die Schwester, prüfte Vickies Blutdruck und hörte mit dem Stethoskop ihre Lunge ab.

»Ich glaub, ich muß mich übergeben«, sagte Vickie.

Die Schwester untersuchte sie weiter. »Alles in Ordnung. Ihre Lunge jedenfalls hört sich ganz sauber an.« Dann runzelte sie argwöhnisch die Brauen und musterte uns beide mit gespielter Strenge. »Ich könnte schwören, ich rieche Essen – und zwar Essen, das nicht von uns ist!«

Vickie und ich lächelten unschuldig.

Am Freitag morgen, dem dritten Behandlungstag, war Vickie müde und hatte Gliederschmerzen, aber davon abgesehen verspürte sie keine auffälligen Begleiterscheinungen. »Um Himmels willen, Mahlon«, sagte sie, »du hast behauptet, dieses Medikament sei so furchtbar, aber bis jetzt spür ich nur eine leichte Brise.«

Es beunruhigte mich, daß sie sich so gut fühlte. Beth Ann hatte ihr eine vorsichtige Dosierung verschrieben, die im Verhältnis zu ihrem Körpergewicht wahrscheinlich niedriger war als die Dosis, die ich einnahm, aber ich fürchtete, daß Vickie zur Stimulation ihres geschwächten Immunsystems vielleicht nicht genug bekam. Außerdem wußte ich, daß etwa die Hälfte der Patienten, deren CD4-Wert so niedrig war wie bei Vickie, überhaupt nicht auf IL-2 ansprachen. Von meinem Büro aus rief ich deshalb Beth Ann an, die mir versicherte, daß Vickie eine ausreichend hohe Dosierung bekam. »Denk dran, Mahlon, wir haben das hauptsächlich als Versuchslauf geplant«, sagte sie. »Komm heute nachmittag in ihr Zimmer, dann können wir zusammen nachschauen, wie es ihr geht.«

Als wir eintrafen, saß Vickie aufrecht im Bett, anscheinend unbeeindruckt von der Behandlung. »Sieht sie nicht großartig aus für jemand, dem IL-2 verabreicht wird?« bemerkte Beth Ann. »Wie geht es Ihnen? Irgendwas Ungewöhnliches seit heute morgen?«

Vickie zuckte die Achseln und sah mich an. »Ich glaube, Mahlon hat die Nebenwirkungen stark übertrieben.«

Beth Ann lachte und sagte, manche Leute verspürten mehr Nebenwirkungen als andere. Nachdem sie Vickie untersucht und einen Blick auf die Temperaturkurve geworfen hatte, sagte sie: »Es geht Ihnen so gut, daß ich denke, Sie können eine höhere Dosis vertragen, vor allem weil morgen Ihr letzter Tag ist. Sind Sie dazu bereit?«

»Mir ist alles recht!« sagte Vickie.

Da die IL-2-Dosierung nun erhöht wurde, nahm ich mir vor, den ganzen letzten Tag, Samstag, bei Vickie zu bleiben, um sicherzugehen, daß keine Komplikationen eintraten. Die

Schwester, mittlerweile Vickies Busenfreundin, kam mit einem neuen Infusionsbeutel herein, in dem sich die höher konzentrierte IL-2-Lösung befand, und tauschte sie gegen den alten, beinahe leeren Beutel aus. »Bleiben Sie in der Nähe, gehen Sie nicht zu weit weg«, sagte Vickie im Scherz und doch leicht nervös. »Für den Fall, daß ich Feuer fange.«

Etwa eine Stunde später begann Vickie zu husten, aber nur wenig, ein kurzer, trockener Husten. Ich musterte aufmerksam ihr Gesicht auf Anzeichen von Atembeschwerden, aber sie sagte, es sei alles in Ordnung. Eine Zeitlang streichelte ich ihr Haar, dann massierte ich ihre Hände und Füße. »Du verwöhnst mich viel zu sehr, Mahlon«, sagte sie.

»Man kann niemanden zu sehr verwöhnen.«

»Du meinst, ich hab die Verwöhnung verdient, nachdem ich mich von dir zu dieser Tortur habe überreden lassen«, lachte Vickie.

Eine weitere Stunde verging, und die Schwester kam wieder, um Blutdruck und Puls zu kontrollieren. So weit, so gut – anscheinend traten keine Komplikationen in der Lunge auf. Ermutigt durch diesen Befund, sagte Vickie: »Weißt du, Mahlon, ich sterbe vor Sehnsucht nach einem Spaziergang. Seit vier Tagen liege ich hier.«

»Bist du sicher, daß du's schaffst?«

»Mann, du warst an deinem vierten Tag im Fitneßcenter!«

»Das stimmt.«

Sie zog ihren Bademantel an, ich schob den Infusionsständer, und dann wanderten wir durch den Krankenhausflur, manövrierten uns durch den geschäftigen Betrieb und landeten schließlich in einem Warteraum für Angehörige, von dem aus man eine schöne Aussicht auf den Bach jenseits der Straße hatte. Hinter den Hügeln ging die Sonne unter. »Ist das nicht schön?« rief Vickie aus. »Ich geb's ungern zu, aber irgendwie genieße ich die Ruhe vor meinen Kindern. Ich fühle mich fast wie im Urlaub.«

Ich staunte über ihre Unbekümmertheit. Ich hatte mir IL-2 zunächst zweimal im Monat in einer nur wenig höheren Dosis verabreicht, und mit der Zeit graute mir immer mehr vor den Nebenwirkungen. Aus diesem Grund hatte ich dann mit einem geringeren Dosierungsschema einmal im Monat experimentiert. Aber Vickie hätte sich niemals eingestanden, daß sie sich elend fühlte, das lag einfach nicht in ihrer Natur.

»Ich rede oft mit den Schwestern«, sagte sie. »Ich habe inzwischen schon ziemlich viele kennengelernt – wenn sie ihre Aufzeichnungen vergleichen und so weiter. Übrigens«, fügte sie hinzu, »falls du es noch nicht bemerkt hast, eine Menge Schwestern rauchen.«

»Das weiß ich schon lange.«

»Ich möchte so gerne rauchen, daß ich es schon fast schmecken kann.«

»Das wäre keine so gute Idee, vor allem jetzt nicht«, sagte ich, denn ihre vom Rauchen angegriffene Lunge war natürlich besonders anfällig für Komplikationen durch IL-2.

Vickie seufzte. »Ich weiß schon. Wenn es mir nur nicht so gut schmecken würde.« Dann sah sie mich mit eigensinniger Miene an. »Andererseits, bei allem, womit ich fertig werden mußte – Kinder und Schule und Geldsorgen und dieses verfluchte Virus –, ist das Rauchen eins der wenigen Vergnügen, die ich habe.«

Ich legte tröstend den Arm um sie. »Ich weiß, was du meinst. Jeder Mensch hat seine Laster«, sagte ich.

»Ach! Und was ist deins?«

Ich begann zu lachen. »Du wirst es nicht glauben. Mein größtes Laster ist gefrorenes Joghurt.«

»Na, das ist wohl kaum ein Laster«, antwortete Vickie.

»Bei mir schon. Ich bin verrückt danach. Ich esse jeden Tag viel zuviel davon.«

Nun sah Vickie mich an, mit einemmal ernst. »Mahlon, ich weiß es wirklich zu schätzen, was du für mich getan hast, daß du mich hierher in Behandlung gebracht hast. Ich hoffe, du weißt, wie dankbar ich bin.«

»Das ist purer Egoismus. Ich will dich in meiner Nähe haben.«

»Trotzdem, du hast dir für mich die Beine ausgerissen. Ich muß mich dafür revanchieren.«

»Bitte«, sagte ich. »Ich möchte nur, daß es dir weiter gutgeht.«

Die Sonne verschwand endgültig hinter dem Hügel, und ein rötliches Licht erfüllte den Warteraum – gestört nur durch den wäßrig blauen Widerschein des plärrenden Fernsehapparats, der niemanden interessierte.

»Nein, jetzt hörst du mir mal zu«, sagte Vickie und zog mich zu sich. »Ich mach dir ein Angebot. Ich versuche, das Rauchen aufzugeben, wie wär das? Von jetzt an hör ich auf. Und das ist nicht leicht, weil ich im Moment nichts lieber täte als rauchen und weil ich auf keinen Fall wieder zunehmen will.«

»Weißt du was?« sagte ich. »Wenn du das wirklich ernst meinst, mach ich dir ein Gegenangebot.«

»Wie denn?«

»Wenn du zu rauchen aufhörst, verzichte ich auf gefrorenes Joghurt.«

»Abgemacht«, sagte sie und lachte.

28 Während ich meinen Kreuzzeug für Vickie führte, setzte ich natürlich meine eigene IL-2-Behandlung fort, und das bedeutete eine ständige Beobachtung der Viruslast. Zu meiner Verblüffung konnte kein einziger der Tests, die ich zwischen Herbst 1994 und Frühjahr 1995 durchführen ließ, das Virus in meinem Blut nachweisen – nicht einmal der bDNS-Test, der so geringe Konzentrationen wie tausend Viren pro Milliliter Blut aufspürt. Im Frühjahr 1995 wurde ein noch präziseres Verfahren entwickelt, genannt quantitative RNS-Polymerase-Kettenreaktion (RNS-PCR), mit der sich selbst die winzigsten Spuren, zehn Viren pro Milliliter Blut, aufdecken lassen. Also schickte ich eine Blutprobe zu einer RNS-PCR-Analyse ein – und wieder war kein Virus zu entdecken.

Was mochten alle diese negativen Testergebnisse bedeuten? Niemand konnte es mit Bestimmtheit sagen; und ich wagte nicht zu hoffen, daß die Kombination aus IL-2, DDI und AZT, die ich einnahm, das Virus tatsächlich besiegt hatte. Zweifellos lauerte es irgendwo in meinem Lymphsystem. Deshalb rief ich Jack Templeton an, einen Freund und AIDS-Forscher an der Duke University, der mir angeboten hatte, mit meinem Blut einen weiteren hochempfindlichen Test durchzuführen, einen mit sogenannten CD8-freien Zellkulturen.

Ich hörte die Aufregung in seiner Stimme, als er mich anrief, um mir die Ergebnisse mitzuteilen. »Mahlon«, sagte er, »das ist das erste Mal in der jüngeren Geschichte unseres Labors, daß wir Mühe haben, aus dem Blut eines HIV-Infizierten Viren zu isolieren. Zugegeben, die meisten unserer Patienten haben AIDS, aber trotzdem ...«

»Jack, was geht da vor, was meinst du?«

»Na ja, mit Sicherheit hast du eine geringe Viruslast«, sagte er, seine Worte sorgfältig wählend. »Und das ist eine großartige Neuigkeit.«

1995 hatte es ein paar Berichte über HIV-infizierte Neugeborene gegeben, die offenbar sämtliche Spuren des Virus in ihrem Blut ausgemerzt hatten. Man vermutete, daß die Babys, anders als Erwachsene, die nach der Infektion langsam, aber zu spät Antikörper gegen das HI-Virus entwickeln, von ihren Müttern nicht nur das Virus, sondern auch die Antikörper übernommen und daher einen Vorsprung hatten, so daß sie sich besser zur Wehr setzen konnten. Aber soweit ich – und jeder andere, den ich dazu befragte – wußte, war niemand, der sich in späteren Lebensjahren infiziert hatte, je in der Lage gewesen, das Virus völlig auszutreiben. Konnte das bei mir der Fall sein?

»Es wäre interessant, jetzt einen Western Blot zu machen und mit dem Ergebnis zu vergleichen, das du ungefähr um die Zeit deiner Serokonversion hattest«, sagte Jack.

Der Western-Blot-Test wurde damals selten wiederholt, wenn erstmal eine HIV-Infektion diagnostiziert worden war. Ein neuerlicher Test galt als sinnlos, denn wenn sich Antikörper erst einmal gebildet hatten, so nahm man an, war es so gut wie unmöglich, sie wieder loszuwerden. Antikörper gegen Krankheiten wie Hepatitis B und Syphilis lassen sich noch viele Jahre – sogar Jahrzehnte – nach Ausheilung der Krankheit nachweisen, und daher ging man davon aus, daß sich auch die Antikörper gegen HIV im Körper halten würden.

Trotzdem folgte ich Jacks Empfehlung und ließ noch einmal einen Western Blot machen. Wie nicht anders zu erwarten, fiel er positiv aus, doch bei meinem letzten Western Blot, den ich im Januar 1995 hatte machen lassen, hatten sich sieben Antikörperbänder gezeigt. Jetzt waren zwei davon, das P35- und das P65-Band, völlig verschwunden, und ein drittes, P32, war so schwach geworden, daß es als »unbestimmt« betrachtet wurde.

Ich rief sofort Jack an, um ihm das Resultat mitzuteilen. Ich wußte, daß er ein zu ernsthafter Wissenschaftler war, um mir mit Spekulationen falsche Hoffnungen zu machen, und deshalb geriet ich in helle Aufregung, als er diesen Ergebnissen Bedeutung beimaß. »Mahlon«, sagte er, »ich denke, du solltest deinen Fall David Ho zur Kenntnis bringen.«

Dr. David Ho war der Leiter des angesehenen Aaron Diamond AIDS Research Center in New York City. Durch seine

Pionierarbeit über die Kinetik der HIV-Replikation hatte er sich internationale Anerkennung erworben, und sein Team untersuchte auch ungewöhnliche Erscheinungsformen wie zum Beispiel Fälle von Langzeitlatenz. Zu dieser Gruppe gehörte ich nicht mehr, seit mein CD4-Wert in den eineinhalb Jahren nach meiner Serokonversion stetig von 812 auf 320 gesunken war. Dennoch glaubte Jack, daß mein Fall Dr. Ho interessieren würde. Er gab mir seine Telefonnummer. Und tatsächlich nahm Dr. Ho meinen Anruf nicht nur entgegen, sondern bot mir sofort an, mein Blut zu analysieren, wenn ich ihm eine Probe sowie eine detaillierte Beschreibung des Therapieverlaufs zuschickte.

Wenn meine Ergebnisse derart ungewöhnlich waren, dachte ich, dann mußte ich auch Dr. Jones von den NIH davon berichten, der so freundlich gewesen war, mich in die IL-2-Therapie einzuführen. Als ich ihm meinen Behandlungsverlauf und die jüngsten Laborergebnisse schilderte, bat auch Dr. Jones um Blutproben. Dann sagte er: »Dr. Johnson, wären Sie bereit, hierherzukommen und weitere Tests durchführen zu lassen, sobald es Ihnen möglich ist?«

Ich fühlte mich geehrt. Dr. Jones war mir in jeder Hinsicht entgegengekommen. Ich freute mich auf das Treffen mit ihm und war gern bereit, sämtliche Blutproben zu liefern, die er haben wollte. Dankbar nahm ich seine Einladung an, und jetzt – zum allerersten Mal – wagte ich, mir vorzustellen, daß ich vielleicht, nur vielleicht, eine Art Durchbruch geschafft hatte.

Sosehr mich diese Entwicklungen auch erregten, war ich doch noch nicht bereit, sie mit Vickie zu teilen. Tatsächlich hatte ich noch nie mit ihr über meine Viruslast gesprochen. Der eine Grund war, daß bis dahin noch niemand eine Vermutung darüber hatte wagen können, was diese Reihe negativer Ergebnisse bedeutete. Dem Western Blot zufolge war ich eindeutig immer noch infiziert, und deshalb konnte ich – so niedrig meine Viruslast anscheinend auch war – die Krankheit vermutlich immer noch übertragen. Der Gedanke, das körperliche Elend und die seelischen Qualen einer HIV-Infektion einem anderen Menschen aufzubürden, entsetzte mich zutiefst – so sehr, daß ich zum Beispiel beim Essen nie jemanden von meinem Teller kosten ließ. Einmal, erinnere ich mich, besuchte mich Carol in meinem Büro und fragte, ob sie einen Schluck aus meiner offenen Dr.-Pepper-Flasche nehmen dürfe. Ich erlaubte es ihr nicht, denn mein Mund hatte den Flaschenrand berührt. Sie hielt mich für verrückt, und vielleicht war ich das auch. Aber so tief saß meine Furcht.

Es gab noch einen zweiten Grund, weshalb ich Vickie nichts von diesen neuen Hoffnungen sagte. Es wäre mir grausam erschienen, weil sie noch keinen Grund hatte, sich auch nur die geringsten Hoffnungen zu machen.

Als ich endlich die Ergebnisse ihrer Bluttests vor und nach der IL-2-Behandlung erhielt, hatte ich beinahe Angst, den Umschlag zu öffnen. Wie sich zeigte, waren meine Befürchtungen, daß sich ihr Zustand nach dem Absetzen von DDC verschlechtern könnte, unbegründet – vor IL-2 betrug ihr CD4-Wert entmutigende 203 (20%), gefährlich nahe an AIDS. Aber mit großer Freude stellte ich jetzt fest, daß ihre Viruslast vor der Therapie nur 280 pro Milliliter betragen hatte, eine extrem niedrige Konzentration, an der sich nach IL-2 nichts verändert hatte. Gott sei Dank bewirkte das Medikament zumindest keine Verschlimmerung. Ob es ihr half, würden wir bei der erneuten Bestimmung ihres CD4-Werts ein paar Wochen später erfahren.

Dr. Armstrong hatte sich zwar geweigert, die Behandlung mit IL-2 mitzutragen, aber er war bereit, die nachfolgenden Laboruntersuchungen durchzuführen. Endlich trafen die aussagefähigen Ergebnisse ein, und Vickie rief mich an, ein wenig niedergeschlagen.

»Mein Wert ist 355. Ist das gut?«

»Bei wieviel Prozent?«

»Warte ... Zwanzig.«

»Das ist überhaupt nicht schlecht.«

»Aber bei dir war der Sprung doch viel größer, nicht?«

»Du darfst nicht vergessen, daß wir beim ersten Mal vorsichtig sein mußten«, tröstete ich sie. »Jetzt weißt du wenigstens, daß du IL-2 unbesorgt nehmen kannst und darauf ansprichst.«

»Hm«, sagte Vickie, noch nicht ganz überzeugt. »Das heißt, nach der nächsten IL-2-Behandlung erfahren wir, was wirklich los ist, richtig? Vielleicht gibt es dann einen größeren Sprung.«

Ihre Entschlossenheit und ihre Hoffnung rührten mich. »Das müssen wir abwarten. Aber wahrscheinlich ja«, sagte ich, um sie zu ermutigen.

29 September 1995, Washington D. C.
Ein Gepäckträger, der die im Stau feststeckenden Limousinen beobachtete, vollführte auf meine Frage, wo der Shuttlebus zu den NIH abfahre, eine vage Kopfbewegung. Daraus wurde ich nicht schlau und fragte deshalb einen anderen, der über ein Geländer gelehnt dastand. Aber er benahm sich, als wäre der NIH-Shuttlebus entweder unerheblich oder tabu. In einer Welt ausländischer Würdenträger zählten schwerkranke Patienten vermutlich nicht viel.

Aber schließlich fand ich die Haltestelle, und bald tauchte ein schmutzigweißer Bus auf, am Steuer ein muskulöser schwarzer Fahrer in Jeans. Mit würdevoller Höflichkeit öffnete er die Seitentüren und winkte uns herein, vier Pilger auf dem Weg nach Mekka. Neben mir saß ein kahler, breitschultriger Mann in der Uniformjacke eines Marinesoldaten, begleitet von einer sehr schönen Frau, die dreißig Jahre jünger wirkte als er. Vorhin, an der Haltestelle, hatte ich des öfteren einen verstohlenen Blick auf ihre hautengen Jeans und ihren enganliegenden grünen Pullover geworfen, aber das ließ ich bleiben, nachdem ich ihren riesigen Diamantring gesehen hatte. Jetzt hörte ich, wie sie den Ex-Marine »Dad« nannte, und wagte es, ihr zuzulächeln. Sie lächelte strahlend zurück, mein Interesse schien sie nicht zu stören. Der vierte Passagier war eine rundliche Frau, deren rechte Augenhöhle verschlossen und tief eingesunken war; dennoch wirkte sie recht munter.

»Ich heiße Sheila«, verkündete sie fröhlich. »Ich bin aus Alabama.«

»Wir sind die Jacksons. Aus New Orleans«, sagte die schöne junge Frau.

»Waren Sie schon mal in den NIH?« fragte die Einäugige.

»Ja, mein Vater wurde dort vor drei Jahren wegen Leukämie behandelt. Danach hatte er eine Remission.« Die Tochter legte einen Arm um den Ex-Marine, offensichtlich stolz auf seine Zähigkeit.

»Dann gehen Sie jetzt nur zur Nachuntersuchung hin?« erkundigte sich die ältere Dame.

»Nein. Sie meinen, Dad hat womöglich einen Rückfall.«

»Also, ich geh hin, weil ich wieder eine Chemo brauche, und wegen IL-2.« Die einäugige Frau klang recht vergnügt, als hätte sie die unerfreuliche Mitteilung der Tochter gar nicht zur Kenntnis genommen. Aber vielleicht war sie auch nur eine unerschütterliche Frohnatur. Nach ihrer leeren Augenhöhle zu urteilen, war ihr Auge dem Krebs zum Opfer gefallen, und ich erschauderte bei der Vorstellung von den gewaltigen Dosen IL-2, die man ihr vermutlich verabreichte.

»Hatten Sie ein Melanom der Aderhaut?« fragte ich.

Sie richtete ihr gesundes Auge auf mich. »Wieso wissen Sie das?«

Ich hätte nur geraten, erklärte ich, aber ich wüßte, daß IL-2 manchmal bei Melanomen eingesetzt wird.

»Und wieso wissen Sie soviel über IL-2?«

Nun richteten sich sieben Augen auf mich, nicht eigentlich argwöhnisch, eher neugierig, denn ich war der einzige in dieser reisenden Selbsthilfegruppe, der von seiner Geschichte nichts preisgegeben hatte. »Ich bin Arzt«, sagte ich und beließ es dabei. Die Anwort schien sie zu befriedigen.

Mittlerweile waren wir schon recht weit auf unserem Weg nach Maryland, und der Fahrer, der unserem Gespräch nur mit halbem Ohr zuhörte, mischte sich ein, um uns mitzuteilen, er fahre die Panoramastrecke. So folgten wir dem Potomac-Fluß, auf dem Sportruderboote dahinglitten wie Wasserspinnen. Als die Türme der Kathedrale in Sicht kamen, vertraute uns die Tochter des Ex-Marines an, bei ihr sei vor zwei Jahren Brustkrebs diagnostiziert worden. Ihre Prognose sei günstig, sagte sie, das Karzinom sei lokal gewesen, die Lymphknoten negativ. Dann beschrieb die einäugige Frau ihre letzte Operation und die bevorstehende Therapie mit einer Begeisterung, die von dem Trauma und den zweifellos großen Schmerzen, die sie erlitten haben mußte, anscheinend ungetrübt war.

»Mein Mann will immer mitkommen, aber ich lasse ihn nicht«, fügte sie lachend hinzu. »Sie wissen ja, wie es ist. Wenn man so krank ist, will man keinen, der einen bemuttert.«

»Ich weiß, was Sie meinen«, sagte die Tochter. »Mein Vater wollte gar nicht mehr aus meinem Zimmer gehen, als ich operiert wurde.«

Unsere Route führte jetzt zwischen den prunkvollen Landsitzen der reichen Oberschicht von Maryland entlang, und die Dame aus Alabama unterbrach meine Grübeleien: »Meine Güte, was meinen Sie wohl, was so ein Anwesen kostet?«

»Allmächtiger, 'ne Stange Geld, bestimmt 'ne Million, würd ich schätzen«, sagte unser Fahrer mit übertriebenem Südstaatenakzent. Wir lachten alle.

Endlich hielten wir vor dem Eingang eines zwölfgeschossigen Gebäudes aus Ziegel und Rauchglas, das eher wie ein vorstädtisches Bürohaus oder ein Computerzentrum aussah als wie ein Krankenhaus. Aber für uns alle war es der eigentliche Wallfahrtsort, das wichtigste medizinische Zentrum des Landes, in dem trotz armseliger Gehälter viele unserer herausragendsten Wissenschaftler beschäftigt sind – die Magier in Weiß, von denen wir uns ein Herz oder ein Gehirn erhoffen, Mut oder einen Weg, um wieder nach Kansas heimkehren zu können.

Links neben der Anmeldung für ambulante Patienten stand ein riesiges Aquarium mit schwarzen Engelbarschen von der Größe einer Frisbee-Scheibe. Dieses Bild der Gefangenschaft – in diesem Heiligtum, das die Menschen aufsuchten, um von ihren Krankheiten befreit zu werden – erschien mir auf den ersten Blick wie ein Hohn. Aber als ich die Fische beobachtete, fand ich sie derart faszinierend, daß ich sicher war, sie hatten schon manchen aufgeregten, verängstigten Patienten besänftigt, der von weit her gekommen war, um Heilung von einer obskuren, unverständlichen Krankheit zu finden.

Mir war selbst recht unbehaglich zumute. Und während der Mann an der Anmeldung, ein freundlicher Asiate mit leiser Stimme, die Details meines Lebens überflog – jetzt reduziert auf Adressen, Ausweise und Versicherungsnummern –, versuchte ich, mir in Erinnerung zu rufen, daß ich ja ein Arzt war, der nur kurz vorbeikam, um sich für ein paar Experimente Blut abnehmen zu lassen, nicht ein Patient, der sich zu einer längerfristigen Behandlung registrieren ließ. Der Mann schien meine Unruhe zu spüren; zweifellos hatte er diesen Zustand schon unzählige Male erlebt. Er nickte wissend, vervollständigte die Formulare und wünschte mir mit taktvoller Zurückhaltung alles Gute.

Als erstes ging ich zur Blutabnahme für die verschiedenen Labortests. In der offenen Halle wartete ein magerer junger Mann mit sehr kurz geschnittenem Haar und Dreitagebart. Neben seinem dürren Bein lag eine sorgfältig gefaltete lederne Fliegerjacke. Er saß allein da und blätterte in einer Zeitschrift, extrem langsam, als verlangte diese Übung mehr Energie, als er aufbringen konnte. Er sah mich an und lächelte schüchtern, als sei ihm sein Zustand peinlich. Sein Zustand war zweifellos AIDS.

Nach der Blutabnahme schickte man mich zur Klinik 8 im achten Geschoß, wo die Pionierarbeit in der AIDS-Forschung geleistet wurde. Im Warteraum reichten die Fenster vom Boden bis zur Decke und boten eine weite Aussicht auf die Pinien und Parkplätze des NIH-Geländes. Während ich hinausschaute, hörte ich, wie eine Schwester sich mit zwei gesund wirkenden jungen Männern neben dem Getränkeautomaten unterhielt. »Thalidomid hatte eine sedative Wirkung bei den Leuten, die es versucht haben, aber das ist die einzige Nebenwirkung«, sagte sie.

Ich drehte mich um in der Hoffnung, mehr zu erfahren, denn ich vermutete, daß sie über die neueste Methode zur Unterdrückung von Nebenwirkungen bei IL-2 sprach. Schließlich war die Therapie hier, an den NIH, eingeführt worden.

»Seid ihr beide auf IL-2?« fragte ich die zwei Männer.

»Ich war's eine Zeitlang«, sagte der eine. »Ich fange jetzt wieder damit an.« Er antwortete zurückhaltend, als empfinde er meine Frage als aufdringlich. Das war sie wohl auch, aber es gab so viel, was ich erfahren wollte. Doch wenn er so vorsichtig war, wollte auch ich nicht mehr preisgeben als nötig und sagte: »Ich habe gehört, daß einige erstaunlich gut auf IL-2 ansprechen.«

»Das kann man wohl sagen«, meinte er. »Ich hab es sechs Monate bekommen, und mein CD4-Wert ist auf dreitausend gestiegen.«

»Dreitausend?« Ich starrte ihn ungläubig an. »Wo haben Sie denn angefangen?«

»Bei ungefähr fünfhundert.«

»Wissen Sie, seit wann Sie infiziert sind?«

»Wahrscheinlich seit 1988.«

Ich hatte einen Bericht über einen Patienten gelesen, der auf IL-2 übermäßig reagiert hatte, und nun war mir klar, daß ich mit ihm sprach. Kein Wunder, daß er so aufgeregt wirkte: wie ein kleiner Junge, der es nicht erwarten kann, seine Weihnachtsgeschenke auszupacken.

Ein schlanker Arzt mit ergrauendem Haar und Metallbrille eilte durch den Raum. Von Fotos her erkannte ich in ihm den berühmten Clifford Lane, der die Studien über die IL-2-Therapie bei HIV-Patienten entwickelt hatte. Er umarmte die beiden Männer, mit denen ich mich unterhalten hatte, als wären sie alte Kollegen, die von weit her zu Besuch gekommen waren. Ehrfürchtig sah ich ihm nach, als er wieder durch den Flur davonhastete, bis eine Schwester ihn aufhielt und ihm kurz etwas zuflüsterte, den Blick auf mich gerichtet. Lane drehte sich um und kam auf mich zu.

»Dr. Johnson?« fragte er. Ich stand auf. »Cliff Lane«, sagte er und schüttelte mir kräftig die Hand. »Wir freuen uns sehr, daß Sie kommen konnten.«

»Danke, aber das ist doch selbstverständlich. Es ist mir eine Ehre, Sie kennenzulernen«, antwortete ich und meinte es auch so. »Ich kann Ihnen gar nicht genug danken für Ihre Arbeit. Sie ist vielleicht noch nicht die endgültige Lösung, aber sie hat mir enorme Hoffnung gemacht.«

»Viel Glück«, sagte er. »Tut mir leid, aber ich muß zu einer Konferenz und bin sowieso schon spät dran.« Und damit war er schon wieder weg, während ich leicht benommen zurückblieb.

Ich wandte mich wieder den beiden Männern zu, hoffte, das

Gespräch fortsetzen zu können und mehr über den schwer greifbaren Clifford Lane herauszufinden. Aber sie hatten sich von mir zurückgezogen, vielleicht befremdet von der Anrede »Doktor«. Wahrscheinlich dachten sie, ich wäre zu Forschungszwecken hier, nicht um Hilfe für dasselbe Problem zu suchen, das auch sie hatten. Und so schotteten sie sich gegen mich ab, einen mutmaßlichen Gesandten aus der Welt der Nichtinfizierten.

Glücklicherweise kam bald eine Schwester, um mich in das Privatzimmer von Dr. Jones zu führen. Ich fand ihn zwischen Bergen von Papieren, Datenblättern und einem Computer in einem winzigen Raum, nicht größer als ein Wandschrank. Er war ein Mann von kräftiger Statur mit kantigem Gesicht, der um einiges jünger schien als Dr. Lane; ich schätzte ihn auf etwa vierzig. Er sah nicht von seiner Arbeit auf, bis die Schwester sich räusperte und sagte: »Das ist Dr. Johnson.«

Er schreckte auf. »Oh, kommen Sie, kommen Sie.«

Als er aufstand, um mich zu begrüßen, begann ich ihm für seine Arbeit zu danken. Er nahm meine Komplimente bescheiden entgegen und wandte ein, noch könne niemand sagen, ob IL-2 eine langfristige Besserung bewirke. »Denn das ist die Frage – sind die derzeitigen Erfolge wirklich von Dauer?« sagte er. »Eines jedenfalls haben wir festgestellt: daß in unserer Dosierung IL-2 offensichtlich nicht schadet.«

»Aber es geht ja noch um mehr als um das langfristige Überleben«, sagte ich. »Psychologisch bedeutet ein CD4-Wert von tausend ungeheuer viel.«

Er lächelte.

Ich erkundigte ich mich nach seinen weiteren Plänen, und wir begannen, von unserer jeweiligen medizinischen Laufbahn zu berichten und wie wir zu unserem Fachgebiet gekommen waren. Wir unterhielten uns als Kollegen, und wie früher schon war ich dankbar, daß er mich als seinesgleichen behandelte. Doch als wir dann über meine Therapie sprachen, war ich eindeutig der Patient, auch wenn er das zu überpielen versuchte.

»Sie haben wahrscheinlich ein paar Fragen«, vermutete er.

Ich grinste. »Darauf können Sie wetten. Mehrere!«

Er nickte. »Ich auch. Ich wünschte bloß, wir hätten mehr Antworten.«

»Was halten Sie denn von meinen jüngsten Testergebnissen? Haben Sie schon andere erlebt, bei denen die Blutkulturen negativ waren, der bDNS- und der PCR-Test keinen Virus nachweisen konnten und die Bänder beim Western Blot schwächer wurden? Ist das normal?«

»Na ja, ungewöhnlich ist es schon«, sagte er vorsichtig. »Aber wir haben uns bisher nicht wirklich darum gekümmert, wie der Western Blot sich im Lauf der Zeit verändert.«

Er sah mich eindringlich an und fuhr fort: »Dr. Johnson, vielleicht kommt der Tag – früher, als wir denken –, an dem HIV nur noch eine chronische Krankheit ist, genauso wie Diabetes, und sich dank Immuntherapie und diesen Cocktails aus Präparatkombinationen kontrollieren läßt.«

»Glauben Sie das wirklich?« fragte ich. Ich vermutete, daß Dr. Jones in Wahrheit noch zuversichtlicher war, als er sich anhörte, denn die Ärzte an den NIH sind so hoch angesehen, daß sie in ihren Aussagen besonders vorsichtig sein müssen. Zumal bisher die meisten »medizinischen Durchbrüche« nie ganz die ursprünglichen Erwartungen erfüllt hatten. In den AIDS-Zeitschriften waren vorsichtige Hoffnungen aufgekeimt, Hoffnungen auf ein neues Zeitalter, in dem einige glückliche Auserwählte unter den Infizierten zum ersten Mal mit der Möglichkeit rechnen konnten zu überleben. Diese Hoffnungen aus dem Mund eines Forschers an den NIH zu hören, selbst wenn sie mit Vorbehalt geäußert wurden, war ungeheuer ermutigend.

»Noch weitere Fragen?« erkundigte sich Dr. Jones.

»Ja, ich hätte gern einen Rat wegen meiner Freundin, der Frau, von der ich Ihnen vor drei Monaten erzählt habe – Sie wissen schon, die Vickie McCray aus *My Own Country*.«

»O ja. Wie geht's ihr?«

»Schwer zu sagen. Ihr Wert ist nach einem Versuch mit IL-2-

Infusionen über vier Tage angestiegen, und zwar von 203 und zwanzig Prozent auf 355, ebenfalls bei zwanzig Prozent. Sie nimmt weiter AZT.«

Als er die vertrauten Angaben hörte, runzelte Dr. Jones die Stirn, was mich beunruhigte. »Wir behandeln immer fünf Tage lang. Bei fünf Tagen ständiger Infusionen ist die Wirkung besser als bei vier.«

»Ich weiß. Wahrscheinlich hätten wir fünf Tage durchhalten sollen, aber es gab bestimmte Vorbehalte, und die Ärztin war beim ersten Mal entsprechend vorsichtig. Vickie hat bis vor kurzem geraucht, und wir machten uns Sorgen wegen ihrer Bronchitis.«

»Jetzt raucht sie nicht mehr?«

»Zur Zeit jedenfalls nicht.«

»Das ist gut«, sagte Jones. »Wie ist es ihr denn mit dieser ersten Infusion ergangen?«

Ich sagte, es sei alles reibungslos verlaufen, ohne Komplikationen.

»Zumindest scheint sie darauf anzusprechen«, sagte Jones. »Was schon mal gut ist, denn wie Sie wissen, reagieren bei weitem nicht alle. Früher oder später werden auch wir hier die Dosierungen variieren.«

Ich verabschiedete mich von Dr. Jones, der versprach, mich anzurufen, sobald die Ergebnisse der Blutuntersuchungen vorlägen. Er schlug mir vor, ihm in drei Monaten eine weitere Probe ins Labor zu schicken und in einem halben Jahr noch einmal vorbeizukommen.

Ich machte mich auf den Weg zur Bushaltestelle. Auf der Wartebank saß der ausgemergelte Bursche mit der Fliegerjacke, den ich am Vormittag bei der Blutabnahme gesehen hatte. Er hatte den Kopf zurückgelehnt und ließ sich das Gesicht von der Sonne wärmen. Zu meiner Erleichterung sah er jetzt nicht mehr so krank aus und schien ganz guter Dinge zu sein – offensichtlich freute er sich, nach Hause zu kommen.

Ich ließ meine Aktentasche fallen und lehnte mich an das Schild der Bushaltestelle; er schaute zu mir auf.

»Geht's nach Hause?« fragte ich.

»Ja, endlich. Fahren Sie zurück nach Kalifornien?« fragte er.

»Nein. Nashville. Ich bin aus Nashville.«

»Oh. Sie sehen aus wie ein Typ aus Kalifornien, den ich hier getroffen habe.«

Ich kostete noch die Hoffnung aus, die das Gespräch mit Dr. Jones in mir geweckt hatte, und wollte diesem Mann, der so sehr wie ein Leidensgenosse wirkte, soviel Ermutigung wie möglich bieten.

Natürlich konnte ich ihn nicht rundheraus fragen, gegen welche Krankheit er behandelt wurde, deshalb erwähnte ich beiläufig, ich käme gerade von einer vielversprechenden Unterredung mit Dr. Jones, dem Immuntherapieforscher. Meine Vermutung, daß der Mann HIV-infiziert war, bestätigte sich, denn er erkannte Dr. Jones' Namen. Jetzt vertraute er mir an, er nehme an einer Studie teil, die an HIV-Patienten mit einem nichtinfizierten eineiigen Zwilling durchgeführt werde. »Mein Bruder war fast eine Woche lang hier. Sie haben mir einen Haufen CD4-Zellen von ihm gespritzt und mir einen neuen Proteasehemmer gegeben, um mein Immunsystem zu stärken. Dann haben sie's mit IL-2 versucht.«

Dieser Therapieverlauf interessierte mich sehr. »Sprechen Sie gut an auf IL-2?«

»Mehr als gut«, sagte er. Er sei mit einem CD4-Wert von fünfzig angekommen und sei jetzt bereits auf tausend.

»Wahnsinn. Das ist ja unglaublich«, sagte ich.

»Das kommt von den Zellen meines Bruders, das weiß ich schon«, sagte er. »Es hält vielleicht nicht vor, aber trotzdem ...«

»Es kann schon sein, daß es vorhält. Mir hat IL-2 wirklich geholfen. Wir müssen jetzt hoffen.«

Mit einem wehmütigen Lächeln nahm der Mann unsere gemeinsame Lage zur Kenntnis. »Ich versuch's. Aber meine Frau ist auch infiziert. Sie ist noch nicht so weit wie ich, ihr Wert ist auf dreihundert. Trotzdem macht sie mir Sorgen. Ich hoffe, ich kann dieselbe Behandlung auch für sie kriegen.«

Ich konnte mich sofort mit ihm identifizieren und empfand

eine warme Anteilnahme. Nicht nur war er der einzige heterosexuelle Mann mit HIV, den ich bisher getroffen hatte, sondern er versuchte genauso, seine Frau zu retten, wie ich Vickie retten wollte. Ich fragte mich, ob er dieselbe Isolation verspürte wie ich, und fragte ihn, wo er lebte.

»In Wichita«, sagte er. Er sei wieder dorthin gezogen, nachdem er wegen Dienstunfähigkeit aus der Navy ausgeschieden sei, wo er als Kampfpilot gedient hatte. Ich fragte ihn, welche Einstellung man in Kansas zu AIDS habe.

»Wir müssen es geheimhalten«, erklärte er. »Von unseren Nachbarn weiß es niemand. Ich hab nicht mal meinen Jungs alles erzählt. Sie glauben, ich hätte irgendeinen Krebs. Ich will gar nicht wissen, was ihre Freunde tun würden, wenn sie's herausfänden.«

»Wie ist die medizinische Versorgung?«

»Sie sind weit hinterher. Von IL-2 zum Beispiel hat keiner eine Ahnung. Ich bin von selber draufgekommen, als ich wegen diesem klinischen Versuch bei den NIH angerufen habe.«

Ich staunte über seine Energie und Durchsetzungsfähigkeit. Selbst mich, einen Arzt, hatte es enorme Mühen gekostet, von den neuesten Therapien zu erfahren und an sie heranzukommen, für mich und für Vickie. Aber dieser Mann, ein Pilot aus Wichita, der nicht wie ich die Vorteile einer medizinischen Ausbildung und der Verbindung mit einem wichtigen Universitätsklinikum genoß, hatte es irgendwie geschafft, sich zur fortschrittlichsten Behandlung an den NIH durchzukämpfen. Er mußte ein Mann mit einem außerordentlichen Lebenswillen sein.

Ich erzählte ihm ein wenig von meiner eigenen Situation – von meiner Suche nach Therapien und meiner Beziehung zu Vickie. Dann kam – zu früh – der Flughafenbus. In stillschweigender Übereinkunft beschlossen wir, ein so intimes Gespräch nicht vor anderen Leuten fortzusetzen; aber ich spürte, daß auch er das abrupte Ende unserer Kameradschaft bedauerte.

Sein Terminal kam vor dem meinen, und als er sich zum Aussteigen anschickte – nach seinem Ticket suchte, die Arzneiflasche, die aus seinem Seesack ragte, zurückstopfte –, sahen wir uns einen Augenblick in stummem Einverständnis an.

»Vielleicht sehen wir uns irgendwann hier wieder«, sagte ich und hoffte es wirklich.

»Okay, bis dann.« Er verabschiedete sich, genauso zögernd und widerwillig, dann stieg er aus dem Bus und ging langsam auf das Flughafengebäude zu.

30 Nach Vickies Therapieschema war alle zwei Monate eine IL-2-Behandlung vorgesehen. Kurz bevor sie zu ihrer zweiten Behandlung nach Nashville kommen sollte, erhielt ich eine sehr gute Nachricht von Kern McNeill, den Vertreibern von 3TC. Sie hatten die Absicht, ihren offenen klinischen Versuch wieder zu erweitern und das Medikament Patienten anzubieten, deren CD4-Wert um 300 lag und die die von der FDA zugelassenen Virostatika nicht vertrugen oder nicht darauf ansprachen. Ich selbst kam natürlich nicht in Frage – mein CD4-Wert war zu hoch –, aber für Vickie war der Versuch wie maßgeschneidert: Ihr Wert hatte sich im Schnitt immer weit unter 300 bewegt, denn sie konnte weder DDI noch DDC einnehmen und hatte auf AZT nie besonders gut reagiert. IL-2 war kein Grund, sie zu disqualifizieren, denn für HIV war diese Therapie von der Arneimittelbehörde nicht zugelassen.

Das Unternehmen hatte Vickies Daten bereits im Computer, so daß sie sich nicht noch einmal für den Versuch bewerben mußte – was ein Glück war, denn ihr letzter Wert, nach der IL-2-Behandlung, lag bei 355 und damit geringfügig über dem erforderlichen Mittelwert von 300 während der vergangenen drei Monate. In der Zwischenzeit war ihr Wert vermutlich wieder gesunken, aber sicher konnten wir nicht sein.

»Hoffen wir bloß, daß die 3TC-Leute keine früheren Blutproben haben wollen«, sagte Vickie.

»Ich guck mal, was ich über die Versuchsregeln herausfinden kann«, versprach ich.

Also versuchte ich, Madeline unauffällig nach Informationen über eventuell verlangte Blutproben auszuhorchen, als ich zu ihr ging, um Vickies Termin zu vereinbaren. Die AIDS-Abteilung besaß die Unterlagen über sämtliche Tests, die Vickie hatte durchführen lassen, mit Ausnahme der letzten CD4-Bestimmung nach der IL-2-Therapie. Da man nie wissen konnte, welche Medikamente Vickie von künftigen Therapiestudien disqualifizieren würden – und da ich nicht glaubte, daß IL-2 ein Ausschlußkriterium für die 3TC-Studie sein würde –, hatte ich gegenüber Madeline bisher nichts davon erwähnt. Auf meine vorsichtigen Fragen nach Blutproben ging sie nicht ein, und ich wollte sie nicht weiter bedrängen, um nicht ihren Verdacht zu erregen.

Vickie sollte an einem Freitag nach Nashville kommen, sich Madeline vorstellen und noch am selben Tag mit 3TC anfangen. Über das Wochenende konnte die 3TC-Konzentration in ihrem Blut bis zur therapeutisch wirksamen Höhe ansteigen, so daß sie einen zusätzlichen Schutz gegen die mögliche virusvermehrende Wirkung von IL-2 hatte, das sie ab dem darauffolgenden Montag wieder erhalten sollte. Als ich sie vom Flughafen abholte, sah sie besser aus denn je, mit einem attraktiven neuen Haarschnitt und strahlendem Lächeln kam sie mir entgegen. Arm in Arm gingen wir aus dem Flughafengebäude zu meinem Wagen und fuhren direkt zur AIDS-Abteilung von Vanderbilt. Als wir uns ins Wartezimmer setzten, unter dem Wandteppich zum Gedenken an die Toten, fiel mir auf, daß ich beim ersten Mal allein in der Klinik gewesen war, dann mit Dawn, und nun war ich hier mit Vickie; und ich kam mir vor wie ein kleiner Junge, der immer wieder kranke, verirrte Tiere (mich selbst eingeschlossen) aufliest und zum Tierarzt bringt.

»Gott, bin ich nervös«, flüsterte Vickie. »Wenn sie mir bloß kein Blut abnimmt.«

»Mach dir keine Sorgen«, sagte ich. »Du bist doch schon in den Versuch aufgenommen. Wenn sie dir tatsächlich Blut abnehmen, werden sie dich nicht gleich rauswerfen, bloß weil dein Wert ein bißchen gestiegen ist.« Es war ein Versuch, nicht nur Vickie, sondern auch mich selbst zu beruhigen.

Endlich tauchte Madeline in freundlich geblümter Schwesterntracht aus dem Untersuchungstrakt auf. »Hallo, Vickie«, sagte sie und kam mit ausgestreckter Hand auf uns zu. »Schön, daß ich Sie endlich kennenlerne. Ich hab eine Menge von Ihnen gehört.«

»Und mir hat Mahlon erzählt, daß Sie ganz phantastisch sind«, gab Vickie zurück. »Daß Sie den Laden hier praktisch allein schmeißen.«

Madeline lachte. »Wollen wir gehen?« sagte sie.

Mit einem kurzen, beklommenen Blick auf mich stand Vickie auf, um ihr zu folgen. Ich verbarg meine eigenen Befürchtungen hinter einem ermutigenden Lächeln.

Zehn nervenzermürbende Minuten vergingen, bis Vickie und Madeline wieder zurückkamen, kichernd – was ich als gutes Zeichen auffaßte.

»Alles in Ordnung?« fragte ich.

»Ja, Mahlon, alles in bester Ordnung«, sagte Vickie, die wußte, daß ich ihre Worte richtig deuten würde: Man hatte ihr kein Blut abgenommen.

»Was gibt's denn zu lachen?« fragte ich.

Die beiden Frauen wechselten einen Blick. »Nichts ... nur über die Männer und ihr Verhalten.«

»Seid nicht zu streng mit uns«, bat ich.

»Sie werden sich freuen zu hören, Mahlon, daß ich Vickie eine Zweimonatsration 3TC gegeben habe«, sagte Madeline. »Sie müßte ganz gut damit zurechtkommen. Anscheinend sind Nebenwirkungen bei diesem Medikament ziemlich selten.«

Das wußte ich bereits aus der Literatur. Und da Vickie die Tabletten jetzt in der Hand hatte, konnte ich aufatmen.

Vickie war schon auf dem Weg zum Ausgang, aber Madeline hielt mich am Ärmel fest.

»Ich möchte so gern wissen, wie's Ihnen an den NIH ergangen ist«, sagte sie. »Ihre Kulturen sind immer noch negativ, oder?«

»Ich weiß es noch nicht ...«, flüsterte ich. »Wenn's Ihnen recht ist, ruf ich Sie später an und erzähle Ihnen alles – ich möchte nicht, daß Vickie sich im Stich gelassen fühlt. Jetzt geht es zuallererst darum, ihren Wert wieder auf eine annehmbare Höhe zu bringen.«

»Ich verstehe«, antwortete Madeline.

Vor der Klinik holte ich Vickie wieder ein. »Madeline war unglaublich nett!« rief sie aus. »Jetzt komm ich mir ganz albern vor, daß ich solche Angst hatte.«

»Was war denn eigentlich? Hat sie von Blutabnehmen überhaupt was gesagt?«

»Ich glaube, sie werden wohl später Blut von mir brauchen.«

»Na, dann müssen wir uns jetzt noch keine Sorgen machen. He, schauen wir uns das Zeug mal an.«

Vickie nahm die kleine runde Flasche aus ihrer Handtasche und brach die Versiegelung auf. Zum Vorschein kamen diamantenförmige weiße Tabletten, die ihr, in Kombination mit AZT und IL-2, vielleicht Zeit erkaufen konnten.

»Nach allem, was wir durchgemacht haben«, sagte sie, »sind die noch wertvoller als echte Diamanten.«

Ich starrte auf die Tabletten – die echten Tabletten, keine Plazebos –, um die wir so viele Monate gekämpft hatten, innerlich jubelnd. Nach all den Telefonaten mit Dr. Armstrong, dem bangen Warten auf Vickies Ergebnisse, den verzweifelten Anrufen bei dem Pharmaunternehmen, als wir den Aufnahmetermin um einen Tag verpaßt hatten, die Angst, Vickie könnte durch einen einfachen Bluttest in letzter Minute von der 3TC-Studie ausgeschlossen werden – nach alldem verspürte ich jetzt ein Triumphgefühl, als hätten wir den Juwelenraub des Jahrhunderts begangen.

Da Vickie ihre erste IL-2-Runde so gut überstanden hatte, war Beth Ann bereit, sie künftig als ambulante Patientin zu behandeln und ihr den Krankenhausaufenthalt zu ersparen. Um sich mir nicht aufzudrängen, wie sie sagte, beharrte Vickie zunächst darauf, im Hotel zu wohnen, aber das kam für mich nicht in Frage. Zum einen wollte ich sie beobachten, während sie die IL-2-Infusionen bekam, vor allem aber ging es mir darum, ihre Gesellschaft so lange wie möglich auszukosten – ich sah sie ohnehin so selten.

Wenn Vickie bei mir wohnte, stellten sich allerdings ein paar heikle Fragen. Wir waren zwar sehr vertraut miteinander, körperlich aber hatte es nur Wärme und keine Zärtlichkeiten gegeben. Die Nacht nach ihrer ersten IL-2-Behandlung hatte Vickie in meiner Wohnung verbracht. Damals war es selbstverständlich gewesen, daß sie angesichts ihres fragilen Gesundheitszustands im Gästezimmer besser untergebracht war. Aber jetzt hatten wir ein ganzes gemeinsames Wochenende vor uns, ehe sie wieder mit IL-2 begann, und die Frage, wo sie schlafen würde, war nicht einfach zu beantworten.

Mir war klar, daß es an mir lag, die Initative zu ergreifen, aber ich fragte mich nervös, wie Vickie reagieren würde. So liebevoll sie war, so verzeihend sie Clyde gegenüber gewesen war, konnte ich mir doch nicht vorstellen, daß sie mit Sex unbefangen umgehen konnte. Schließlich hatte sie sich durch Sex mit der Krankheit infiziert, die ihr schon so viel genommen hatte. Ich hatte eine beinahe instinktive Furcht, daß die wichtigste seelische Bindung, die ich hatte, zerstört werden könnte, sobald Sex ins Spiel kam. Den Gedanken, sie zu verlieren, konnte ich nicht ertragen.

Es waren auch medizinische Aspekte zu bedenken. Ich war Vickies Berater geworden, und es fiel mir jetzt schon schwer, objektiv zu sein. Im Rahmen einer sexuellen Beziehung würde es mir vielleicht ganz unmöglich sein; zumindest würde Sex das Vertrauensverhältnis verändern, das wir so behutsam hergestellt hatten. Noch beunruhigender war das Risiko, uns trotz aller Vorsicht mit den Virusstämmen des anderen zu infizieren. Als ich vor zwei Jahren mit Dawn geschlafen hatte, waren wir geschützt gewesen. Aber damals waren die Aussichten für HIV-Infizierte ganz andere und eine wirkungsvolle Behandlung bloß ein Traum. Jetzt aber bot uns die Kombinationstherapie eine echte Überlebenshoffnung; es sah so aus, als könnten wir das Virus im Zaum halten. Deshalb war mir Sex in diesem Stadium das Risiko nicht wert. Zugegeben, viele Leute hätten das vielleicht anders empfunden, hätten die nötigen Vorsichtsmaßnahmen ergriffen und nicht verzichtet. Aber ich konnte es nicht – nicht nach allem, was Vickie und ich durchgemacht hatten, um die Virostatika und IL-2 zu bekommen; und nicht jetzt, nachdem bei mir jeder Test eine »nicht nachweisbare« Viruslast ergab. Wenn Vickie und ich eine Partnerschaft fürs Leben aufbauten, konnte Sex so lange warten, bis unser Gesundheitszustand uns beiden erlaubte, wieder ein relativ normales Leben zu führen.

Also machte ich ihr im Gästezimmer das Bett, mit vielen Kissen und Decken, die Vickie während ihrer IL-2-Behandlung vielleicht brauchen würde. Sie schien weder überrascht noch gekränkt; ich meinte sogar, eine gewisse Erleichterung bei ihr zu spüren, daß das komplexe Thema Sex vorerst nicht zur Sprache kam. Doch um sicherzugehen, daß sie sich nicht zurückgewiesen fühlte, und weil meine Testergebnisse mich so beschäftigten, fand ich es an der Zeit, ihr davon zu erzählen.

Irgendwann im Lauf des Wochenendes lag ich auf dem Boden, und sie kuschelte sich an mich, den Kopf auf meiner Schulter.

»Ich hab dir noch nichts davon erzählt«, begann ich unbeholfen. »Aber in den letzten paar Monaten hab ich alle möglichen Tests durchführen lassen, um meine Viruslast zu bestimmen.«

Vickie sagte nichts. Ich spürte, daß sie wartete.

»Keiner der Tests hat Viren in meinem Blut nachgewiesen. Ich bin sicher, sie sitzen noch irgendwo in meinen Lymphknoten, aber ...«

»Das ist ja unglaublich!« rief Vickie aus. Dann trat eine unbehagliche Pause ein. »Aber warum hast du mir das nicht gesagt?«

»Weil ich nicht wollte, daß du womöglich denkst, ich könnte deswegen jetzt weniger fest zu dir halten als vorher.«

»Das hätte ich nie gedacht.«

»Wahrscheinlich würde ich es aber glauben oder mich davor fürchten, ich meine, wenn die Rollen vertauscht wären. Weißt du, bei Dawn hab ich es geglaubt.«

»Ich hab zuviel Vertrauen zu dir, um so was zu denken.«

Eine große Zärtlichkeit für sie stieg in mir auf, und mir kamen fast die Tränen. Ich drehte mich auf die Seite, auf den Ellenbogen gestützt, und sah sie an. »Weißt du«, sagte ich, »ich würde alles für dich und deine Familie tun.«

»Das weiß ich.«

»So furchtbar diese ganze Erfahrung mit HIV für mich war, ich würde sie noch mal durchmachen, wenn ich das tun müßte, um dich zu finden.«

»Ach, Mahlon«, sagte sie.

»Aber das Risiko einer Infektion noch mal einzugehen, nachdem ich schon so weit gekommen bin und denke, daß ich vielleicht eine Chance haben könnte weiterzuleben – das, glaube ich, kann ich nicht.«

Sie legte ihre Hand auf meine Wange. »Mahlon, das verstehe ich, natürlich verstehe ich das. Mir geht es genauso.«

»Wirklich?« fragte ich.

»Ja, ganz bestimmt«, sagte sie mit trauriger Überzeugung.

31 »Hast du was gehört?«

»Nein, und es macht mich wahnsinnig. Und du?«

»Noch nicht.« Seit Wochen stellten Vickie und ich uns immer wieder dieselben Fragen, wie zwei Papageien, denn wir warteten beide nervös auf Nachricht – ich auf die Ergebnisse meiner jüngsten Blutuntersuchungen durch David Ho, Jack Templeton und die NIH, und Vickie auf ihren CD4-Wert nach der IL-2-Behandlung. Die zweite Runde hatte sie ohne Zwischenfälle überstanden, und jetzt rechnete sie fest mit einem sprunghaften Anstieg. Sie zitierte ihr Motto: »Man muß positiv denken«, während ich vorsichtig versuchte, ihre Erwartungen zu dämpfen, um die Gefahr einer Enttäuschung zu mindern. Aber sie ließ sich nicht von ihrer Hoffnung abbringen.

Vickie erhielt ihren Bescheid zuerst. Eines Nachmittags gegen vier läutete mein Telefon, ich nahm ab und hörte die vertraute Stimme: »Hi, ich bin's.« Dann trat eine lange Pause ein. Ich wartete.

»Also, ich hab das Ergebnis«, sagte Vickie tonlos.

Ich geriet in Panik. Auf der Stelle begann ich, nach tröstlichen Fakten zu suchen. »Weißt du, manchmal braucht es mehrere Behandlungen, bis der Wert steigt, also laß dich bloß nicht unterkriegen, wenn er jetzt noch nicht so hoch ist ... Denk daran, daß deine Viruslast beim letzten Mal wirklich niedrig war, und das heißt viel ...«

Vickie sagte nichts.

»He, Vickie, bist du noch da? Wie hoch ist denn dein Wert? Komm, sag schon«, bat ich mit zugeschnürter Kehle.

Es folgte ein Ausbruch von hysterischem Gelächter. »504!« stieß sie atemlos hervor.

»Aber das ist sensationell!« sagte ich. »Wirklich phantastisch!«

»504«, wiederholte sie voller Ehrfurcht.

»Es ist eine Gemeinheit, mich so zum Narren zu halten«, warf ich ihr vor.

»Mahlon, ich konnte der Versuchung einfach nicht widerstehen.«

»Na gut, diesmal verzeih ich dir. Aber nur, weil es eine gute Nachricht ist.«

»Mahlon, ich kann's gar nicht glauben«, sagte sie. »Wirklich nicht. Ich meine, ich hätte nie gedacht, daß mein Wert noch mal so hoch steigen würde.«

Dann senkte sie die Stimme. »Und weißt du, ohne dich hätte ich das nie geschafft.«

Meine Nachrichten trudelten vom nächsten Tag an ein. Es begann mit einem Anruf von Jack Templeton von der Duke University, der mir sagte, meine CD8-freien Zellkulturen seien negativ. Er fragte, ob ich von David Ho gehört hätte. Nein, sagte ich, aber ich würde ihn gleich anrufen. Ich hielt mir selbst den Daumen, als ich seine Nummer wählte: Eine so berühmte und beschäftigte Autorität wie David Ho zweimal hintereinander direkt zu erreichen, wäre an sich schon ein Wunder. Aber zu meiner Überraschung nahm er den Anruf entgegen.

»Dr. Johnson. Unsere CD8-freien Kulturen und die PCR sind negativ.«

»Erstaunlich«, murmelte ich. »Dasselbe Ergebnis hatten sie auch in den Duke-Labors.«

»Bravo«, sagte er. Dann fügte er dieselben wohlüberlegten Worte hinzu wie Dr. Jones und alle anderen: »Es ist natürlich noch zu früh für eine klare Aussage, aber Ihre Ergebnisse sind sehr vielversprechend.«

Eine Woche später rief Dr. Jones von den NIH mit den Resultaten an. Ihre Tests hatten dasselbe Resultat ergeben wie bei den anderen – nichts. Weder bDNS noch die RNS-PCR, ein anderes Verfahren zum Nachweis von HIV, hatten ein Virus in meinem Blut aufgespürt. Und die Western-Blot-Tests, die sie zum Vergleich zwischen meinen früheren Blutproben und denen aus jüngerer Zeit durchgeführt hatten, ließen zwar noch keine definitive Schlußfolgerung zu, doch sie deuteten darauf hin, daß die Antikörper gegen HIV geringfügig abgenommen hatten.

Seine Ergebnisse, sagte ich Dr. Jones, bestätigten, was sowohl

Jack Templeton als auch David Ho festgestellt hätten. »Was soll ich jetzt tun?« fragte ich.

»Der nächste Schritt wären Biopsien der Mandeln und der Lymphknoten. Daran können wir Gewebeveränderungen feststellen und versuchen, das Virus auf diesem Weg zu isolieren. Das heißt allerdings, daß Sie ein paar Tage hier im Krankenhaus verbringen müssen, wenn Sie's versuchen wollen.«

»Ich denke, ich werde es tun. Übrigens habe ich bereits einen Kollegen überredet, eine Rückenmarkpunktion zu machen, und dabei konnten wir keine Zellen oder Viren entdecken.«

Dann stellte ich die große Frage – die Frage, auf die kein verantwortungsbewußter Forscher eine Antwort geben konnte, das wußte ich, und dennoch ging sie mir nicht aus dem Kopf: »Was meinen Sie, gibt es eine Chance, daß ich das Virus aus meinem Körper ausgetrieben habe?«

Dr. Jones zögerte. »Es gibt tatsächlich ein paar Berichte von Leuten mit einer negativen Serokonversion, aber die Fälle sind schlecht dokumentiert, und ich glaube, die Patienten weisen jetzt wieder Anzeichen einer Infektion auf. Ihr Fall ist allerdings ein bißchen ungewöhnlich. Aber ...«

Er hat nicht nein gesagt! durchfuhr es mich. Er hat nicht gesagt, es sei ausgeschlossen! Ich spürte, wir mir das Blut in den Kopf schoß, als bemühte sich mein Gehirn, einen Mittelweg zu finden zwischen meinem rationalen, wissenschaftlichen Verstand und meiner wilden, rebellischen, blinden Sehnsucht nach einem Wunder.

Als ich auflegte, war ich zu nervös, um zu arbeiten. Ich wußte, daß Vickie erst später zu erreichen war, deshalb beschloß ich, meine Mutter anzurufen. In den drei Jahren seit meinem Unfall hatte ich ihr immer wieder eine Litanei hoffnungsvoller Platitüden aufgesagt und versichert, daß ich noch lange gesund sein würde, daß es neue, außerordentlich vielversprechende Therapien gebe und so weiter. Es war mir nicht immer leichtgefallen, meine Situation derart schönzufärben, und ich wußte, daß meine Mutter zu klug war, um mir uneingeschränkt zu glauben. Aber ich konnte nie wirklich offen mit ihr reden, denn es tat mir immer noch leid, daß ich sie so bald nach dem Autopsieunfall alarmiert und ihr damit jahrelange Sorgen aufgebürdet hatte, noch ehe ich überhaupt krank war. Deshalb bemühte ich mich, ihr immer wieder kleine Brocken Hoffnung hinzuwerfen: dazu gehörte auch die Einladung an die NIH.

»Stell dir vor«, sagte ich jetzt. »Die NIH haben sich endlich gemeldet.«

»Also ist es jetzt endgültig, daß du negativ bist«, sagte sie, ohne überhaupt abzuwarten, was ich ihr zu sagen hatte.

»Nein«, mußte ich einschränken. »Die Western Blots sind immer noch positiv, aber der bDNS und andere Tests, die sie bis jetzt gemacht haben, scheinen negativ zu sein.«

»Ich denke, du hast es jetzt hinter dir – du bist nicht mehr infiziert«, sagte sie unbeirrt.

»Nein, Mom, ich bin sicher, daß ich noch infiziert bin, und es sind immer noch Antikörper nachweisbar. Aber anscheinend ist niemand mehr in der Lage, das Virus in meinem Blut zu isolieren.«

»Was ist der Unterschied?« fragte sie. »Sie können das Virus nicht mehr aufspüren.«

»Na ja, wahrscheinlich versteckt es sich noch in den Lymphknoten.«

»Nicht unbedingt«, sagte sie.

Meine Mutter hatte die Geschichte von den HIV-infizierten Babys und ihrer negativen Serokonversion gelesen und hoffte, die NIH würden bestätigen, daß derselbe Prozeß auch bei mir stattgefunden hatte.

»Mom, es ist nicht klar, was diese Ergebnisse bedeuten, und das wird man auch noch eine ganze Weile nicht wissen.«

»Ich denke, es bedeutet, daß du nicht mehr infiziert bist, daß du's überstanden hast.«

Über ihre Hartnäckigkeit konnte ich nur den Kopf schütteln, mußte aber zugeben, daß sie die optimistische Frucht der Saat war, die ich selbst gelegt hatte. »Noch nie hat ein Erwachsener das Virus besiegt, Mom. Wir dürfen keine voreiligen Schlüsse ziehen«, sagte ich.

»Du vielleicht nicht«, sagte sie. »Aber Mütter haben eine gewisse Intuition.«

»Ich sollte dich zu Dr. Jones an den NIH schicken, damit du mal mit ihm redest«, drohte ich ihr.

»Mit dem größten Vergnügen!«

»Das glaub ich gern«, sagte ich. »Und weißt du was? Du wärst wahrscheinlich die erste Mutter, der sie zuhören.«

32

22. Dezember 1995.

Trotz der inständigen Bitten meiner Mutter hatte ich vor, an Weihnachten Bereitschaftsdienst zu machen, wie immer. Aber zuvor wollte ich mit Vickie und ihrer Familie ein vorgezogenes Weihnachtsfest feiern. Es sollte mein erster Besuch bei ihr zu Hause sein und mein erster Besuch in Ost-Tennessee, das für mich mythische Dimensionen angenommen hatte, seitdem ich *My Own Country* gelesen hatte. Durch das Flugzeugfenster sah ich hinaus auf ein endloses Hügelland. Hier und da stand ein kahler Baum. Die Felder und Weiden sahen aus wie Flickendecken, die über die winterlich karge Erde gebreitet waren.

Bei diesem Besuch würde ich meinen Telefonfreund Clyde junior endlich persönlich kennenlernen. Auf die Entfernung schien er mich inzwischen zu tolerieren, aber ich vermutete, daß ich auf größeren Widerstand treffen würde, wenn er mich tatsächlich zusammen mit Vickie erlebte. In seinem Alter, mit zehn, hatte ich mich als Beschützer meiner Mutter gefühlt und jedem potentiellen Verehrer eine kalte Abfuhr erteilt. Von Vickie wußte ich, wie wichtig er seine Rolle als Mann im Haus nahm – er reinigte verstopfte Abflüsse, mähte das Gras und »reparierte« unermüdlich jeden Apparat, der ihm in die Hände fiel. Mir war klar, daß Clyde auf seine Weise bemüht war, Vickie zu versichern, daß sie der Welt nicht allein gegenüberstand. Vor dreißig Jahren hatte ich bei meiner Mutter dasselbe versucht.

Clyde war mitgekommen, als Vickie mich vom Flughafen abholte. Ich spürte förmlich seine fragend gerunzelte Stirn, als ich seine Mutter umarmte; leicht widerwillig schüttelte er mir die Hand, während er nervös am zugeknöpften Kragen seines weißen Hemds zerrte. Dann griff er nach meinem Koffer und verkündete: »Den trag ich.« Ich verkniff mir ein Lächeln und ließ ihm seinen Willen.

»Wie war dein Flug, ist alles glattgegangen oder war's sehr unruhig?« fragte Vickie. Sie hatte sich noch immer nicht an ihre Pendelflüge von und nach Nashville gewöhnt.

»Na ja, gleich hinter Nashville gerieten wir in eine Riesenwolke, und dann, wumm, sackten wir ab, mindestens tausend Fuß. Es wär beinah ein Unglück passiert.«

Clyde junior senkte den Blick und kicherte.

»Ach, du nimmst mich doch bloß auf den Arm«, sagte Vickie. »Warte nur, bis du siehst, wie toll ich den Camaro herausgeputzt habe.« Sie liebte es, mit meiner Angst zu spielen, sie könnte zu schnell fahren.

»Ach du Schreck. Vielleicht solltest du lieber mich fahren lassen«, gab ich zurück.

»Kommt nicht in Frage. Ich mach eine Rundfahrt und zeig dir alle Sehenswürdigkeiten.«

Wir gingen auf ein makellos sauberes blaues Auto zu, auf dessen Stoßstange noch die Wassertröpfchen blitzten. Ächzend hievte Clyde junior meinen Koffer auf den Rücksitz, wobei er höflich die Augen von den bunt eingewickelten Geschenken abwandte, die aus den Seitentaschen ragten.

»Kein Mensch würde glauben, daß dieses Auto einen Unfall hatte«, sagte ich. »Offenbar hat Danielle in der Werkstatt wirklich was für ihr Geld bekommen.«

»Ja, ganz recht«, gab Vickie sarkastisch zurück.

Ich mußte eine Weile auf sie einreden, bis sie sich anschnallte, und dann brausten wir auf einer kurvigen, zweispurigen Straße zwischen bewaldeten Hügeln hindurch, vorbei an kleinen Farmen mit verblaßter rot-weißer Winston-Reklame an den windschiefen Scheunen. Vickie schnitt die Kurven, und ich drückte mich in den Sitz. »He, mach mal langsam, Frau Andretti«, sagte ich.

»Wie, fahr ich dir etwa zu schnell?« fragte sie unschuldig. »Das ist doch nicht schnell, oder, Clyde?«

»Überhaupt nicht«, antwortete Clyde schlagfertig. »Du kannst ruhig schneller fahren. Ich krieg allmählich Hunger.«

»Ich habe Danielle und Clyde erzählt, daß du fast nichts ißt«, sagte Vickie. »Ich will dich nur warnen, daß wir alle beleidigt sind, wenn du heute nicht zuschlägst.«

Ich hatte Vickie gebeten, meinetwegen keine Umstände zu machen, ich würde sie alle zum Truthahn ins Restaurant einladen. Aber sie ließ nicht mit sich handeln. Sie war entschlossen, mir ein Weihnachtsessen zu kochen, das mich für sämtliche Truthähne entschädigen würde, die ich während meines Praktikums und meiner Feiertagsdienste verpaßt hatte. Mir war klar, daß sie ernsthaft gekränkt sein würde, wenn ich jetzt noch einmal protestierte, also wechselte ich das Thema. »Ich hab gestern abend ein paarmal versucht, euch zu erreichen«, sagte ich. »Aber es hat sich keiner gemeldet.«

»Danielle war weg, und Mom und ich, wir haben das Bad gestrichen«, sagte Clyde junior.

Ich sah zu Vickie hinüber, die konzentriert auf die Straße starrte und im Begriff war, einen Traktor zu überholen, der vor uns herkroch. »Ich hoffe wirklich, du hast das nicht getan, um mich zu beeindrucken.«

Vickie schmunzelte. »Wir wollten nur das Haus für Weihnachten schön machen.«

Vickie wohnte in einem schindelgedeckten kleinen Haus an einer Straßenbiegung. Durch die Vordertür gelangte man in ein dunkles, beengtes Wohnzimmer mit einem alten Fernsehapparat, zwei abgenutzten königsblauen Sofas, die sich an die Rück- und die Seitenwand quetschten, und einem riesigen Christbaum, dessen Äste sich unter dem Gewicht von Weihnachtsschmuck und roten Lichtern bogen. Das einzige Fenster war durch den Baum versperrt, aber rund um die Spitze schien ein helles Winterlicht herein.

Als ich eintrat, entdeckte ich Danielle, schlaksiger, als ich sie in Erinnerung hatte; sie saß auf dem Boden des Nebenzimmers. Über ihr hing ein Jesusbild. Als sie mich sah, stand sie auf, die Hände in den Taschen ihrer ausgebeulten Jeans, und gab mir einen scheuen Kuß auf die Wange. Um ihr die Schüchternheit zu nehmen, sagte ich, wie gut sie aussehe. Sie reagierte mit einem verlegenen Achselzucken.

Clyde junior war schon in die Küche gestürmt, wo ein dikker goldbrauner Truthahn unter Aluminiumfolie lag, daneben standen Dosen mit grünen Bohnen, drei Pumpkin Pies und eine große Plastikschüssel mit geschälten garen Kartoffeln, die darauf warteten, zerstampft zu werden. Ich hoffte insgeheim, Vickies Kartoffelpüree würde besser gelingen als die Kreationen meiner Mutter, die jedesmal unweigerlich zerflossen.

Vickie bahnte sich einen Weg in die Küche und streifte ihren abgetragenen Mantel ab, während sie Clyde bat, die Finger vom Pumpkin Pie zu lassen.

Clyde, der sich einen Vorschuß auf die Nachspeise hatte sichern wollen, sah mich an und kicherte.

»Na, was sagst du zu unserem Heim?« fragte Vickie und fuhr mit dem Arm durch die Luft wie ein Autoverkäufer, der ein neues Modell vorführt.

»Sehr schön, wirklich gemütlich.«

»Es ist nichts Besonderes, aber tausendmal besser als der Wohnwagen. Und der Garten ist nett. Ich zeig ihn dir.«

Vickie nahm mich bei der Hand und führte mich über den abgetretenen Linoleumboden mit Parkettmuster zur Hintertür hinaus. Draußen legte sie mir die Arme um den Hals, wir umarmten uns noch einmal. »Wie geht's dir denn mit 3TC?« fragte sie flüsternd, damit die Kinder es nicht hörten. Das Medikament war im November von der Arzneimittelbehörde FDA zugelassen worden, deshalb nahm ich es jetzt ebenfalls. Vickie war stolz, daß sie es zuerst ausprobiert hatte und mich jetzt beraten konnte.

»Bis jetzt ganz gut.«

Vickie deutete mit der Hand auf eine weite Brachfläche hinter ihrem Garten. »Dort hinten verstecken sich die Kerle, wenn sie aus dem örtlichen Gefängnis ausbrechen«, sagte sie. »Clyde behauptet, er hätte sie schon ein paarmal im Gebüsch rascheln hören.«

»Wirklich?« fragte ich leicht beunruhigt.

»Ich hab nie jemanden gesehen. Meine Güte, Clyde kann genausogut einen Waschbären gehört haben«, sagte Vickie lachend.

Wir gingen zurück ins Haus, wobei wir uns an dem Tisch vorbeidrängen mußten, der bis in die Türöffnung hineinragte.

»Normalerweise ziehen wir ihn nicht aus«, sagte Vickie. »Aber heute ist ein besonderer Anlaß.«

Ich folgte ihr durch einen schmalen Flur mit vier offenen Türen, die kaum ein paar Schritte voneinander entfernt waren. Zuerst kamen wir zu Danielles Zimmer.

»Ihr Zimmer ist ein richtiger Saustall, auch jetzt noch, wo sie schon im College ist.« Irgendwo unter einem Haufen aus Jeans und T-Shirts stand ein schmales Bett, rund herum hingen Illustriertenfotos von strahlenden Männern mit nacktem Oberkörper. Den übrigen Platz nahmen eine alte Kinderkommode und ein Schaukelstuhl ein. Danach kam Clydes Zimmer, ebenfalls eine kleine Kammer mit einem Stockbett und einem kleinen Schreibtisch, die Wand geschmückt mit einem alten Dallas-Cowboys-Poster.

»Und das ist mein Zimmer«, sagte sie und winkte mich in eine Kammer, die ein breites Bett fast völlig ausfüllte; über dem Kopfende hing ein Schnappschuß von uns beiden, der im Sommer entstanden war.

»Wir haben Hunger!« rief Clyde junior. »Wann gibt's Essen?«

»Gleich«, sagte Vickie. »Geh und wasch dir die Hände!«

Trotz meiner Proteste wurde ich ans Kopfende des Tisches gesetzt, zwischen Vickie und Clyde junior und gegenüber von Danielle. Clyde forderte mich auf, zu zeigen, wie man einen Truthahn tranchiert – offensichtlich in der Meinung, jemandem, der seinen Lebensunterhalt verdient, indem er Menschen aufschneidet, müsse es ein leichtes sein, einen mickrigen Vogel zu zerteilen. Aber das Tranchieren eines Truthahns war eine Fähigkeit, die ich noch nie beherrscht hatte; tatsächlich war ich angesichts meiner vaterlosen Jugend und meiner ständigen Weihnachtsdienste nicht sicher, ob ich je die vorschriftsmäßige Zerlegung eines Truthahn erlebt hatte. Trotzdem griff ich unter Clydes wachsamem Blick zum Messer und tranchierte den Truthahn genauso, wie ich bei einer Biopsie ein Gehirn zu präparieren pflegte, in dicke, gleichmäßige Scheiben. Zu meiner Erleichterung hatte Clyde gegen meine Technik nichts einzuwenden, sondern hielt mir für die erste Portion seinen Teller hin.

»Noch nicht anfangen«, tadelte Vickie. »Wir müssen uns erst was wünschen.«

»Ja, ein Wunsch, ein Wunsch«, fiel Danielle ein.

»Mahlon, du und ich, wir beide machen es«, sagte Vickie.

Es war Jahrzehnte her, seit ich zum letzten Mal den sogenannten »Wunschknochen«, das Gabelbein eines Truthahns in der Hand gehabt hatte. Vorsichtig ergriff ich meine Hälfte des Knochens und verschaffte mir einen Vorteil, indem ich den Daumen nahe dem Scheitelpunkt aufsetzte.

»Geschummelt wird nicht«, sagte Vickie. »Jetzt mach die Augen zu und wünsch dir was.«

Aber ich blinzelte und sah, daß Vickie die Augen fest geschlossen hatte und sich auf ihren Wunsch konzentrierte. Und ich wünschte mir mit ganzem Herzen, etwas zu finden, was sie überleben ließ – sei es ein Medikament, ein Zauberspruch oder ein inbrünstiges Gebet.

»Fertig?« fragte sie.

»Ja«, antwortete ich und formulierte stumm: »Bitte, laß Vickie überleben.«

Mit leisem Knacken brach der Knochen entzwei.

»Verdammt«, sagte Vickie und starrte auf ihre kleinere Hälfte, »ich hab verloren.«

Ich schmunzelte vor Erleichterung, als hätte der »Wunschknochen« tatsächlich die Macht, meinen Traum zu erfüllen.

Ohne weitere Umstände eröffnete Clyde junior die Mahlzeit und schaufelte sich gewaltige Mengen Truthahn, Kartoffeln und Soße in den Mund. Heißhungrig folgte ich seinem Beispiel, Danielle ebenfalls. Das Essen war köstlich, und das sagte ich Vickie.

»Ja, Mom, alles ganz toll«, sagte Clyde, der sich als Kavalier nicht lumpen lassen wollte.

»Wie waren denn deine Noten zu Weihnachten?« fragte ich Clyde. Er grinste und sagte: »Darüber muß ich mit dir reden.«

»Ach ja?«

Er warf zuerst seiner Mutter, dann mir einen scharfen Blick zu. »Nicht jetzt«, sagte er. »Später. Es ist ein Geheimnis.«

»Was führst du denn im Schilde?« fragte Vickie skeptisch.

»Nichts«, sagte er. »Keine Angst.«

»Okay. Ich hoffe, es ist wirklich nichts.«

Sehr zu Vickies Entzücken nahm ich mir von allem zweimal – noch nie seit meinen College-Jahren hatte ich bei einer einzigen Mahlzeit so viel gegessen. Und sobald das Geschirr abgeräumt war, rückte Vickie ihren berühmten Pumpkin Pie heraus und legte mir stolz ein großes Stück auf den Teller.

»Ich wette, du hast schon eine ganze Weile keinen guten Pumpkin Pie mehr gehabt«, sagte sie lächelnd.

Als wir fertig waren, bewegte Vickie die widerstrebende Danielle dazu, ihr beim Abwasch zu helfen. Nachdem die zwei Frauen verschwunden waren, wandte ich mich an Clyde junior: »Also, worüber wolltest du mit mir reden?«

»Ich hab zwei Einser, eine Zwei und zwei Dreier«, krähte er stolz.

»Das ist ja phantastisch. Das heißt, daß du dir sechzig Dollar verdient hast.«

»Ich weiß«, sagte Clyde. »Und das Geld will ich für ein Weihnachtsgeschenk für Mom verwenden.«

»Mit anderen Worten, du brauchst es sofort.«

Clyde sah mit einem Mal unbehaglich drein. »Na ja ...«, fing er an.

»Was ist?« Ich blickte zur Küche hinüber. »Sag's lieber schnell.«

»Ich möchte ihr einen Müllzerkleinerer für das Spülbecken in der Küche kaufen.«

»Einen Müllzerkleinerer?«

»Ja, sie braucht wirklich dringend einen anständigen. Wenn ich ihn gleich kriege, kann ich ihn selber einbauen.«

Nun wurde mir klar, weshalb er so nervös wirkte. Sechzig Dollar würden für das, was er vorhatte, vermutlich nicht reichen. Ich war gerührt über seine Idee. »Wenn es mehr als sechzig Dollar kostet, geb ich dir was dazu«, sagte ich, »keine Angst.«

Clyde warf einen Blick zur Küche, wo Vickie immer noch mit Danielle redete und keine Gefahr zu befürchten war. »Ich könnte es noch vor Weihnachten schaffen. Ich könnte ihn besorgen und morgen oder irgendwann einbauen.«

»Paß auf. Such dir den aus, den du willst, und ruf mich an. Und dann rufe ich den Laden an und sag ihnen meine Kreditkartennummer. Wie wär das?«

»Und die sechzig Dollar, die du mir schuldest, die verrechnest du, okay?«

»Na, darüber reden wir später«, sagte ich und zog meine Brieftasche hervor. »Vorläufig kannst du sie behalten.«

Vickie hatte den Kindern einen Ausflug nach dem Essen versprochen, und so quetschten wir uns alle in den Wagen.

»Weißt du eigentlich, daß ich gut fahren kann?« fragte Clyde.

»Tatsächlich? In deinem Alter?«

»Er fährt nicht nur, er repariert auch Autos«, sagte Vickie und erklärte, er habe am Wochenende seinen Cousins geholfen, Öl und Zündkerzen zu wechseln, und sogar beim Umbau von Wagen mitgearbeitet. Dabei hätten sie entdeckt, daß er ein geradezu unheimliches Gespür für Motoren hatte und in der Lage war, sämtliche Nebengeräusche, jedes Knirschen und Klingeln zu diagnostizieren. Einmal, als bei meinem Wagen der Tachometer Ärger machte, hatte er mir am Telefon genau das Problem beschrieben, aber ich dachte, er hätte einfach gut geraten. Vickie hatte mir oft geschildert, wie gern Clyde an allem herumbastelte, und jetzt wurde mir klar, daß seine mechanischen Fähigkeiten wirklich eine Begabung waren.

»Das ist toll«, lobte ich Clyde.

»Jaja«, sagte er bescheiden. »Aber du sollst sehen, wie gut ich fahre.«

Vickie bog auf den Parkplatz der Kirche ein, den Schauplatz von Danielles Desaster, und ließ Clyde ans Steuer.

Ernst und konzentriert legte er den Sicherheitsgurt an und fragte, die Hand am Zündschlüssel: »Seid ihr bereit?«

»Ja, aber mach langsam«, sagte ich.

Er ließ den Motor aufheulen und startete mit quietschenden

Reifen. Ich biß die Zähne zusammen, Danielle kreischte, und Vickie fing an zu lachen. »Das haben wir so ausgemacht«, sagte sie. »Aus Rache für deine Bemerkung über ›springende Felsen‹, als ich bei dir war und nicht aus dem Bett rauskam.«

Ich hob die Hände. »Ich tu's nie wieder«, sagte ich ergeben.

Nachdem Clyde sich beruhigt und uns bewiesen hatte, daß er in der Lage war, über den Parkplatz zu kurven, ließ Vickie ihn bis nach Hause fahren. Und obwohl er bemerkenswert geschickt war, saß ich mit geballten Fäusten da und rechnete in jeder Kurve mit dem Tod.

Als wir in die Auffahrt einbogen, holte uns ein roter Mustang ein, am Steuer saß eine Freundin, wie sich herausstellte. Vickie blinzelte mir zu und sagte, die Freundin wolle mit den Kindern Eis essen gehen. Zu meiner Überraschung stiegen Clyde und Danielle folgsam in den anderen Wagen um, ohne eine Beschwerde, obwohl Clyde sonst so darauf bedacht war, den Aufpasser zu spielen. Offensichtlich war dieser Plan auch schon im voraus ausgeheckt worden.

Vickie bestätigte meinen Verdacht, als wir ins Haus gingen. »Ich fand, wir sollten ein paar Minuten für uns haben«, sagte sie. »Die Kinder können ganz schöne Rabauken sein.«

»Mir gefallen sie gut«, sagte ich. »Vor allem Clyde.«

»Er ist eine ziemliche Nervensäge«, seufzte sie, »aber sonst ist er ganz in Ordnung. Ich wünschte, du müßtest nicht so bald wieder fahren.«

»Ich auch – vor allem nachdem so viel von dem Essen übriggeblieben ist. Aber wir haben noch eine halbe Stunde, oder?«

Hand in Hand setzten wir uns auf das Sofa vor den Weihnachtsbaum, die Köpfe aneinandergelehnt, schauten auf die blinkenden Lichter, und ich dachte, wie sehr sich doch dieser Tag von dem katastrophalen Weihnachten unterschied, das ich zwei Jahre zuvor mit Dawn verbracht hatte, als ich so gekränkt war über ihre Distanz und ihre Gleichgültigkeit. Ironischerweise hatte Dawn mich nach all der Zeit kürzlich angerufen, um mich wissen zu lassen, daß Jan gestorben war. Sie selbst war wegen ihrer depressiven Phasen ein paarmal in der Klinik gewesen, aber körperlich war sie immer noch gesund. Ich wünschte ihr alles Gute, und als ich auflegte, wunderte ich mich, daß ich mit Dawn reden konnte, ohne große Trauer zu empfinden – daß meine Leidenschaft für ihre widersprüchliche Zuneigung endlich verebbt war. Ich war jetzt an Leib und Seele gesünder als in jenen einsamen, von Krankheit besessenen Tagen, ehe ich Vickie kennengelernt hatte.

»Woran denkst du?« fragte sie und schmiegte sich enger an mich. »Überlegst du, was du von mir zu Weihnachten bekommst?«

»Dein wunderbares Essen war an sich schon ein Geschenk.«

»Trotzdem, denk an unsere Abmachung – vor Weihnachten wird nichts ausgepackt.«

»Na, dann viel Glück, wenn du Clyde von seinen Geschenken fernhalten willst«, sagte ich. »Ich hab gesehen, wie er die Schuhschachtel abgeschätzt hat – ich glaube, er hat den Verdacht, daß ich ihm ein Paar Nikes mitgebracht habe.«

»Oh, Mahlon, wirklich? Er wird sich wahnsinnig freuen.«

»Solang noch nicht Weihnachten ist, sag ich gar nichts.«

Ich stellte mir vor, wie sie am Weihnachtsmorgen zu dritt vor dem Baum saßen – ein Bild wie aus meiner eigenen Kindheit: Mutter, Sohn und Tochter. Ich fragte mich, wie es wäre, bei ihnen zu sein, und welche Rolle ich mit der Zeit in ihrem Leben spielen würde – es war das, was einer eigenen Familie, wie ich sie je haben konnte, am nächsten kam. Und mir fiel auf, daß ich mir zum ersten Mal seit meinem Unfall tatsächlich Vorstellungen von der Zukunft machte und beinahe glaubte, daß es für mich – oder uns – eine Zukunft gab.

Nach der Lebendigkeit und Wärme in Vickies Haus schien mir meine eigene Wohnung leer und zu ruhig. Wenigstens hatte ich einen Weihnachtsbaum, eine Fichte im Topf, die mir meine Mutter geschickt hatte. Ich packte aus und legte Vickies Geschenke unter den Baum, dann hängte ich den roten Strickstrumpf auf, den sie mir mitgegeben hatte. Ich wollte sie schon anrufen, um ihr zu sagen, daß ich gut angekommen sei, als ich das Lämpchen am Anrufbeantworter blinken sah. In der Hoffnung, daß es keine Aufforderung war, ins Krankenhaus zu kommen – oder schlimmer noch, meine Mutter, die anrief, um ihre Drohung wahrzumachen und mich über die Feiertage zu besuchen, obwohl ich Dienst hatte –, ließ ich das Band ablaufen. Zu meiner Überraschung hörte ich eine unbekannte weibliche Stimme.

»Dr. Johnson? Hier spricht Cheryl von Hoffmann-La Roche. Dr. Danzo bat mich, Sie anzurufen und Ihnen zu sagen, daß Saquinavir soeben von der FDA zugelassen wurde«, sagte sie. »Ab morgen müßte das Präparat in den Apotheken erhältlich sein.«

Zwei Jahre lang war ich den Proteasehemmern nachgelaufen, als wären sie der Heilige Gral. Diese Substanzen greifen das HI-Virus in einer anderen Phase seines Lebenszyklus an als alle anderen Anti-AIDS-Mittel. Werden sie allein eingesetzt, kann das Virus mutieren und resistent gegen sie werden, so wie bereits gegen AZT, DDI, DDC und all die anderen. Aber die Kombination eines Proteasehemmers mit einem herkömmlichen Wirkstoff kann HIV einen mächtigen Doppelschlag versetzen. Gezwungen, den Feind an zwei verschiedenen Fronten zugleich zu bekämpfen, so die Hypothese der Forscher, wird das Virus möglicherweise so geschwächt, daß es sich nicht mehr effektiv wehren kann.

Wann immer ich von einer Studie mit einem Proteasehemmer hörte, hatte ich versucht, Vickie und mich aufnehmen zu lassen, aber wir wurden beide nie zugelassen – aus verschiedenen Gründen. Ich hatte das Pharmaunternehmen mit Anrufen belagert, um das Medikament vielleicht direkt, »auf Kulanzbasis«, zu bekommen. Und offensichtlich war ich Dr. Danzo lang genug auf die Nerven gefallen, daß er schließlich Mitleid hatte und anrief, um mich wissen zu lassen, daß das Präparat jetzt in den Handel kam.

Ich mußte es Vickie sagen.

Sie hob schon nach dem ersten Läuten ab, als hätte sie auf meinen Anruf gewartet. »He«, sagte ich. »Ich bin wieder zu Hause.«

»Der Flug war okay?« fragte sie zögernd.

»Wie eine Achterbahn. Zweimal wären wir beinahe abgestürzt.«

»Ach du, du willst mir nur wieder Angst einjagen.« Vickie lachte. »Es wird dir nichts nützen, allmählich gewöhne ich mich ans Fliegen.«

»Auf jeden Fall werden wir beide dieses Jahr ein frohes Weihnachten haben«, sagte ich. »Der Weihnachtsmann hat ein unerwartetes Geschenk für uns abgegeben.«

»Ach ja? Was denn?«

Ich erzählte ihr, daß der Proteasehemmer soeben von der FDA zugelassen worden war und bereits am nächsten Tag in den Apotheken sein würde. »Jetzt brauchen wir nur noch ein Rezept, dann kann's losgehen«, sagte ich.

»Mein Gott, was für eine großartige Nachricht!« rief sie. »Ich kann's nicht glauben, endlich ist es soweit.« Dann zögerte sie. »Mahlon, jetzt haben wir wirklich eine Chance, nicht wahr?« fragte sie.

»Ich glaube schon«, sagte ich. »Ja, ich glaube, wir haben eine Chance.« Und daraufhin brachen wir beide in Tränen aus und weinten, den Telefonhörer in der Hand. Wir hatten so lange auf diesen Augenblick gewartet.

Epilog

Während wir auf unser zweites gemeinsames Weihnachten zugehen, erleben Vickie und ich einen Stand der Gnade und erfreuen uns einer Gesundheit, die früher unvorstellbar war. Ihr letzter CD4-Wert betrug 568 (24 %) und ist damit so hoch wie seit vielen Jahren nicht mehr. Er ist zwar noch weit vom Normalbereich entfernt, aber mit Sicherheit ein ermutigender Aufschwung bei jemandem, der seit fast einem Jahrzehnt HIV-positiv ist und dessen CD4-Wert vor der Behandlung mit IL-2 bis an den Rand von AIDS gesunken war. Beim letzten RNS-PCR-Test war Vickies Viruslast nahezu nicht nachweisbar, niedriger als vor IL-2. Sie hält sich tapfer, mit der Art ruhiger Stärke, die sie mit mir teilt.

Mein letzter Wert betrug 1269 (70 %). Während des vergangenen Jahres hielt ich einen durchschnittlichen Monatswert von 1134 (55 %) aufrecht – himmelweit entfernt von den 320, auf die ich im Oktober 1994 abgesunken war. Anfang 1996 waren die bDNS- und RNS-PCR-Verfahren zum Nachweis meiner Viruslast immer noch »negativ«, was bedeutet, daß weniger als zehn Viren pro Milliliter Blut vorhanden sind. Die empfohlene Biopsie der Mandeln wollte ich zwar durchführen lassen, doch an den NIH stellte man fest, daß für eine Biopsie nicht mehr genug von meinen Mandeln übrig war. Im Mai und im Oktober dieses Jahres wiederholte ich den Western Blot. Inzwischen zeigen sich nur noch vier Bänder, von denen zwei schwächer zu werden scheinen.

Diesen Punkt haben Vickie und ich durch laufende Experimente unter der Anleitung erfahrener Ärzte erreicht. Wir setzten beide unsere IL-2-Therapie fort, Vickie in einer Abwandlung des von den NIH entwickelten Zweimonatsschemas und ich in einem monatlichen Zyklus niedrig dosierter Behandlungen, auf die ich im Laufe meiner Eigenversuche gestoßen bin, so daß sich die Nebenwirkungen auf ein Minimum beschränken. Dieses Therapieschema in Kombination mit Virostatika hat dazu geführt, daß meine Viruslast »nicht nachweisbar« wurde und mein CD4-Wert sprunghaft anstieg, lang bevor ich mit der Einnahme von Proteasehemmern begann.* Neuere Studien, die von den NIH und anderen Forscherteams veröffentlicht wurden**, bestätigen inzwischen, daß IL-2, verabreicht in Kombination mit Anti-AIDS-Mitteln, eine mächtige Waffe im Krieg gegen HIV sein kann.

Im März 1996, als Ritonavir auf den Markt kam, ein neuer, stärkerer Proteasehemmer, wechselten Vickie und ich dazu über. Vickie stieg inzwischen auf einen noch neueren Proteasehemmer um, Indinavir, während ich bei Ritonavir blieb, in der Absicht, ein weiteres Experiment an mir selbst durchzuführen: Ich wollte zusätzlich mit der neuerlichen Einnahme von Saquinavir beginnen (zusammen mit AZT und 3TC). Dazu regten mich neue Erkenntnisse an, die nahelegten, daß diese Kombination bei HIV-Kulturen im Labor möglicherweise in der Lage ist, die Resistenz hinauszuzögern und das Wachstum der viralen Last vollständig zu stoppen – nicht nur es zu verlangsamen, sondern es tatsächlich zu stoppen.

Könnte diese Kombination das verzweifelt ersehnte »Wundermittel« sein, vielleicht sogar die sogenannte »Heilung« von AIDS?

Die Antwort lautet wahrscheinlich nein – noch nicht. Zum einen weiß noch niemand, ob diese oder irgendeine andere Wirkstoffkombination fähig ist, das Virus nicht nur im Labor, sondern auch im lebenden Menschen auszumerzen; zum anderen kann es sein, daß die dafür wahrscheinlich erforderliche Dosis zwar die Krankheit besiegt, aber dem Patienten genauso schadet wie HIV. Außerdem haben sich bei manchen HIV-Infizierten die vielversprechendsten »Cocktails« als wirkungs-

* Eine IL-2-Therapie darf nur unter der sorgfältigen Aufsicht eines AIDS-Arztes erfolgen, der Erfahrung mit dem Medikament hat und in der Lage ist, ein sicheres und wirkungsvolles, individuell abgestimmtes Therapieprogramm zu erstellen.

**Kovacs et al., in: *New England Journal of Medicine*, 335 (1996), S. 1350-1356, und Jacobson et al., in: *Proceedings of the National Academy of Science*, 93 (1996), S. 10405 – 10410.

los erwiesen; es gibt sogar Berichte über Patienten, bei denen nach einer anfänglich radikalen Besserung durch Proteasehemmer ein Rückfall eintrat. Das Therapieschema selbst ist sehr streng und verlangt äußerste Disziplin. Im August 1996 nahm ich täglich mindestens 28 Tabletten ein – zum Frühstück und zum Abendessen je 6 Ritonavir, 3 Saquinavir, 2 Kapseln AZT und eine 3TC; spätabends gab es noch einen Imbiß aus weiterem AZT, einem Gramm Vitamin C, einem Vitamin-B-Komplex und einer Kapsel Betakarotin. HIV mutiert außerordentlich rasch zu wirkstoffresistenten Stämmen, so daß Proteasehemmer und Virostatika peinlich genau immer zum selben Zeitpunkt eingenommen werden müssen, damit die Konzentration im Blut nie so weit absinkt, daß das Virus nachwachsen kann. Und so sind für Vickie und mich unsere »Bombenabwürfe« zu den Brennpunkten unserer Tage geworden – ein Thema unserer abendlichen Gespräche und ein weiterer Ausdruck der Zuneigung: »Hast du deine Medizin rechtzeitig genommen?«

Und es gibt Nebenwirkungen – die freilich erträglich sind, vor allem angesichts dessen, was auf dem Spiel steht: eine brennende Zunge und, während der Tage meiner IL-2-Behandlung, Erschöpfung, Gliederschmerzen, Schüttelfrost. Diese Nebenwirkungen sind in gewisser Weise positive Anzeichen – der ständige Beweis für die Wirksamkeit der Medikamente –, aber sie führen uns auch die Toxizität unserer Therapien vor Augen. Niemand weiß, welche Schäden diese Wirkstoffe auf lange Sicht anrichten, welchen Zoll sie letztlich von uns fordern – Anämien, Leberschäden, ein langsamer Vergiftungstod im Kampf ums Leben.

Dennoch sind sie die größte Hoffnung, die wir in der Geschichte der schlimmsten Pandemie unserer Zeit je hatten. Die meisten Forscher glauben heute, daß wir in eine neue Ära eingetreten sind, in der HIV wie eine chronische Krankheit, wie beispielsweise Diabetes, zu kontrollieren ist. Manche haben sogar die Vermutung geäußert, wir könnten das Virus vielleicht völlig aus dem Körper vertreiben, falls wir in der Lage sind, sein

Wachstum für etwa drei Jahre zu stoppen.* Schließlich ist der Körper, das Lymphsystem eingeschlossen, ein Gefüge von Organen mit einer bemerkenswerten Fähigkeit zur Selbsterneuerung: abgestorbene Zellen werden fortwährend durch neue ersetzt. Deshalb ist es theoretisch denkbar, daß bei dieser Umwandlung auch die letzten Spuren des medikamentös lahmgelegten Virus nach und nach aus ihren Verstecken vertrieben werden. Aber wie sollen wir den glorreichen Tag erkennen, sofern er je kommt? Wann können wir aufhören, uns mit Medikamenten zu bombardieren? Und was, wenn unsere Bemühungen scheitern? Wenn Behandlungen, die nicht ganz optimal sind, neue, ultravirulente Mutantenstämme, die gegen jede Therapie resistent sind, erzeugen oder durch Selektion züchten? Das Schreckgespenst eines solchen Supervirus, der unkontrolliert im Körper wuchert, ist ein furchtbarer Gedanke.

Derzeit sind über eine Million Amerikaner HIV-infiziert – einer von 92 Männern, eine von 800 Frauen. Seit 1981, als die Centers for Disease Control and Prevention die geheimnisvolle Krankheit zum ersten Mal identifizierten, sind 500 000 Menschen an AIDS erkrankt und mehr als 319 000 gestorben. Unter den 25- bis 44jährigen Amerikanern ist AIDS derzeit die Todesursache Nummer eins.

Weltweit ist die Geißel HIV sogar noch verheerender: Rund 22 Millionen Menschen sind infiziert, von denen 7,7 Millionen an AIDS erkrankt sind. 18,8 Millionen der Infizierten leben in Schwarzafrika, Indien oder Südostasien, in Gegenden, in denen Armut, sexuelle Gewohnheiten, Analphabetismus und mangelhafte medizinische Versorgung sämtliche Bemühungen um Vorbeugung oder Behandlung vereiteln.** In Ländern wie Sambia, wo HIV und Tuberkulose wüten, wird sich die geschätzte Lebenserwartung bis zum Jahr 2010 um die Hälfte, von 66 auf 33 Jahre, verringern. Und in jeder Minute infizieren sich weltweit fünf weitere Menschen mit HIV.***

* Pennisi et al., in: *Science,* 272 (1996), S. 1884.

** Joint United Nation Program on HIV/AIDS, Juli 1996.

*** Eine Schätzung der Weltgesundheitsorganisation im Juni 1996.

Es muß also unbedingt weitergeforscht werden. Wir brauchen bessere Medikamente – Wirkstoffe, die das Eindringen des Virus in die Wirtszelle verhindern, Wirkstoffe, die das Enzym Integrase blockieren und der chronischen Infektion vorbeugen. Die laufenden Studien müssen ergründen, wie und wann wir unser Arsenal einsetzen sollen, und es müssen Mittel und Wege gefunden werden, damit die Millionen Infizierter sich eine Behandlung überhaupt leisten können. Meine derzeitige Therapie, IL-2 eingeschlossen, kostet monatlich fast zweitausend Dollar, die zum größten Teil von der Krankenversicherung getragen werden; die Behandlung mit zwei Reverse-Transkriptase- und einem Proteasehemmer, eher eine Standardkombination, kann sich auf monatlich 1400 Dollar oder mehr belaufen. Sicher werden die Preise fallen, sobald die Pharmaunternehmen ihre enormen Entwicklungskosten amortisiert haben, doch was wird aus jenen, die eine Behandlung sofort brauchen? Und was wird aus jenen, die zufällig in den Ländern geboren wurden, in denen Armut herrscht, in denen das jährliche Pro-Kopf-Einkommen nicht einmal die Kosten für eine einmonatige AZT-Ration deckt? Was wird auch in den Vereinigten Staaten aus jenen HIV-Infizierten, für die diese neuen Therapien – und die Hoffnung auf Leben – ein unerreichbarer Luxus sind?

Wir, die wenigen Glücklichen, die Zugang zu den neuen Therapien haben, sind wie Orpheus, der die Chance erhielt, Eurydike aus dem Reich der Toten zu retten. Werden wir versagen wie Orpheus, werden wir Eurydike für immer der Unterwelt zurückgeben müssen?

Als Arzt sehe ich deshalb die neue Ära mit nur vorsichtiger Hoffnung – der Hoffnung, daß der schreckliche Blutzoll ein Ende findet. Aber als Patient, als ein von HIV gejagter Mensch, habe ich die freudige Zuversicht, vielleicht doch zu überleben. Noch vor vier Jahren stand AIDS wie ein endloses Gewitter drohend über uns, und wirksame Therapien waren zu weit entfernt an einem wolkenverhangenen Horizont, als daß sie uns eine Hoffnung hätten bieten können. HIV bedeutete Verzweiflung, Leben ohne Zukunft, einen sicheren vorzeitigen Tod. Aber jetzt wird uns, beinahe unfaßbar, ein Ausblick auf ein langes Leben geschenkt.

Was fangen wir an mit diesem wiedergewonnenen Leben, sofern wir es wagen dürfen, daran zu glauben? Vor meinem Unfall war ich ein einsamer Mann, der in einer Welt aus Arbeit und Forschung verdorrte. Ich schaffte es durchzuhalten, dank einer fanatischen Beharrlichkeit und der Hilfsbereitschaft meiner ärztlichen Kollegen: Stevens, Jones, Beth Ann Jamison, Madeline und jener anderen, denen ich so viel verdanke. Aber es bedurfte der Fürsorge der Erzengel Carol, Bart und Shannon, deren überwältigende Menschlichkeit mich die Kraft des Mitleids lehrte, meiner Mutter, die einen unsicheren Sohn unerschütterlichen Glauben lehrte, und vor allem meiner gesegneten Vickie, die mich Mut im Angesicht des Todes, Verzeihen im Angesicht des Verrats und Hingabe im Angesicht aller Schwierigkeiten lehrte, um mir die Fähigkeit zu verleihen, nicht nur zu überleben, sondern zu einem neuen Leben zu finden.

Ich bete darum, daß Vickie und ich und wir alle eine Erneuerung des Lebens in diesem neuen Zeitalter erleben dürfen, einem Zeitalter der Wunder, in dem der Krieg gegen AIDS vielleicht gewonnen werden kann.

Danksagung

Im Jahr 1992 wurde ich in eine neue, unbekannte Welt gestoßen, eine Welt von Menschen, die mit unfaßbarer Tapferkeit gegen AIDS kämpfen. Dieses Buch handelt von ihren Leistungen und ihrer Größe und ist zugleich die Chronik meines eigenen Kampfes.

Diese Aufzeichnungen wären nicht möglich gewesen ohne den unbeirrbaren Glauben einer Mutter, einer Schwester, eines Vaters, die die Ungewißheiten meines körperlichen Wohlbefindens, meine Anrufe, die drei Jahre dauernde Niederschrift des Dramas klaglos ertrugen.

In dunklen Stunden haben mich viele Freunde unterstützt, darunter Brenda Barnes, Robert Collins, John Chapman, Lisa Ellis, Fred Gorstein, George Gray, Linda Horton, Paul Kim, Don Pierce und William Whetsell Jr. Mein besonderer Dank gilt David Page und Don Rubin für ihre Anteilnahme und ihre Ratschläge.

Von Anfang an hat mir Lynda Shaver geholfen, die den größten Teil des ersten Entwurfs tippte; Madison Smartt Bell und Susan Wittshire standen mir mit freundlichem und hilfreichem Rat zur Seite. Die Inspiration und beharrliche Unterstützung von Raymond Bongiovanni (†) beseelen noch heute dieses Buch und unser Leben.

Weiteren Dank schulde ich Brenda Barnes, Linda Horton, Margaret Edwards, Doyle Graham, Barney Graham, George Gray, Kathy Neuzil, David Page und Virgil Robinshan für die Prüfung des Manuskripts und ihre nützlichen Vorschläge.

Zu großem Dank verpflichtet bin ich Joe Olshan, der dafür sorgte, daß sich eine lange Schlange aneinandergereihter Kapitel in ein eleganteres und hoffentlich lesbares Werk verwandelte.

Unendlich dankbar bin ich meiner Agentin Mary Evans, die mir immer wieder Rückhalt gab und die Entstehung dieses Buches mit Zuversicht begleitete.

Besonderen Dank auch an Elisa Petrini, meine Lektorin bei Bantam Books, die dieses Projekt mit großer Umsicht betreute.

AIDS	Abkürzung für »Acquired Immune Deficiency Syndrome«; es handelt sich um eine durch das HI-Virus hervorgerufene Schwächung des (Immun-) Abwehrsystems, die sich durch Auftreten schwer beherrschbarer, auch tödlicher Infektionen oder Tumore als Erkrankung manifestiert.
ACTG	Abkürzung für »AIDS Clinical Trials Group«; mit Bundesmitteln geförderte Zentren in den USA, die neue Behandlungen gegen HIV und AIDS koordinieren und prüfen. Die durchgeführten Studien werden numeriert (z. B. »ACTG 175«).
Antikörper	Chemische Verbindungen, die im Körper als Reaktion auf (in der Regel) eingedrungene Fremdstoffe (sog. Antigene) erzeugt werden und diese spezifisch binden, um sie beschleunigt aus dem Körper zu entfernen (als Abwehrreaktion und Schutzfunktion).
Antikörperband	Bei einem Nachweisverfahren für Antikörper werden diese auf spezielles Material aufgetragen und bilden farblich abgesetzte Bänder auf einer Fläche. Lage und Anzahl der Bänder lassen Rückschlüsse auf die Infektion zu.
Antipruriginosum	Mittel gegen Juckreiz.
Atrophie	Schwund bzw. Rückbildung von Gewebe.
Azidothymidin	Ältere Bezeichnung für den Arzneimittelwirkstoff Zidovudin in Retrovir, der die Reverse Transkriptase hemmt.
AZT	*siehe* Azidothymidin.
bDNS	Engl. »Branched Chain DNA«; die bDNS-Methode wird neben PCR als quantitatives Nachweisverfahren für HIV im Blutplasma genutzt; das Ergebnis wird in Anzahl von Virus-RNS-Kopien pro Milliliter Plasma angegeben.

Betakarotin	Vorstufe für Vitamin A (Provitamin), das v. a. in Karotten zu finden ist, aber auch synthetisch hergestellt wird (Farbstoff). Vitamin A hat eine wichtige Rolle beim Sehvorgang und wirkt bei der Funktionserhaltung der Haut.
Candida-Mykosen	Die häufigsten Pilzinfektionen bei HIV-infizierten Personen (z. B. als Mundsoor).
CD4	Eiweiß an der Oberfläche einiger Körperzellen, v. a. des Immunsystems (u. a. T4-Lymphozyten), das dem HI-Virus als Wirt dient.
CD8	Eiweiß an der Oberfläche spezieller T-Lymphozyten (T8-Zellen), die eine Bildung von Antikörpern unterdrücken können und bei AIDS vermehrt auftreten.
Centers for Disease Control and Prevention (CDC)	Kontrollbehörde mit Hauptsitz in Atlanta, die dem US-Gesundheitsministerium untersteht und insbesondere auch für die Erfassung der Infektionskrankheiten zuständig ist. Sie besteht aus einer Reihe einzelner Behörden und Institute.
Cisplatin	Zytostatikum, ein zur Tumorbekämpfung eingesetztes Arzneimittel; chemisch betrachtet handelt es sich um eine Platinverbindung.
Clorox	Produktname in den USA für eine Natriumhypochlorit-Lösung, eine Bleichlösung, die zur Reinigung und Desinfektion in Kliniken genutzt wird. In Deutschland z. B. unter dem Namen Maranon im Handel.
CMV	*siehe* Zytomegalie-Virus.
Cryptococcus-Mykose	Eine auch als Kryptokokkose bezeichnete Infektion mit einem weltweit in Vogelkot verbreiteten Pilz (Cryptococcus), der bei HIV-infizierten Personen v. a. zu Gehirnhautentzündung (Meningitis) führen kann.
DDC	Abkürzung für Dideoxycytidin, auch Zalcitabin genannt; Wirkstoff im Arzneimittel Hivid, das die Reverse Transkriptase hemmt.

DDI	Abkürzung für Dideoxyinosin, auch Didanosin genannt; Wirkstoff im Arzneimittel Videx, das die Reverse Transkriptase hemmt.
Delavirdin	Arzneimittelwirkstoff in Rescriptor, der die Reverse Transkriptase hemmt.
Demerol	Produktname in den USA für ein Arzneimittel mit dem Wirkstoff Meperidin (Pethidin); synthetisches Ersatzmittel für Morphin, ein starkes Betäubungsmittel; in Deutschland z. B. unter dem Namen Dolantin im Handel.
DNS	Abkürzung für Desoxyribonukleinsäure; engl. DNA; eine langkettige Verbindung, die die Erbinformation in Körperzellen enthält und damit u. a. die Steuerung des Zellstoffwechsels bestimmt. Die Information des HI-Virus wird durch die Reverse Transkriptase in HIV-DNS überschrieben und in den Zellkern einer infizierten Zelle geschleust.
ELISA-Test	Kurzbezeichnung für »Enzyme-Linked Immunosorbent Assay«; Labortest zum Nachweis von Antikörpern, z. B. von HIV; üblicher (erster) Suchtest zum Nachweis einer HIV-Infektion.
Food and Drug Administration (FDA)	Behörde der USA nahe Washington, D. C., die u. a. für die Arzneimittelzulassung zuständig ist.
Foscarnet	Wirkstoff im Arzneimittel Foscavir; er hemmt die Reverse Transkriptase.
Gancyclovir	Wirkstoff zur Behandlung gegen Zytomegalie-Viren; in Deutschland z. B. unter dem Namen Cymeven im Handel.
Histoplasmose	Eine Erkrankung, die durch den Pilz Histoplasma capsulatum hervorgerufen wird und sich oft in Lungenerkrankungen manifestiert, aber auch eine schwere Allgemeinerkrankung sein kann.
HIV	Abkürzung für »Human Immunodeficiency Virus«; als Erreger von AIDS identifiziertes Virus.

HIV-1	Das 1983 als Auslöser von AIDS erstmals entdeckte HI-Virus; seither wurden weitere in ihren Eigenschaften leicht abweichende HI-Viren ermittelt.
IL-2	Interleukin-2; es handelt sich um einen Botenstoff, der von Zellen des Immunsystems (T-Zellen) freigesetzt wird, die einen Fremdstoff erkannt haben. Er bewirkt eine Vermehrung von T-Zellen. IL-2 kann als Medikament eingesetzt werden.
Indinavir	Ein Proteasehemmer; in Deutschland unter dem Namen Crixivan im Handel.
Integrase	Enzym, das die Virus-Information (als Provirus-DNS) in den Kern einer infizierten Zelle integriert (zum Hintergrund *siehe* Reverse Transkriptase).
Interleukin (IL)	Botenstoffe zwischen Zellen des Immunsystems; verschiedene Interleukine werden durch angefügte Zahlen spezifiziert (z. B. IL-2).
Kapillarhämangiom	Gutartige Wucherung von Blutgefäßen, die eine kapillare Geschwulst bildet.
Kaposi-Sarkom	Tumor, der von den Blutgefäßen ausgeht und u. a. bei AIDS an der Haut auftritt.
Kinetik	Im medizinischen, pharmakologischen Bereich verstanden als zeitlicher Ablauf der Bewegung eines Wirkstoffes im Körper (Resorption, Verteilung, Ausscheidung); biochemisch verstanden als zeitlicher Ablauf einer Reaktion oder Umwandlung einer chemischen Struktur (Reaktionskinetik).
Leukoenzephalopathie; progressive multifokale (PML)	Bei dieser Erkrankung verändert sich die weiße Hirnsubstanz. In der Folge treten u.a. Seh- und Denkstörungen auf. Die PML wird von Viren hervorgerufen und tritt z.B. bei AIDS und bestimmten Krebserkrankungen auf.
Lymphome	Schwellungen der Lymphknoten.
Lymphozyten	Untergruppe der weißen Blutkörperchen, Zellen des Immunsystems, die an der Bildung von Antikörpern beteiligt sind.

Makrophagen	Untergruppe der weißen Blutkörperchen, Zellen des Immunsystems, die Fremdkörper (z. B. Viren) aufnehmen und abtransportieren können.
Marinol	Amerikanischer Handelsname des deutschen Arzneimittels Dronabinol; Arzneimittel, das den Wirkstoff von Marihuana enthält.
Medline	Datenbank der National Library of Medicine, die Stichworte und Kurzfassungen von Veröffentlichungen im Bereich der Medizin (nicht nur der USA) dokumentiert.
Melanom	Tumor an der Haut.
Meningitis	Entzündung der Hirnhaut bzw. Rückenmarkshaut.
Morbidity and Mortality Weekly Report	Regelmäßig herausgegebener Bericht der Centers for Disease Control and Prevention zur Krankheits- und Sterbestatistik.
Motrin	Amerikanischer Handelsname des deutschen Arzneimittels Brufen; Arzneimittel, das den Wirkstoff Ibuprofen enthält. Es wirkt schmerzstillend, fiebersenkend und entzündungshemmend.
multifokale Erkrankung	Erkrankung mit mehreren Herden.
mutieren	Sich in der »Erb«-Information verändern; Änderung der biologischen Information in Virus-RNS oder Zell-DNS; beim HIV kann es zu Änderungen seiner Eigenschaften kommen.
Narkoleptiker	Eine an Narkolepsie erkrankte Person; die Krankheit äußert sich u. a. in unüberwindlichem, anfallsweisem Schlafzwang am Tage und Wachanfällen nachts mit Halluzinationen.
National Cancer Institute (NCI)	Zentrales Krebsforschungsinstitut der USA, Teil der National Institutes of Health nahe Washington, D. C.
National Institutes of Health (NIH)	US-Bundesgesundheitsbehörde mit Sitz nahe Washington, D. C., die sich in verschiedene Institute und Kliniken gliedert.
Nephrologe	Facharzt für Nierenleiden.
Neuropathie	Nervenleiden.

Neuropathologie	Lehre von den Nervenkrankheiten, Teilgebiet der Pathologie.
Novocain	Gebräuchliches Lokalbetäubungsmittel.
Ödem	Wasseransammlung im Gewebe, das unterschiedlichste Ursachen haben kann.
Onkologie	Lehre von den Geschwulsterkrankungen, Krebserkrankungen.
Opportunistische Infektionen	Infektionen mit Erregern, die bei gesunden Personen oft vorhanden sind, keine Krankheiten auslösen, bei Immungeschwächten jedoch Krankheiten verursachen.
Ovarialkarzinom	Krebsgeschwulst im Eierstock.
P24	Strukturbildendes Eiweiß Nr. 24 des HI-Virus; gentechnisch verändertes Eiweiß wird (experimentell) als Impfstoff getestet; bei Nachweisverfahren als abgetrenntes »Band« gegenüber anderem Eiweiß darstellbar.
P32-, P35-, P65-Band	*siehe* Antikörperband.
Paralyse	Bewegungslähmung.
Pathologie	Lehre von den krankhaften Vorgängen im Organismus und der Entwicklung von Krankheiten.
PCP	*siehe* Pneumocystis-carinii-Pneumonie.
PCR	Abkürzung für »Polymerase Chain Reaction« (Polymerase-Kettenreaktion); PCR wird als gebräuchliches Nachweisverfahren für HIV-RNS im Blutplasma (Q-PCR) genutzt. Das Ergebnis wird in Anzahl von Virus-RNS-Kopien pro Milliliter Plasma angegeben.
PET	*siehe* Positronen-Emissions-Tomographie.
PML	*siehe* Leukoenzephalopathie, progressive multifokale.
Pneumocystis-carinii-Pneumonie (PCP)	Eine durch den einzelligen Erreger Pneumocystis carinii hervorgerufene schwere und oft lebensbedrohende Pneumonie (Lungenentzündung). Der Erreger ist weit verbreitet, verursacht jedoch in der Regel nur bei Störungen des Immunsystems eine Erkrankung.

Polymerase	Enzyme, die aus einfachen chemischen Bausteinen komplexe, langkettige Biopolymere (z. B. RNS oder DNS) herstellen.
Polymerase-Kettenreaktion	*siehe* PCR.
Positronen-Emissions-Tomographie	Auch Positronen-CT; computergestütztes bildgebendes Diagnoseverfahren, das Schichtbilder vom Körper in verschiedener Tiefe (z. B. vom Gehirn) erstellt.
Protease	Enzym, das dem Ab- bzw. Umbau von Eiweißen (Proteinen) dient; die HIV-Protease erzeugt dadurch Eiweiß, das für die Virusstruktur notwendig ist. Eine Hemmung dieses Enzyms läßt »unreife« HI-Viren entstehen.
Proteasehemmmer	Hemmstoff des Enzyms Protease; auch Protease-Inhibitor genannt.
Protein	Eiweiß.
Protozoen Toxoplasma	Gruppe von Krankheitserregern (Protozoen), die sich in Tieren (u. a. Vögeln und Katzen) entwickeln und beim Menschen durch Schmutzinfektion Toxoplasmose hervorrufen, bei der fieberhafte Entzündungen des Gehirns auftreten und die in der Schwangerschaft starke Schäden auslösen kann.
Remission	Vorübergehendes Nachlassen von Krankheitszeichen ohne das Erreichen einer Gesundung.
Replikation	Kurzform für Reduplikation; Biosynthese einer neuen DNS oder RNS auf der Basis einer bestehenden DNS. Beim HI-Virus wird die Virus-RNS erst in DNS umgeschrieben (*siehe* Reverse Transkriptase).
Retinitis	Entzündung der Netzhaut im Auge, die bei AIDS-Patienten oft durch Zytomegalie-Viren hervorgerufen wird.
Retrovir	Arzneimittel mit dem Wirkstoff AZT; es hemmt die Bildung der Reversen Transkriptase.

Reverse Transkriptase (RT)	Umkehrtranskriptase; ein Enzym im HI-Virus, das der Virusvermehrung dient. Es kann die Virus-RNS in eine DNS-Information (Provirus-DNS) umschreiben, die dann wiederum in Körperzellen durch eine Transkriptase in Boten-RNS übersetzt wird bzw. neue Virus-RNS erzeugt. RT-Hemmer wirken durch Bereitstellung eines veränderten RNS/DNS-Bausteins und sollen dadurch die HIV-Vermehrung hemmen.
Ritonavir	Wirkstoff im Arzneimittel Norvir; ein Proteasehemmer.
RNS	Ribonukleinsäure; eine langkettige chemische Verbindung, die als Träger der genetischen Information in Viren (Virus-RNS) oder u. a. als Informationsüberträger in Körperzellen (Boten-RNS) dient (engl. RNA).
RNS PCR	*siehe* PCR.
Saquinavir	Ein Proteasehemmer; in Deutschland z. B. unter dem Handelsnamen Invirase erhältlich.
Serokonversion	Bildung von Antikörpern als Antwort auf Fremdstoffe, die oft mit Fieber oder Angeschlagenheit einhergeht; Antikörper können nun nachgewiesen werden (positive Serokonversion). Als negative Serokonversion (Seroreversion) wird das Verschwinden der Antikörper, ihr nicht mehr möglicher Nachweis verstanden.
seropositiv	(Positiver) Nachweis von Antikörpern.
T4 / T8	Bei der HIV-Infektion nimmt die Zahl der T4-Lymphozyten zur Immunabwehr ab, die Zahl der T8-Lymphozyten zur Immunabwehrunterdrückung zu. Das Verhältnis beider zueinander beschreibt das Fortschreiten der Infektion.
Taxol	Produktname in den USA für ein Arzneimittel mit dem Wirkstoff Paclitaxel, ein testweise eingesetztes Tumorbekämpfungsmittel.

3TC	Produktname in den USA für ein Arzneimittel mit dem Wirkstoff Lamivudin; in Deutschland unter dem Namen Epivir im Handel. Es hemmt die Reverse Transkriptase.
Thalidomid	Wirkstoff z. B. im Arzneimittel Contergan; ein Beruhigungsmittel.
T-Helferzellen	*siehe* T-Zellen.
T4-Lymphozyten	Auch CD4-Zellen (*siehe* CD4); an der Bildung von Antikörpern beteiligte Zellen des Immunsystems; im Laufe der HIV-Infektion nimmt die Zahl dieser Zellen ab, und die Immunabwehr des Körpers wird schwächer.
Toxizität	Giftigkeit.
Transkriptase	*siehe* Reverse Transkriptase.
Tylenol	Produktname in den USA für ein Arzneimittel mit dem Wirkstoff Paracetamol, das in Deutschland z. B. unter dem Namen Ben-u-ron im Handel ist; es wirkt gegen Fieber und Schmerzen.
T-Zellen	Bezeichnung für T-Lymphozyten; weiße Blutkörperchen, die einen Teil des Immunsystems darstellen und körperfremde Stoffe erkennen können.
Virostatikum	Stoff, der die Vermehrung von Viren hemmt.
Western Blot	Ein auf immunologischen Prinzipien aufgebauter Labortest zum Nachweis von HIV-Eiweiß
Zytomegalie-Virus (CMV)	Virus aus der Gruppe der Herpes-Viren; während das Virus bei gesunden Personen selten Krankheitszeichen hervorruft, können bei AIDS Entzündungen der Augen (Retinitis), der Lunge (Pneumonie), des Darms und des Gehirns entstehen.